기적의
민간 저항 요법

도서출판 선영사

기적의 민간 저항 요법

1판 1쇄 발행 / 2003년 04월 10일
1판 2쇄 발행 / 2019년 01월 30일

지은이 / 손 민
펴낸곳 / 도서출판 선영사

편집 기획 / 김범석
편집 디자인 / 조소영 · 김용원
표지 디자인 / 김뉴경
마케팅 / 박재범

펴낸이 / 김영길
펴낸곳 / 도서출판 선영사
주   소 / 서울시 마포구 서교동 485-14 선영사
전   화 / (02)338—8231~2 FAX / (02)338—8233
E—mail / sunyoungsa@hanmail.net

출판등록 / 1983년 6월 29일 (제02—01—51호)

ISBN 978—89—7558—412—7 13000

머리말

  이 책은 가정 의학 필수 서적으로서, 바쁘게 살아가는 현대인에게 갑작스레 다가온 병마에 대한 예방과 치료를 겸비하기 위해 만들었다. 따라서 이 책의 저항 요법(抵抗療法)은 양의학·한의학과 더불어 삼대 지주(三大支柱)를 이루는 치료 요법 등이 적혀 있다.

  이 책은 어느 가정에서나 활용할 수 있도록 민간 요법(民間療法)으로 엮었으며, 평범한 것까지도 한방 고전의 정수(精粹)에 비추어 연구되어 있으므로 하나도 버릴 것이 없다. 또 다른 책을 인용하거나 확실치 않은 요법은 싣지 않았다.

  급성병일 때는 생사가 빨리 결정되기 때문에 재빨리 의사를 찾아가는 것이 좋으나, 만성일 때는 우리 몸에 갖추어져 있는 자연 양능(自然良能 : 저항력)을 무시하고는 완쾌하기가 어렵다. 그러므로 오늘날의 과학 분석요법에 이 한방 요법을 함께 실시하면 보다 완벽한 효과를 얻게 된다.

  그리고 한방 외에 물리 요법(物理療法)·침구 요법·지압 요법(指壓療法)·뜸 요법(灸療法) 및 햇빛·공기·온열(溫熱) 등의 자극 요법(刺戟療法)과 그 밖의 특수 요법을 응용하였다.

모든 병은 무엇보다 먼저 원인과 그 원인에 대한 근본적인 치료법이 중요함에도 불구하고 과거에는 민간 요법을 비과학적으로 취급하여 무시하는 경우가 많을 뿐만 아니라, 무조건 현대 의학에만 의존하는 경우가 많았다.

이 책의 특징은 발병 빈도가 높은 각종 질병에 대한 해설과 아울러 응급 처치법을 자세히 설명했으므로, 가정과 병원의 중간적 역할뿐만 아니라, 난치의 만성병 치료에 있어서 틀림없이 도움이 될 것이다.

질병 치료에는 병원균의 박멸이나 수술도 필요하지만, 근본적인 치료는 자연 양능에 의하여 정상 기능을 회복하는 데 있기 때문이며, 민간 요법이 의료 영역에 흡수되는 사례가 허다하다.

돌발적인 질병이 발생했을 때 응급 처치를 했느냐, 안 했느냐가 치료와 그 후에 미치는 영향의 지대함을 감안할 때, 이 책은 가정이나 직장에서 없어서는 안 될 응급 처치의 지침이 될 것이다.

따라서 이 책의 민간 요법이 특히 필요한 이유는 아래와 같다.

1. 불치병으로 고심하는 사람.
2. 수술이나 치료로도 효력이 없는 사람.
3. 난치의 만성병으로 수년간 고생하는 사람.
4. 만성병에 여러 가지 합병증이 겹쳐 고생하는 사람.
5. 앞으로 수술을 받아야 할 사람.
6. 수술을 성급히 서두르지 않아야 할 여러 가지 병들.
7. 수술 후의 후유증 및 재발 방지법.
8. 갑자기 어린아이가 열이 나고 아플 때.
9. 몸의 증세가 이상하다고 느끼는 사람.
10. 경제적 어려움 등으로 병원을 찾지 못하는 사람.
기타 등등의 극한 상황에 처해 있을 때이다.

자신과 가족의 건강을 위해서 한 번쯤 이 책을 펼쳐보라고 필자는 간곡히 권하는 바이다.

사람은 대개 7, 80세 이상을 살 수 있으나, 이 천수를 다하지 못하는 까닭은 천재(天災) 외에 병사(病死)를 하기 때문이며, 이 까닭은 모두 병에 대한 예방법을 모르기 때문이다.

한방은 병을 잘 낫게 한다는 것은 누구나 잘 알지만, 그 효과가 아직도 과학적으로 증명되지 않는 분야나 병에 대해서는 배척하는 경향이 많다. 그럼에도 불구하고 오랜 세월 동안 쌓아온 경험은 이를 무시할 수 없으며, 이러한 점은 계속 연구와 실험에 의해 밝혀질 것이므로 언젠가는 한방 요법이 널리 사용될 것이라 믿는다. 그리고 체질에 따라 적당히 배합하여 복용할 때는 신기할 정도로 효과가 있으므로 자연이 준 혜택에 감사를 드리지 않을 수 없다.

　그런데 항간에는 성의 없이 만들었거나, 잘못 알려져 온 비방법 및 처방법을 아무런 임상 실험도 없이 만든, 오직 영리를 목적으로 한 책들이 많이 나와 환자들을 혼란시키는 사례가 있다.

　이 책은 최고 전문인들에게 일일이 조언을 구했음은 물론, 전국의 유명 한의원과 한방 의료 관계인·한약방 등을 찾아다니면서 직접 그 효과가 확인된 것만을 엄선하여 여기에 소개했다. 따라서 양의학에서 손을 쓰지 못하는 백혈병은 물론이고, 패혈증(敗血症)·탈저(脫疽)·폐괴저(肺壞疽)·전간(癲癇)·당뇨병·뇌일혈·동맥경화증·만성 천식·카리에스·여러 가지 부인병·불임증·불감증·신경쇠약·축농증, 그 밖의 많은 난치병이 환자의 체력에 상당하는 단식 요법과 민간 요법으로 낫게 된다는 사실을 알았다.

 오늘날 대부분의 환자들은 약물 요법에 치중한 나머지 몸 속에 갖추어져 있는 자연 양능의 저항력으로 병을 고치려는 생각은 거의 하지 않는다. 탈저나 관절염도 저항 요법을 철저히 실시하면 깨끗이 낫지만, 현대 의학에서는 팔·다리를 절단 수술하므로 한심스럽기 짝이 없다. 모름지기 몸 속에 있는 병은 자연 양능에 의해 낫고, 약은 단지 이의 보조 수단에 지나지 않는다는 것을 사람들은 모르고 있다. 이러한 사실을 보다 많은 독자들에게 알리고자 중요한 내용만 모아 알기 쉽게 간추려서 이해와 내용 분석에 어려움이 없도록 하였다.

 특히 100여 종에 달하는 병명 하나하나마다 원인과 증세, 양생 간호법·민간 요법, 그 외 특수 요법 등을 상세히 기록하였으며, 보다 중요한 사실은 독자들이 손쉽게 구입하여 이 신비스런 민간 요법을 널리 알리고자 함에 있다. 이 책에 씌어 있는 민간 요법의 대부분은 한방 고전의 체험 기록에 근거를 둔 것이므로 여러 가지 치료법 등은 바로 독자 자신과 가족의 귀중한 생명을 구할 수 있는 지름길임을 강조하면서, 적어도 이 책을 구입하신 독자분들 중 단 한 사람만이라도 생명을 구할 수 있다면 필자로선 더할 수 없는 보람으로 느끼리라.

　모쪼록 이 책을 읽는 독자들께서도 더 늦기 전에 여기에 실린 내용을 익혀 건강한 가정을 누리시기를 빌어 마지않는다.

저자 손 민

자신에게 병이 있는지 자가 진찰하는 방법

눈으로 보고 귀로 듣고 코로 냄새를 맡고 신체의 이상 현상을 살펴보고 몸에 손을 대어보는 방법 등이 있다.

 망진

눈으로 보고 진찰하는 방법으로 인체의 표면에 나타나는 이상한 증상을 보고 진찰한다. 특히 오장육부에 병이 생기면 얼굴빛·눈빛·눈물·피부·손톱·혀·입술 등에 병이 생겼다는 신호가 오는 것을 보고 진찰하는 방법이다.

* 얼굴이 퍼런색으로 변하면 .... 간, 담의 병
* 얼굴이 붉은색으로 변하면 .... 심, 소장의 병
* 얼굴이 누런색으로 변하면 .... 비, 위의 병
* 얼굴이 회색으로 변하면 .... 폐, 대장의 병
* 얼굴이 검은색으로 변하면 .... 신, 방광의 병

＊손바닥이 노란색을 띠면 .... 간의 병
＊손바닥이 검붉은색을 띠면 .... 심장의 병
＊손바닥이 어두운 색을 띠면 .... 위장의 병
＊손바닥이 검정 반점이 많으면 .... 폐의 병
＊손바닥이 흰색을 띠면 .... 신장의 병

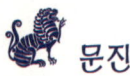 문진

　귀로 듣고 코로 냄새를 맡아 진찰하는 방법으로 환자의 몸에서
나는 소리, 즉 목소리·기침소리·숨소리 등과 몸에서 나는 냄새
로 진찰하는 방법이다.

＊몸에서 누린 냄새가 나면 .... 간, 담의 병
＊몸에서 단 냄새가 나면 .... 심, 소장의 병
＊몸에서 향긋한 냄새가 나면 .... 비, 위의 병
＊몸에서 비린 냄새가 나면 .... 폐, 대장의 병
＊몸에서 썩은 냄새가 나면 .... 신, 방광의 병

　그 밖에도 문진·절진 등이 있으나 그 방법은 환자에게 물어보
고, 신체를 짚어보고 하는 방법 등이라 생략키로 한다.
　그리고 위의 진찰 방법대로 성급하게 판단을 하지 말고, 이상 징
후가 있을 때는 일차적으로 병원을 찾아 확실한 진찰을 받는 것이
현명한 방법임을 밝혀둔다.

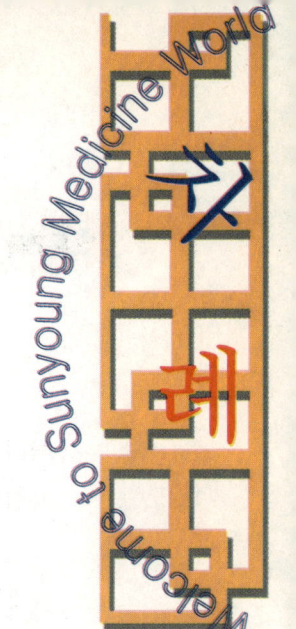

선영
Welcome to Sunyoung Medicine World

차례

머리말
자신에게 병이 있는지 자가 진찰 방법

차례

부록편

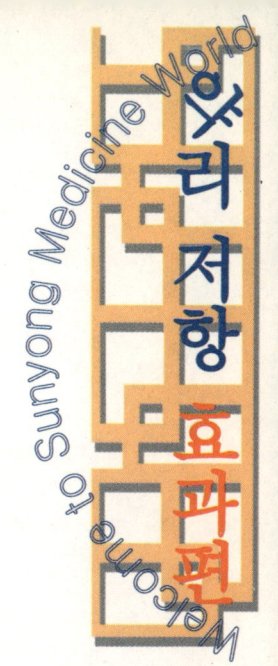

우리 저항 효파 편

Welcome to Sunyong Medicine World

제 1 편

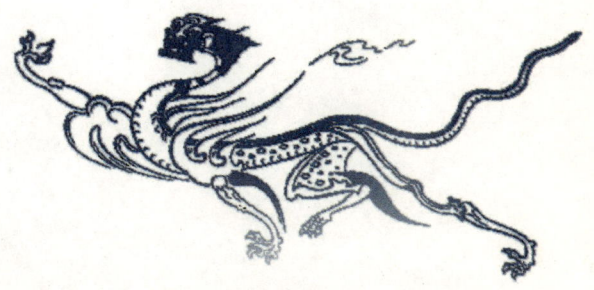

1. 저항 요법의 효과

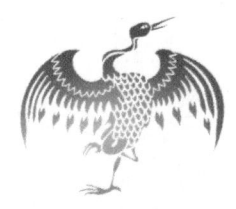

모름지기 장수를 할 수 있는 기초는 청소년 시절에서 선천적인 유전 체질과 후천적인 생활 환경으로 이루어지며, 50~60세 후에 실시하는 것은 때늦은 감이 있다.

그런데 이 체내 저항력의 배양 문제에 대해서는 의학적으로도 연구되어 있지만 그리 발달되지 못하고 있는 것이 오늘의 실정이다. 즉, 의사들은 모두 다 주사나 외과 수술을 해서 치료하려 하고, 시중에는 많은 신약이 범람하여 이를 이용하는 것이 합리적인 과학 요법이라고 믿고 있으므로, 약을 쓰지 않는 건강법에는 도무지 관심이 없다.

따라서 뜸이나 마사지나 그외 특수 요법 및 운동과 같은 저항 요법에 대한 이야기는 일반 대중에게 잘 알려져 있지 않다.

진정한 장수 요법이란 체내 저항력을 강화시키는 것이다. 따라서 저항력이 없는 사람에게는 약을 복용시켜도 만성병은 잘 낫지 않게 된다.

그러므로 현대 의학으로 병이 낫지 않은 많은 사람들이 큰 효력이 있는 이 저항 요법으로써 구제된 실례가 많이 있음을 다시 한번 강조하는 바이다.

2. 난유(달걀기름)의 신비한 효과

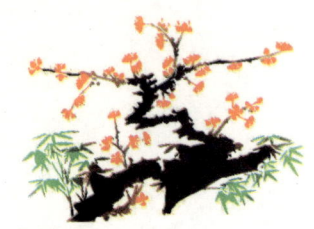

심장병에 특효가 있는 난유

　난유는 심장 질환에 신비한 효과가 있다. 이를테면 심장판막증·심장쇠약·부정막·심계항진·심장기능장애·결대(結代)·선천성 심장판막증·어린이 영양실조·소아 결핵·만성 소화불량 및 맥박이 매우 빠름, 페렴이나 협심증·저혈압 등에 효력이 있음이 입증되었다. 특히 심장병엔 더더욱 잘 들으므로 난유를 만들어 이용하기 바란다.

　실제로 심한 심장병에 복용하여 효력을 본 사람이 많다. 심장병에는 아직 별 다른 특효약이 없으며, 다만 디키탈리스라는 풀에서 얻은 약이 가장 많이 이용되고 있으나, 그 효력은 난유에 미치지 못한다.

　심장병에는 약을 함부로 사용할 수 없다. 그러나 난유는 이러한 위험성이 전혀 없으므로 심장이 나쁜 사람은 복용하면 동계나 숨 막히는 증세, 결대맥 따위는 2~3일 내에 완치된다고 한다. 위독한 심장병 환자가 난유를 복용하고 갑자기 호전된 예도 있다.

　그런데 달걀을 그대로 먹으면 나으리라 생각하는 사람이 있지만 난유와는 성질이 전혀 다르다. 이 난유는 자양 강장도 되고, 외용 (外用)으로는 치질의 묘약이 되며, 귓물이 날 때나 습진·독두병· 화농성 중이염·종기·약백발(若白髮) 등에 바르면 특효가 있다.

또 50세 이하에서도 머리가 백발이 될 때 난유를 매일 모근에 바르면 백발이 검게 되는 경우가 많다. 그 외에 무모증에도 효력 이 있다.

치질에도 특효

치질에는 항문 주위염·치루·치핵·열항 등 여러 종류가 있다.

이 병은 피부층에 산재되어 그 뿌리가 얕게 나 있고, 치루처럼 뿌리가 깊지 않으므로, 난유를 탈지면에 적셔 대놓으면 대개 낫는 다. 종기가 차차 깊이 번지면 치루로 변해 항문 안 여러 곳에 세 로로 열창이 생겨서 피가 나오는 일이 있으며, 대변을 본 다음에 심한 통증을 느낀다.

상습 변비로 굳은 대변 덩어리가 나올 때 항문이 찢어져서 생기 는 일이 많고, 매독이 있는 사람에게 많이 일어나며, 특히 상습 변 비를 가진 사람에게 열창이 생기기 쉬우므로 상습 변비를 먼저 치 료해야 한다. 그리고 변통 후 피가 나오는 일이 많은데, 이 때 난 유가 특효이다. 치질(내치핵)·항문 출혈 등에는 주사기를 이용하여 직장 안에 난유를 주입시키고, 또 탈지면에 묻혀 바르면 출혈이나 통증이 멈춰 점차 치유된다. 종기에 주입시키면 화농 증상과 염증 도 없어지며, 장기 사용할 때는 치루가 낫는다.

난유로 병을 치료한 실례

●선천성 심장판막증 어린이(당시 만 5세 유치원 어린이)의 경우 : 입술·사지에 차노제(Zyanose)가 있었고, 심음(心音 : 염통이 줄어들거나 늘어나려고 할 때 생기는 소리)·심장 비대, 가슴 안 고통 때문에 유희 불능과 동시에 5분 정도의 보행에 차노제가 증강하여 숨이 막힐 정도였으나 난유를 복용한 후 운동도 무난히 하였다.

●심장쇠약의 경우 : 매우 건강하던 노인(72세)이 어떤 병에 걸려 심장이 매우 약해져서 맥이 수축하게 되었다. 이분은 매우 완고하여 약도 복용하지 않았지만, 식구들의 권유에 의해 난유를 복용하여, 2일 지난 다음에는 원기가 회복되어 식사를 하게 되었으며, 10일 동안 계속 복용하고 완쾌되었다.

또 티푸스의 하혈에 의해 매우 위독하였는데, 난유를 복용하고 깨끗이 나은 사람도 있다.

 ## 난유 만드는 법

계란은 방목하여 자란 닭이 낳은 유정란이어야 한다.

녹이 끼지 않은 스텐레스 냄비나 후라이팬을 가스불에 3분간 센 불로 가열을 한다. 냄비를 불로 가열한 후 계란의 노른자만을 넣는다. 노른자는 둥근 그대로가 아니라 휘저어 섞어서 넣는다.

가스불은 중불로 하고, 냄비의 뚜껑은 연 채로 둔다. 계란이 다 구어져 겉 쪽이 검게 타면 뒤집어서 좀더 불을 땐다.

안쪽이 검게 타면 젓가락 같은 것으로 짓이겨 풀어서 뚜껑을 덮고 잠시 더 불을 땐다.

노른자가 눌러붙어도 염려하지 말고 검게 타서 벌집이 될 때까지 충분히 구우면 기름이 나오게 된다.

계란 1개에 보통 2g 정도의 난유가 나오는데, 오래 보관해도 부패하지 않는다.

대량으로 제조하고자 할 때는 계란을 삶아 노른자만을 분리하여 기름집에 가서 기름을 짜도 된다.

 ## 복용 방법

1회에 찻숟가락으로 1/2을 하루 2~3회 매 식후에 복용한다.

난유를 그대로 마시기가 어려운 사람은 캡슐(0번 캡슐 한 개가 1회분)에 넣어서 먹으면 훨씬 먹기가 좋다.

3. 매실 엑기스의 위대한 효력

　매실 엑기스는 가정 상비약으로 꼭 갖추어 둘 필요가 있으며, 이것으로 생명을 구한 사실이 많다.

　일본 히로사키(弘前) 대학은 3년 동안 이 매실 엑기스를 연구한 결과 마침내 항균성 물질의 추출에 성공했다. 콜레라균·적리균·포도상 구균·대장균 등에 시험한 결과 모든 균은 이내 사멸되었고, 또 다른 동물에 주사해 보아도 독성이 나타나지 않았다. 즉, 이 매실 엑기스는 다른 항생 물질처럼 세균의 발육을 막을 뿐 아니라, 세균 그 자체를 죽이는 강력한 힘이 있음을 발견한 것이다.

　그러나 유의할 점은 이 매실 엑기스에 다른 물질이 섞여 있을 때는 효력이 나타나지 않으며, 복용하는 분량이 적을 때도 효력이 없다.

　매실 엑기스에는 오늘날의 과학으로도 알 수 없는 성분이 있으며, 창자 속의 대변의 독소 때문에 일어나는 여러 가지 신진대사병과 거의 모든 뱃병에 효과가 있어 위장약으로도 매우 좋다.

　꾸준히 복용할 경우 창자 안의 이상 발효가 멈추고, 식욕이 생기며, 소화 흡수가 잘 된다.

병균이 창자 안에서 발육하는 이유

모든 세균은 알칼리성에서만 생존할 수 있으므로, 산성 용액에 닿으면 죽는다. 이것은 세균의 정착에 속하는 이론인데, 인공적으로 배양할 때 그 배양기는 모두 알칼리성으로 유지된다.

인간의 창자 안은 약한 알칼리성으로 되어 있기 때문에 세균이 번식하며, 어떤 학자의 설명에 의하면 건강한 사람도 대변 속에는 20여 종의 세균이 번식하고 있다고 한다. 이 세균은 평소 건강할 때는 아무런 해도 끼치지 않으나, 창자가 약해져 소화불량으로 정상적인 발효가 되지 않을 때는 설사나 장염을 일으킨다. 또는 분해 독소가 생겨 자가 중독을 일으키거나, 두드러기 등 여러 가지 병을 유발시킨다.

이 병균은 항상 창자에 있으므로 별다른 큰 탈은 없겠지만, 만일 장티푸스나 콜레라·적리 등 병균이 침입할 때는 심한 피해를 당한다.

 ## 매실 엑기스가 특효를 나타내는 까닭

창자의 내부가 산성이 되면 세균이 다 죽는 것은 사실이지만, 매실이나 귤 등의 산성 식품은 창자를 지날 때 강한 알칼리성에 중화되어 제구실을 못 한다.

그러나 매실 엑기스는 청매의 즙으로 만들어져 매우 강한 산성 식품이므로 적당한 양만으로도 창자 안이 모두 산성화되어 세균을 죽일 수 있다.

그리고 세균의 이상 발효로 생기는 창자 안의 분해 독을 없애는 힘도 대단하다.

그 증거로는 역리와 같이 피마자 기름으로 그 독을 배설시켜야만 구제되는 병도 이 매실 엑기스를 때때로 다량 복용하면 대개는 낫게 된다.

(1) 장티푸스 · 역리

장티푸스나 역리는 초기 증상만으로는 병명이 불분명하므로 피마자 기름으로 설사를 시킨 다음, 매실 엑기스를 복용하면 그대로 예방되거나 낫기도 한다.

(2) 역리 · 장염 · 급성 장카타르

이 병은 창자 안에 생긴 독소가 핏속에 흡수되면 더욱 심해진다. 그러나 일정한 진단법이 없기 때문에 증상이 조금 심한 것을 역리, 조금 가벼운 것을 장염이라고 한다.

이 병은 경중을 불문하고 재빨리 피마자 기름과 매실 엑기스를 복용하여 설사를 시키면 중병으로 발전되지 않는다.

그리고 급성 위장카타르에서도 이 피마자 기름과 매실 엑기스를 1~2회 복용하면 효력을 보는 수도 있다.

(3) 소화불량

어린이가 젖을 뗄 때, 단단한 음식을 먹이면 설사나 점액, 푸른 변을 보기도 하는데, 이때 결명자와 이질풀을 복용하면 좋아진다.

그러나 복용을 중지할 때는 다시 설사를 하게 되므로 이때 매실 엑기스를 팥알 1개 정도씩 크기로 만들어 하루에 3회, 3일 정도 복용하면 깨끗이 낫는다.

(4) 식이성 자가 중독

얼굴빛이 좋지 않고 식중독을 일으키는 일이 많으며, 2~3개월마다 식이성의 중독을 일으켜 매우 쇠약해지는 어린이나 때때로 두드러기가 생기는 경우는 매실 엑기스를 복용시킨 다음 결명자와 이질풀을 2시간 간격으로 복용시키고, 건강 마찰을 하루에 2번씩 실시하는 한편, 일광욕을 하면 치료된다.

(5) 식중독

한 시간마다 2회 정도 매실 엑기스를 복용하면 독소를 없애는 능력이 탁월하므로 어떤 중독도 치료된다.

(6) 만성 장카타르와 그 외

어떠한 약을 복용해도 설사가 그치지 않는 경우가 있다. 또는 약을 복용할 때는 멈추었다가 약을 중지하면 다시 설사를 하는 경우가 있다. 이때 매실 엑기스를 복용하면 낫는다.

그리고 창자 안의 병균을 죽이고 창자의 활동으로 위에 충동을 주기 때문에, 위하수 · 아토니 · 위확장은 어느 정도 효력을 나타낸다. 따라서 거의 모든 뱃병이 치료되므로 위장약으로서는 만능에 가깝다.

(7) 폐결핵

이 병의 초기에 매실 엑기스를 복용하면 식욕이 생기고 열이 내리게 된다. 왜냐하면 창자 안의 병균을 죽여 소화 흡수를 돕고, 또 창자 안에 발생하는 분해산물의 독소를 없애는 능력이 강하므로 혈액 성분이 좋아지기 때문이다.

(8) 하열 작용(下熱作用)

초기에 피마자 기름을 복용한 다음, 30분마다 매실 엑기스를 복용하면, 빠를 때는 2~3시간 만에 하열하게 된다. 천천히 하열하는 경우도 있고, 복용 후 하루 뒤부터 하열하기도 한다.

피마자 기름이 없을 때는 우선 매실 엑기스를 먼저 복용하고 다시 피마자 기름을 복용하면 좋은 효과가 있다.

(9) 콜레라

이 병에 걸리면 맹렬한 설사 때문에 심한 탈수에 걸리게 된다.

콜레라가 유행할 때 매실 엑기스를 미리 복용하면 창자 안에 강한 산성 방어층이 형성되므로 침해되지 않는다.

요컨대 이 매실 엑기스는 창자 안의 세균을 죽이고 그 독소를 없애므로 특효를 나타낸다.

(10) 그 외 질병

역리 모양의 질환, 자가 중독 등 초기에 복용하면 악성 구토증이 없어지고 열도 내려 변비가 없어지며, 경련·혼수·구토, 불분명한 의식 등도 경감된다.

그 외 외용으로는 세균성 피부병, 특히 무좀·습진·화농성 종기, 머리가 벗겨지는 병, 독충에 쏘였을 때 큰 효력이 있다.

특히 대장염은 이 매실 엑기스로 2~3일 만에 회복된다.

매실 엑기스 만드는 법

설탕법(만드는 방법①)

하지(6월 22일)를 전후하여 완숙되기 전의 매실을 상처가 없는 것으로 선별하여 꼭지를 떼어내고 잘 씻어 물기를 바람에 쐬어 말린다.

1. 매실 1kg + 흑설탕 1kg의 비율로 재료를 준비한다.
2. 매실 농축액 담을 그릇은 주둥이가 넓은 병이나 항아리(단지)가 적당한데, 뜨거운 물로 헹구어 소독한 후 물기를 말려둔다.
3. 흑설탕 2/3와 매실을 켜켜로 항아리에 넣고 나머지 설탕을 매실 윗면에 두텁게 덮어 공기와 접촉하지 못하게 한다.
  [설탕을 윗면에 덮지 않으면 농축 과정에서 곰팡이가 피어 제품이 상할 수 있다]
4. 항아리 주둥이에 비닐을 덮은 후 고무줄이나 스타킹으로 묶어 서늘한 곳에서 약 3주일(약 20일 내외) 정도 보관한 뒤 뚜껑을 열어 농축액을 걸러낸다.

원액을 유리 냄비에 담아 약한 불에 올려 살짝 끓인 후 병에 담아 상온에 보관하거나 냉장고에 넣어두고 필요할 때마다 마신다.

매실 4kg을 재료로 하여 농축하면 원액을 1.8 ℓ 들이 2.5병, 즉 4.5 ℓ 정도를 추출할 수 있다.

[참고사항]

☞ 농축액을 걸러낼 때 건져낸 매실은 버리지 말고 매실 재료(농축액 담을 때의 원재료 기준) 4kg을 기준하여 소주 3병(5.4ℓ)과 흑설탕 2kg의 비율로 항아리에 다시 넣고 밀봉한 후 3개월 정도 지나 매실을 건져내면 매실향이 그윽한 매실주를 얻을 수 있다.

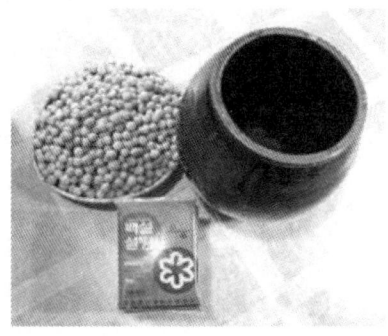

〈사진 1 : 재료, 항아리 준비〉

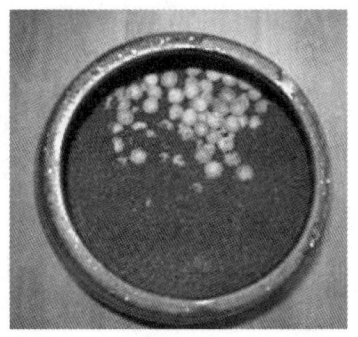

〈사진 2 : 켜켜로 설탕, 매실 넣기〉

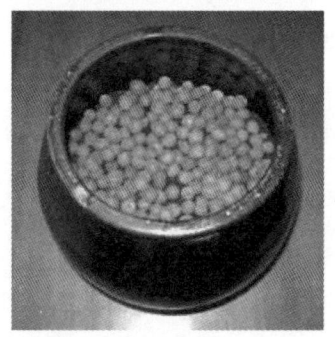

〈사진 3 : 재료 충진 완료 직전〉

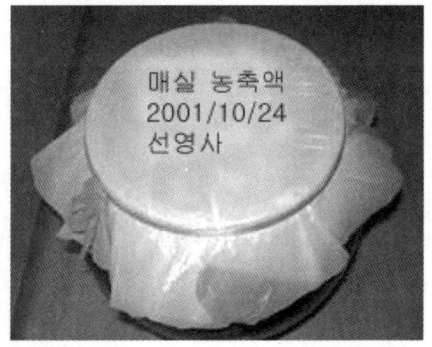

〈사진 4 : 재료 충진 후 밀봉〉

강판법(만드는 방법②)

1. 과육이 두텁고 단단한 매실을 고르되, 상처가 있는 것은 그 부위를 크게 도려내고 깨끗이 씻어 물기를 없앤다(잘 익은 황매는 즙이 많아 농축액이 많이 나오지만, 과육이 즙 속에 들어가기 쉽고 청매 농축액에 비하여 쉽게 굳어진다).

2. 매실을 한 알씩 강판에 문질러 간다.

〔양이 많을 때는 매실을 길이 방향으로 6등분하여 씨앗을 발라내고 과육만 분쇄기로 갈아낸다〕

3. 갈아놓은 매실을 삼베와 같은 천으로 걸러 즙액을 분리한다.

4. 매실즙을 유리 냄비에 담고 센불에서 한 번 끓였다가 약한 불로 바꾸어 주걱으로 잘 저으면서 5~6시간 졸인다(수분이 증발함에 따라 갈녹색⇒황색⇒갈색⇒흑갈색으로 변함).

5. 농축액이 흑갈색으로 변하면 나무젓가락으로 찍어내었을 때 실처럼 늘어지면 완성된 것이므로 유리병에 담아 뚜껑을 닫아 저장한다.

〔참고사항〕

매실 1kg을 분쇄하면 40g 정도의 즙액이 나오는데 이것을 다시 끓여 농축하면 최종적으로 20g 정도의 농축액을 얻을 수 있다.

매실 농축액은 큰 병에 많은 양을 담아 보관하면 이용할 때마다 자주 뚜껑을 열므로 공기가 들어가 저장성이 나빠지므로 작은 병에 소량으로 나누어 보관하면 좋다.

매실을 갈거나 졸일 때는 금속성의 그릇을 쓰면 매실 속의 유기산과 반응하여 효능이 떨어지므로 유의한다.

사용량

어른의 1회 용량은 대개 콩알 3개 정도(3g)이고, 어린이는 이에 준하여 감량하면 되나, 조금 많아도 해가 없다.

급성일 때는 5시간마다 4~5개 정도, 3일째부터는 하루에 3회 복용한다.

장티푸스일 때는 5일 이내, 역리는 발열 2시간 이내에 복용하고 관장시키면 된다.

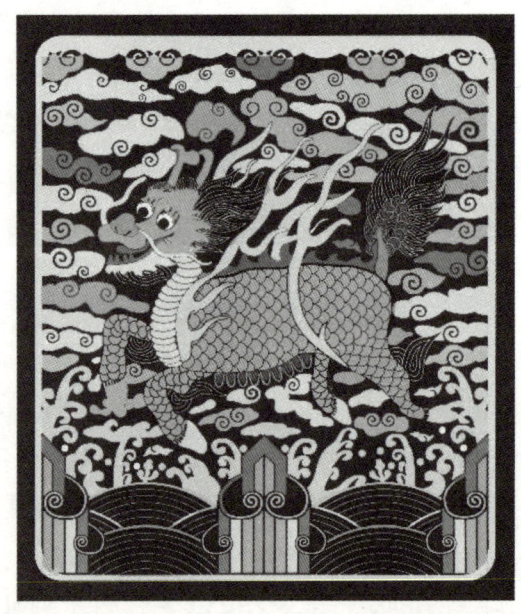

4. 온찜질 · 냉찜질의 효과

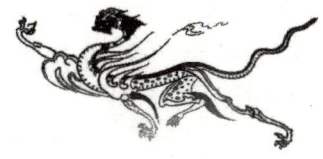

 온찜질의 종류와 방법

폐렴이나 목구멍의 병에 습포 요법을 실시하는 것은 프리스니스 씨의 엄법이라 한다. 폐렴 등은 이 온찜질로 대개 낫는데, 이외에 복통 · 위경련 · 자궁 경련 · 요통 · 종기 등에는 구약 · 파포 · 탕파 · 소염 · 온석 · 회로 등의 온찜질법이 있다.

(1) 구약(蒟藥)

잘 익힌 구약 두 개를 천으로 싸서 통증에 댄다. 2짝을 만들어 식기 전에 번갈아 대주며, 4번쯤 익히면 구약이 위축되어 젖기 때문에 새것으로 갈아 넣어야 한다.

(2) 파포(巴布)

쌀밥이나 국수 가루를 잘 익혀 경단으로 만들어 천으로 싸서 약간 평평하게 해 환부에 댄다.

(3) 탕파(湯婆)

유단포라 하며, 환자의 다리를 따뜻하게 하는 데 적당하다.

(4) 소사(燒砂)

불에 구운 강모래를 안쪽은 종이, 바깥쪽은 천으로 만든 이중 주머니에 넣고 사용한다. 온도는 비교적 오랫동안 유지되지만 무거운 것이 약점이다.

(5) 소염(燒鹽)

모래와 같은 방법으로 사용하는데, 대개의 병에 잘 들어 매우 편리하다.

(6) 회로(懷爐)

환자용에는 대형이 아니면 잘 듣지 않는다. 습포 위에 놓을 때는 불이 꺼지기 쉬우므로 그대로 데우는 데만 사용된다.

(7) 온석(溫石)과 소와(燒瓦)

온석은 불에 달구어 천으로 싸서 이용하며, 온도는 30분 이상 유지할 수 있으며, 기왓장도 돌과 같이 달구어 이용하는 것인데, 급한 병에는 빨리 사용할 수 있으며, 편리하므로 많이 이용된다. 열습포 위에 기름종이를 깔아 놓은 다음 이 소와를 올려놓으면 더욱 효력이 있다.

냉찜질의 종류와 방법

냉찜질은 얼음이나 물 또는 약액으로 환부를 식힌다. 그러나 약액으로 식히는 것은 의사와 의논하여 실시하고, 여기에서는 얼음으로 식히는 방법을 설명한다.

얼음 베개는 주의해 놓지 않으면 물이 새어나오고, 직접 피부에 닿으면 좋지 않으므로 목면에 싸서 사용한다. 얼음주머니가 없을 때는 얼음을 수건에 싸서 사용하고, 물이 스며 나올 때는 수건을 갈아주어야 한다. 또 수건을 물에 적셔 사용할 때는 물에 3분의 1 정도의 식초를 섞으면 더욱 효과가 있다.

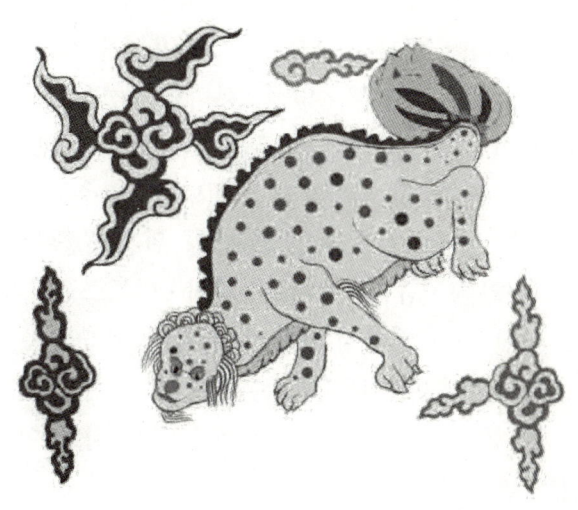

5. 우습포(우약)와 미꾸라지의 효과

우습포(芋濕布 : 토란 습포)와 미꾸라지 요법은 최근 자궁암 수술 후의 격통이 라듐 방사·뢴트겐 요법 등 모든 진통제로도 듣지 않던 것이 우습포에 의해서 하룻밤 사이에 멈추어 마침내 자연스럽게 활동할 수 있게 되어 그 효과가 증명되었다.

우습포를 실시하면 늑막염 따위는 보름 동안에 깨끗이 낫는다. 만성병에는 실시할 수 있으나, 급성으로 붉게 부어서 통증이 있는 병의 초기에는 도리어 좋지 않으므로, 그 사용법을 설명하겠다.

부인병 일체·방광 카타르·만성 복막염·늑막염·복수·신장병·신맹염(허리에 바름)·충수염의 후기(초기에는 따뜻하게 할 수 없음)·간장병·편도선염 및 그 밖의 목구멍병·척추 카리에스·늑골·골반 카리에스·장폐색·급성 및 만성 위장병(출혈성 위궤양은 따뜻하게 할 수 없음)·담석증·치질·적리·티푸스·열기·신경통 류머티즘 및 붉게 붓고 심부에 질환이 있는 병(예 : 무릎의 만성 관절염에서 붓거나 물이 괴어 걸을 때 아픈 것), 그 밖에 몸이 차지면서 기분이 나쁜 병 등은 생강탕으로 몸을 따뜻하게 하고 이 우습포를 이용하는 것이 좋다.

그리고 구운 소금을 이용할 때는 수건을 2~3장 깔아 피부에 직접 닿지 않도록 해야 한다.

 중병에서 완쾌된 실례

신경성 장폐색으로 치료 방법을 찾지 못한 중증이 이 우습포 요법으로 완쾌된 실례가 있다.

목구멍이 부으면 악하선(顎下腺)이라고 해서 턱 밑에 밤알만한 몽우리가 생기는데, 이것을 수술하면 상처가 나게 되므로 우약(芋藥 : 토란으로 만든 것)을 발라 나은 사람이 많다. 기타 관절염·복막염·방광염·부인병 등에도 좋다.

급성 복막염에 고름이 생길 때는 대단히 위험하므로 병원에 가야 하지만, 초기에 이를 실시하고 얼음이나 물로 식히면 고름이 생기지 않아 낫는다. 어떠한 간호를 해도 낫지 않던 만성 복막염이 이 우약을 실시한 다음 완치된 실례가 있다.

 소염(燒鹽)으로 따뜻하게 하는 방법

환부에 우약을 붙이고 기름종이를 덮은 다음, 불에 구운 소금을 자루에 넣어 우약 위에 올려놓는다.

우약을 갈아 넣을 때까지는 소금(구운 소금)은 갈지 않고, 생강탕으로 따뜻하게 할 때는 이 구운 소금 요법이 필요 없다.

 생강탕이나 구운 소금으로 따뜻하게 한 다음 우약을 바르는 법

생강탕으로 따뜻하게 한 다음 우약을 발라도 좋고, 우약을 바른

위에 구운 소금으로 따뜻하게 해도 좋다.
　늑막염이나 카리에스에는 생강탕이 좋다.

 우약만을 써야 할 병

　무릎·팔꿈치·손가락 관절이 붉게 부어 아플 때, 충수염 초기, 급성 맹장으로 배가 부어 아플 때, 이하선염·악화선염·가래톳·타박상으로 붉게 부어 열이 나며, 통증이 있는 병에는 우약보다 미꾸라지를 찧어 바르면 통증이 없어진다.

 미꾸라지 요법으로 완치되는 병

　따뜻하게 하지 않고 우약만을 써야 완치되는 병에는 이 미꾸라지 요법이 유효하며, 특히 붉게 부어 아픈 지표저(생안손가락 앓이)·관절염·면정(얼굴에 나는 화농성 부스럼)·부스럼·충수염, 임파선과 악화선의 통증, 젖멍울·타박·근위·염좌(외부의 타격으로 뼈마디가 물러앉아 그 둘레의 막이 상하여 붓고 아픈 병)·골절 등이 부어서 아플 때에 매우 유효하다.
　또 중이염이나 유취 돌기염, 타박상으로 통증이 있는 난소는 나팔관이 부은 곳이나 임독성 관절염에는 모두 이 미꾸라지 요법으로 치료된다.

 우습포 만드는 법

　토란이나 감자를 으깨어(토란은 껍질을 벗기고, 감자도 껍질을 벗겨

물기를 없앰) 같은 양의 밀가루를 섞은 다음 생강(겨자를 이용해도
됨)을 함께 찧어 목면천에 환부의 크기에 붙인다.

 ## 미꾸라지 요법 만드는 법

미꾸라지는 뼈를 추려내고 껍질을 벗겨 환부에 놓고 관절 뒤나
넓은 환부에 바르면 미끄러워 떨어지기 쉬우므로 미꾸라지를 실로
꿰매어 붙인다.

또 미꾸라지 1홉 정도를 주머니에 넣고 으깨어 그 주머니 채로
환부에 대놓으면 더욱 유효하다. 미꾸라지는 열이 높으면 달라 붙
어서 잘 떼어지지 않으므로 마르기 전에 교체해야 한다.

〈우습포 요법을 석총식(石塚式) 우약이라고도 함(참고 바람)〉

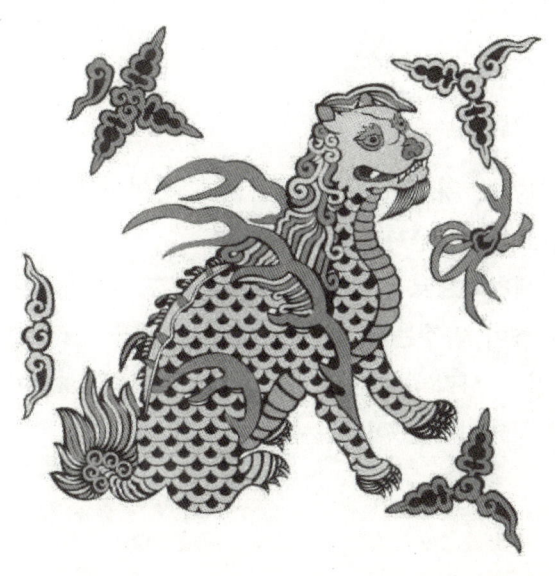

6. 철랭광천의 효과

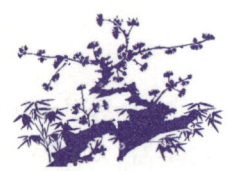

　도산에서 나오는 광천으로써 외용약(外用藥)으로 이용하면 훌륭한 효과를 볼 수 있다.

　이것을 철랭광천 요법이라 하는데, 상당한 효과가 있다. 예컨대 어떤 사람은 코 밑에 세균성 습진이 생겨 오랫동안 여러 주사를 맞고 약을 복용했지만 낫지 않았는데, 이 광천을 이용하여 3일 만에 깨끗이 나았다. 또 온몸에 두드러기가 생겨 3년간 고생하던 끝에 이 광천을 바르고 2~3일 만에 나은 예도 있다.

 ## 임질 · 부인병

　남자의 임질에는 광천 1대 물 2로 묽게 하여 하루에 2회씩 주입시키면 농이나 임사(淋絲)가 없어진다.

　다른 요도 세척약으로는 잘 낫지 않는 병도 이 광천으로 7일 정도 세척하면 농이 멈추는데, 만성일 경우는 조금 오래 걸린다.

　대하증이 있는 사람은 4배로 묽게 해서 스포이트를 이용하여 자궁 안에 주입시키면 깨끗이 낫는다.

두드러기(신마진)

생선의 중독이나 식중독 등으로 생기는 알레르기는 대개 설사를
하여 낫는다. 그러나 만성이 되면 두드러기가 온몸에 다시 생기거
나 손이나 발, 가슴이나 등에 생겨 고생하는 사람은 이 광천으로
깨끗이 낫는다. 5~6일 동안 앓아오던 사람도 나은 예가 있다.

 나력(癩瀝) · 임파선 · 종기 · 목구멍 종기 · 치질

나력이나 유방 임파선이 부은 곳에 광천으로 습포를 하면 깨끗
이 낫고, 목구멍이 부어 아플 때는 4배로 묽게 하여 양치질을 하
면 나으며, 지칠에도 특효가 있다.

 땀띠

대개 1회로 깨끗이 낫는다.

 화상 · 동상

화상을 입었을 때 이 광천을 바르거나 광천 습포를 빨리 해놓
으면 수포나 상처는 절대 생기지 않고, 화상에 의해 상처가 생기
거나 동상에 의해 상처가 생길 때 거즈에 적셔 붕대를 해놓으면
낫는다.

귀의 고름

광천을 3배의 물로 묽게 한 다음 2~3방울 귀 속에 떨어뜨리고 귀를 위쪽으로 하여 3~4분 동안 누워 있으면 농이 멈춘다.

(별도) 아주까리 잎을 단지에 넣고 달여서 위에 수건을 덮어 고름이 나오는 귀를 대고 1~2회 하면 특효하다.

습진·부스럼

머리나 얼굴 전체에 습진이 생겨 낫지 않고, 딱지가 생긴 위에 진물이 흘러 여러 곳으로 퍼지면 거즈에 광천을 적셔 습포를 하면 대개 2일 정도면 낫는다.

그러나 농을 동반한 습진이나 상처가 난 얼굴에 이 광천을 이용하면 흔적이 생기기도 하므로 바르지 않는다.

무좀·완선·버짐

가려운 곳을 긁은 다음 광천을 바른다.

기타

구내염·치루염, 부은 목구멍에서 기침이 나올 때, 혀에 균열이 생겼을 때 광천을 묽게 하여 양치질을 한 다음 입 안에 머금는다. 또 위궤양·위산과다, 그 밖의 위장병에는 10배로 묽게 하여 하루에 1컵씩 2회 먹는다.

7. 청엽즙의 효과

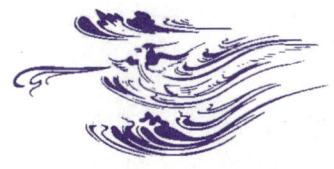

식물의 엽록소, 성장 호르몬, 각종 비타민, 칼슘 등 천연 그대로의 영양소가 들어 있다.

근래 이 청즙으로 결핵병 환자나 허약 체질 어린이에게 복용토록 하여 좋은 효과를 얻었다.

야채의 잎이나 나뭇잎에는 태양광선에 의해 만들어진 엽록소가 있는데, 이 푸른 잎은 사람의 혈액 속에 있는 헤모글로빈(혈색소)과 중요한 관계를 가지고 있다. 여러 가지 비타민은 대개 이 푸른 잎에 포함되어 있으므로, 이 푸른 잎이 없으면 인간의 생명은 유지될 리 없다.

 ## 청즙이 특효가 있는 병

청즙에는 각종 비타민·칼슘·염류·효소·식물 호르몬 등이 함유되어 있어서 만병에 특효가 있다. 처음 복용할 때 설사를 하는 사람도 있지만, 이질풀이나 매실 엑기스를 복용하면 멎는다. 즉, 비싼 주사를 맞는다 해도 아무런 효과가 없는 난치병이 이 청즙으로 효과를 보는 예가 많다.

어린이의 골결핵(골조직에 결핵균이 감염됨으로써 일어나는 질환)에서 농이 1년 동안 그치지 않았지만, 이 청즙을 2개월 먹고서 일광욕을 하여 마침내 농이 그쳤다. 그리고 당뇨병·후두 결핵·치조농루·구내염·치통·잇몸이 아플 때·만성 중이염·만성 맹장염 등에는 확실한 효과를 나타낸다.

또 위장병이나 역리·고혈압·졸증 등의 급성병에도 청즙을 복용하는 것이 좋다. 특히 노화 현상·암 예방에는 특효가 있으며, 수술 후 쇠약한 환자나 몸이 허약한 어린이는 반드시 복용할 필요가 있다.

암에는 식사 관리가 가장 중요한 문제이다. 즉, 환자의 증상에 따라 그 요리법이나 식품의 종류를 바꾸어야 한다. 그러므로 야채의 일종인 청엽즙을 복용하는 것이 좋다.

식품 중에는 체내의 혈액이 산성과 알카리성으로 구분되는 식물이 있는데, 산성이 많을 때는 혈액 아시도시스(혈액의 산과 염기의 평형이 깨져 산성이 된 상태)를 일으켜, 폐병이나 암을 유발시킨다는 학설이 있다.

오사카 대학의 가타야마(片山) 박사에 의하면 암과 폐병은 혈액 아시도시스가 원인이라고 한다.

오늘날 세상 사람들은 양약에만 도취되어 이와 같은 요법이 있음을 모르고 있다. 그러므로 이 청엽즙은 암 예방에도 대단한 효력이 있어 신비스러움을 인정받고 있다.

 청엽의 종류 및 만드는 방법

푸른 야채잎·들나물·솔잎·감나무잎·남천의 잎, 또는 비타민이나 효소가 많이 들어 있는 무잎, 당근·시금치·근대·순무·평지·쑥갓·파·쑥부쟁이, 그리고 들나물에는 질경이·명아주·쑥·별꽃·차조기·범의귀 등, 이 중 5~6가지를 혼합하여 청즙을 만들면 되고, 감나무잎에는 비타민 C가 들어 있으며, 별꽃은 충수염의 특효약이다.

청즙에 매실 엑기스를 조금 타서 복용하면 더욱 좋고 양파·파·산초의 열매나 껍질, 쑥갓·마늘 등은 기생충을 구제하는 효력이 있다.

8. 피마자 기름의 효과

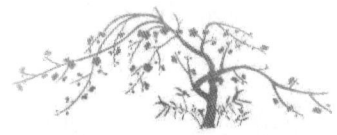

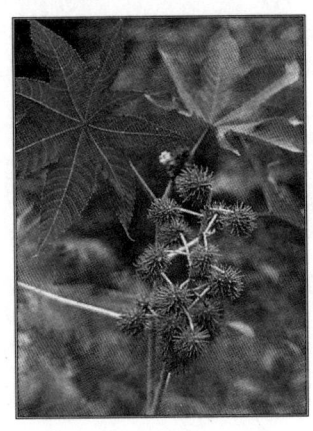

피마자

피마자(아주까리) 기름은 열매에서 짜낸 것이며, 설사제 중에서도 위험성이 가장 적다.

경험이 적은 사람이 먹어도 안전하며, 설사를 하지 않아도 아무런 해가 없다. 고열이 날 때, 음식에 체했을 때 초기에 피마자 기름을 먹고 병세를 안정시키면 그대로 낫기도 한다.

특히 어린이에게 불분명한 열이 났을 때는 먼저 피마자 기름으로 설사를 시킨다. 그런데 대개의 사람들은 이 피마자 기름이 그저 뱃속만 완화시킬 따름이라고 생각하지만, 어느 정도의 자극성이나 살균력도 있다. 시험삼아 눈에 한 방울 떨어뜨려 보면 그 자극성을 알 수 있다. 또 귀에 고름이 날 때 이것을 바르면 낫는다.

그러나 만일 오른쪽 배가 아플 때는 충수염일 염려가 있으므로 이때는 피마자 기름을 먹지 말아야 한다.

피마자 기름의 복용 분량

· 어른의 1회량 ·············· 약 5스푼 정도
· 15살 이하 ················ 약 4스푼 정도
· 10살 이하 ················ 약 3스푼 정도
· 5살 이하 ·················· 약 2~3스푼 정도

피마자 기름의 분량을 약간 많은 정도로 공복시 복용하면 2~3 시간 만에 설사하고, 만복시 복용하면 약간 오랜 시간이 걸린다. 만일 설사가 일어나지 않을 때는 글리세린으로 관장을 하면 잘 든 는다.

 ## 피마자 기름을 복용하는 방법

간유처럼 찐득찐득하므로 먹기도 나쁘며 냄새도 나기 때문에 한 번 먹은 어린이는 잘 먹지 않으려 한다. 따라서 사이다 · 우유 · 설 탕물과 함께 먹여도 되지만, 가장 좋은 방법은 뜨거운 엽차와 함 께 먹인다.

9. 겨자니의 효과

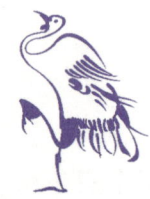

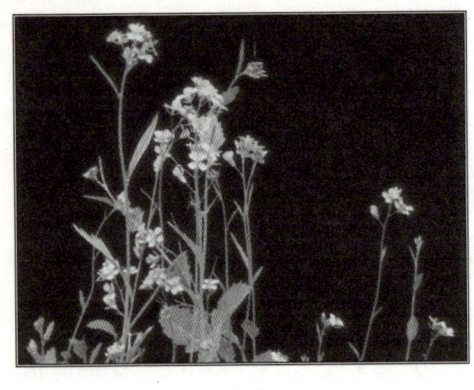

겨자

겨자니를 만들 때는 겨자 가루가 필요하지만, 만일 겨자 가루가 없을 때는 겨자 알갱이를 잠시 동안 따뜻한 물에 담가둔다. 그리고 그 물이 식으면 물을 버린 다음 막자(가루약을 가는 데 쓰는, 사기로 만든 작은 방망이)로 곱게 빻는다.

이 가루를 찻잔에 반 정도 넣고 따뜻한 물을 부어 찐득찐득할 정도로 으깨면 냄새가 나는데, 이것을 두 번 접은 습자지에 얹어 그 한쪽을 덮고 환부에 댄다. 약 10분 정도 지나면 쓰리고, 통증이 심하면 떼어낸 다음 따뜻한 물로 씻는다. 15분 내외가 적당하며, 그 이상 초과하면 상처를 입게 되므로 주의해야 한다.

젖꼭지나 배꼽에 발라서는 안 되며, 겨자니를 댄 곳이 쓰리고 빨갛게 되는 것은 효력이 있다는 증거이므로 그 전에 떼어버리는 것은 효력이 없다. 그리고 피부나 나이에 따라 효력이 나타나는 시기에 차이가 있으므로 주의를 하고, 너무 오래 대놓으면 수포가 생기거나 상처가 생기므로 15분 이상은 절대 피해야 한다.

겨자니를 사용하는 병에 대해서는 각 장에 씌어 있다. 겨자 가루를 따뜻한 물에 섞어 겨자 습포를 하는 방법도 있는데, 각각의 병편에 설명해 놓았다. 만일 겨자니를 대놓는 시간이 오래되어 물집이 생길 때는 시습을 여러 번 발라 붕대를 해놓으면 낫는다.

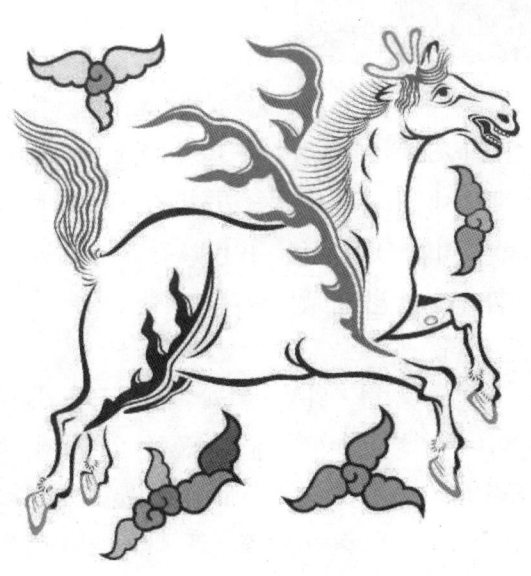

10. 감초의 효과

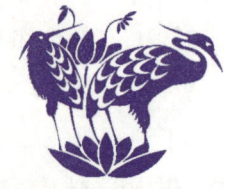

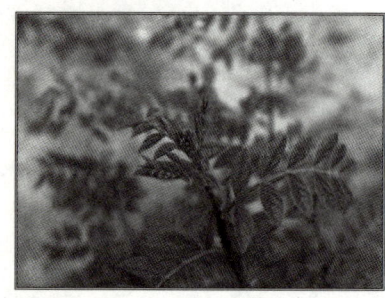

감초

감초는 공기 속의 독소, 식품에 포함되어 있는 독소 등 몸에 해로운 독을 해소시켜 주는 작용이 있는 약재이다. 특히 생감초는 해독 작용이 높아서 이것을 계속해서 먹으면, 암에도 잘 걸리지 않는 체질로 만들 수가 있다.

또한 갑자기 식중독에 걸렸을 때 많이 먹으면 효과를 거둘 수 있다. 그러나 평소에 지나치게 먹으면 좋지 않으므로, 1주일에 두 번 정도 1~2g씩 먹는 것이 이상적이다. 감초는 해독 작용 외에도 간장 기능 강화, 궤양 방지, 탈 콜레스테롤 작용, 동맥경화 예방 등에도 효과가 있다.

한방에서는 특히 위경련·위통·위궤양 등 근육의 급격한 긴장에 의한 통증이나, 기분이 나빠 메스꺼움이 있을 때 먹도록 하고 있다. 감초 조리법은 아주 쉽다. 물에 담가 불린 콩 1kg에다가 감초 20g을 넣고 두 시간쯤 끓여 간장으로 간을 맞추면 된다. 단 맛이 좋게 느껴질 것이다.

감초는 살찌지 않는 단맛이므로 살찌는 것이 두려운 사람도 걱정 없이 먹을 수가 있다. 또한 방부제 구실을 하기 때문에 음식을 오래 저장할 수가 있다. 식중독이나 구토감이 있을 때는 분말화한 감초를 100g 정도 찬물이나 미지근한 물로 복용하거나, 줄기로 되어 있는 것이면 껌을 씹는 요령으로 씹어서 될 수 있으면 마지막에 삼키도록 한다.

감초를 1g 정도 그대로 먹으면, 그것만으로 만복감이 생기므로 식사 조절용 식품으로도 대용할 수 있으니 다이어트에 신경을 쓰는 사람에게 더욱 좋다.

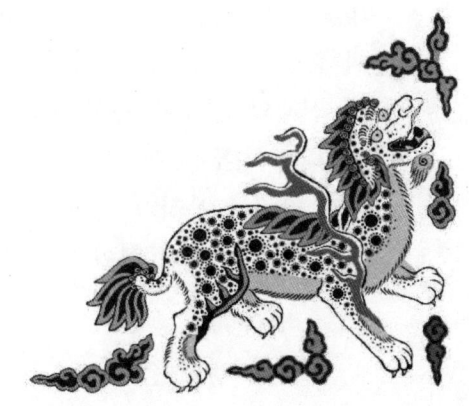

11. 죽염의 효과

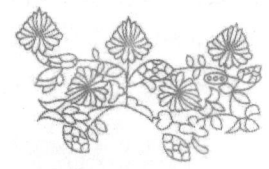

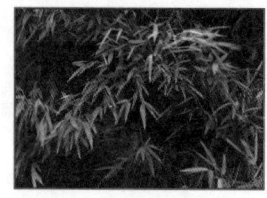

대나무

혼히 죽염을 만병 통치약이라고 한다. 죽염은 약이 아니라 식품으로, 천일염을 대나무 속에 다져 넣고 관솔로 아홉 번 고열 처리한 다음, 소금 속의 유해 물질을 제거하여 만든 건강 소금이다.

여기서 우리가 유념할 점은 약과 식품의 인체 내 작용의 차이점이다. 대부분 약의 특성은 특정 질병을 제압하는 힘이 강한 반면, 독이 있어 인체 장기에 해를 끼친다. 이에 반해 식품은 특정 질환의 치료보다는 인체 전반을 보음 보양(補陰補陽)하여, 오장육부를 보호하고 근력과 저항력을 증진시켜 주는 특성을 지니고 있다.

약을 오래 먹으면 부작용이 따르지만 식품은 오래 먹어도 부작용이 없는 건 이 때문이다. 좋은 식품을 섭취하거나 적절히 이용하면 신체의 건강이 증진되어 질병을 예방할 수 있을 뿐만 아니라, 체내에 침투한 질병도 다스릴 수 있다.

다시 말해서 우리가 항상 근력을 가지고 건강하게 신체를 보존할 수 있는 건 약의 힘이 아니라 바로 쌀밥이나 김치·된장·고추장 등의 작용 때문으로, 이 식품이 오장육부에 침투하여 길러준 힘에 의해 자신도 모르는 사이에 만병이 다스려지는 것이다.

우리 선조들은 부장용 없이 인체를 보양시킬 수 있는 자연물을 상약(上藥)으로 분류하여 늘 먹어 왔는데, 이것이 바로 식품의 기원이라 하겠다. 소금도 수천 년 동안 인간이 신체 전반의 건강 증진을 위해 사용해 온 식품이다.

죽염이 만병에 두루 쓰일 수 있는 일차적 이유가 바로 여기에 있다. 인체가 병이 든다는 것은 세균이나 독성 물질에 의해 신체가 점차 탁해지면서 썩어가는 현상이다.

자연계가 화학독성 물질에 오염되어 썩어가는 현상과 마찬가지라 할 수 있다. 따라서 인체의 병을 근본적으로 고치는 길은 체내외의 염증을 삭혀내고 썩는 것을 막는 방법이다.

옛날부터 음침하고 부패한 곳엔 빛과 소금이 필요하다고 했다. 소금이 부패를 방지해 주는 최고의 살균·소염제임은 인류가 이미 수천 년의 경험을 통해 드러난 바이다.

그리고 죽염은 소금의 효과를 더욱 극대화시킨 건강염인 것이다. 죽염이 만병에 두루 쓰일 수 있는 이유는 여러 가지 원인으로 체내외에 생긴 염증과 담을 부작용 없이 삭혀주거나 막아주는 데 탁월한 효력을 지니고 있기 때문이다.

또한 죽염은 천일염을 대나무통 속에 다져 넣고 아홉 번 고열 처리하는 과정에서 대나무에 함유되어 있는 천연 유황이 합성된다. 천연 유황 온천욕이 염증성 피부 질환 치료에 탁월한 효과가 있음은 과학적으로 증명된 사실이다. 이처럼 죽염엔 천연 유황이 합성되어 있기 때문에 더욱 탁월한 소염력을 발휘, 갖가지 병으로 썩어가는 신체를 회생시킬 수 있는 것이다.

오늘날 중금속 공해 물질과 화공 물질이 극심한 세상이라 모든 병의 근원은 화공 약독이라 할 수 있다. 이 중금속 공해 물질과 화학물질은 이미 우리가 경험하고 있는 바와 같이 생물이 적응할 수 없는 독물이다.

오늘날 만연하고 있는 당뇨병·고혈압·심장병·기형아 발생 등은 이 화공 물질의 독수와 독물에 의해 세포가 썩어감으로써 일어나는 신체기능의 혼란 현상이다. 이렇듯 만연하는 질환을 치료하기 위해선 이 독성 물질들을 부작용 없이 중화하거나 제압하는 것이 치료의 근본이다.

화공 약독을 오행의 성질로 분류하면 불기운(火氣)으로, 인체를 뜨겁게 태우고 마음을 조급하게 부채질하는 성질을 지니고 있다. 반면 소금은 수정(水晶)의 결정체로서 오행의 성질로 보면 물기운(水氣)이다. 불기운을 제압하는 데 물기운이 필요함은 당연한 이치다. 그러므로 오늘날 모든 질병을 다스리기 위해선 소금, 특히 건강염인 죽염이 필수적일 수밖에 없다. 어떤 치료약을 쓰든 간에 소금은 오늘날의 병을 다스리는 기본적인 것이다.

한마디로 말해 사람이 염분의 보충 없이 살아간다는 건 불가능한 일이다. 소금의 체내 작용을 간단히 말하면 신진대사 촉진 작용이다.

소금은 용매 농도가 높다. 용매 농도가 높은 쪽에서 낮은 쪽으로 농도의 평형을 이루려는 게 자연계의 현상이다. 이를 과학적인 이론으로는 삼투압 작용이라고 한다. 소금은 용매 농도가 높기 때문에 삼투압 원리에 의해 세포 안이나 세포 상호간의 생리학적인 물질 수송·물질 교환을 일으키고, 신체 기관의 팽창과 수축 운동을 활발하게 하는 등 체내의 신진대사를 촉진하는 힘을 지니고 있다.

실험해 보면 금방 알 수 있겠지만, 인체에 염분이 부족되면 탈진 상태가 되는데, 이는 인체가 소금의 힘을 받지 못해 신진대사가 이루어지지 않기 때문에 일어나는 현상이다. 소금의 인체 내 신진대사 촉진 작용을 좀더 구체적으로 설명하면 다음과 같다.

먼저 소금은 위액이나 췌장액의 원료가 되어 몸에 들어온 음식물을 녹이고 분해하는 일을 한다. 또한 영양분을 삼투압 작용에 의해 혈관 내로 끌고 들어가는 한편, 피에 실려 혈관을 타고 돌아다니면서 역시 삼투압 힘을 유발, 세포 곳곳에 영양분을 골고루 공급해 준다.

이렇게 세포가 영양을 공급받으면 불필요한 노폐물을 밖으로 밀어내는데, 소금은 세포가 배설하는 불순물 등을 끌어모아 삼투압 작용에 의해 배설 기관 운동을 촉진시켜 대소변·땀 등으로 끌어내는 청소부 역할을 한다. 소변이나 땀의 맛이 짜고 독한 것도 이 때문이다. 이런 소금의 체내 작용 때문에 만약 염분이 부족하거나 전혀 섭취되지 않는다면 인체는 영양분을 공급받지 못하는 한편, 노폐물을 배설하지 못하여 몸은 탈진되고 점차 병들어 썩어갈 것이다.

따라서 옛날부터 인간은 경험적 지혜로 소금을 생명의 원소로 귀하게 여겼던 것이다. 오늘날 대부분의 질환은 전부 신진대사 장애 질환이다. 중금속 공해독과 화공 약품이 극심한 세상이라 이 독물에 절여진 세포가 기능 혼란을 일으키고 썩어가면서 혈액 장애와 순환 장애를 일으킨다.

따라서 이들 질환을 치료하기 위해선 신진대사를 촉진시키는 소금의 섭취가 필수적이다. 싱겁게 먹으라는 말은 소금의 본질적 기능과 오늘날 병의 정체를 정확하게 파악하지 못한 데서 나온 말로, 오히려 오늘의 질병을 고치기 위해선 짜게 먹어야 할 것이다. 이를 고혈압에 국한하여 좀더 구체적으로 알아보자.

고혈압은 혈관 내의 노폐물이 배설되지 못해 피가 끈적끈적하게 됨으로써 피의 순환을 위해 더 많은 압력이 필요하게 되기 때문에 일어나는 병적 현상이다. 따라서 고혈압을 근본 치료하기 위해서는 혈관 내에 쌓인 노폐물을 제거, 피를 맑게 해야 한다. 앞서 설명했듯이 소금은 바로 체내의 노폐물을 삭히고 외부로 배설을 촉진시키는 데 탁월한 역할을 한다. 또한 썩는 것을 막는 데 그 무엇보다 뛰어난 힘을 지니고 있다.

이런 점에서 고혈압 환자에게 소금 섭취를 줄이거나 금지시키는 건 더욱 병을 부채질하는 것이다. 오히려 고혈압 환자일수록 소금 섭취를 늘리는 게 올바른 치료 방법이라 하겠다. 물론 소금에 물을 끌어당기는 힘이 있기 때문에 소금을 일시에 과다하게 섭취할 경우 혈관 내에 물이 빨려 들어와 혈압이 더 높아질 수도 있다. 그렇다고 혈관 내 노폐물 제거를 포기, 소금을 금한다는 건 말도 안 되는 소리다.

죽염은 소금의 독성을 제거하여 염증을 해소할 수 있는 소금의 힘만을 추출하는 한편, 피를 맑게 할 수 있는 유황정과 송진 성분을 함유하고 있다. 죽염을 소량씩 자주 먹으면서 몸의 상태를 살펴 가며 양을 늘려준다면, 혈압이 급작스럽게 올라가는 해를 받지 않을 뿐만 아니라, 결국은 혈관 내 노폐물을 제거하고 피를 맑게 할 수 있어 고혈압을 치료하게 될 것이다.

우리가 말하는 소금은 자연이 준 그대로의 미네랄이 풍부한 천일염이다. 반면 서양은 이온수지막법에 의해 나트륨과 염소를 화학 반응시켜 만들어 내는 소금이다. 그러므로 이것은 식품이 아닌 화학물질로, 여기에는 99.9%의 염화나트륨만 존재할 뿐 미네랄은 거의 존재하지 않는다. 오늘날 인간의 건강이 무너지는 이유는 크게 보면 자연을 외면한 생활방식 때문이라 할 수 있다.

소금이 나쁘다고 탓하려면 서양식의 인공화학 소금(식탁염)을 나무랄 순 있어도, 자연이 준 천일염을 나쁘다고 할 수는 없다. 이 천일염과 화학 소금의 차이점은 간단한 실험을 통해서도 확인할 수 있는데, 자연 생수에 천일염을 약간 타서 금붕어를 넣어주면 잘 살아가지만, 화학 소금을 풀어주면 이내 죽는 것을 볼 수 있다. 또 배추를 절일 때도 천일염을 쓰면 배추가 썩지 않고 탄력이 있지만, 화학 소금을 쓰면 이내 물러져 썩어버린다. 이처럼 화학 소금과 천일염은 전혀 다른 물질이다.

물론 천일염에도 문제가 없는 건 아니다. 천일염에는 본래 비소라는 유독성 물질이 함유되어 있다. 또한 오늘날에는 각종 생활하수와 산업폐수가 심한데, 이 오염된 물이 결국 흘러가는 곳은 해안이므로 천일염에 중금속 화학물질의 독물이 스며들지 않을 수 없다. 따라서 천일염을 그대로 식용한다는 건 비소나 중금속 화학 물질을 미량이나마 섭취하는 꼴이 된다.

이 독성 물질을 제거하는 일이 건강한 소금을 섭취하는 길이다. 그런데 비소나 중금속 화학 물질은 휘발성이 강해 열에 약하다. 즉, 강한 열을 받으면 기화하여 증발하는 성질이 있다. 따라서 가정에서 천일염을 깨 볶듯이 볶아 먹으면 중금속 화학 물질의 해를 다소 줄일 수 있을 것이다.

죽염은 천일염을 왕대나무 속에 다져 넣고 입구를 깊은 산중의 거름기 없는 황토로 막은 다음 소나무 장작을 이용, 1500도 이상 아홉 번 고열 처리하여 만든다. 이 과정에서 소금 속에 함유되어 있는 유독성 불순물을 제거하고 순수한 소금만을 추출할 수 있어 본래 소금이 지닌 유용한 기능을 이용할 수 있다. 또한 고열 처리 과정에서 대나무의 유황정, 소나무의 송진 성분, 황토의 토성분자 (土性分子)가 녹아 들어와 소염(消炎)과 청혈(淸血)의 힘이 더욱 강하게 된다.

결국 죽염을 이해하려면 소금이 체내에 기여하는 본래적 기능을 통찰하여 소금 유해론의 강박 관념에서 벗어나는 일과, 천일염과 화학 소금은 엄연히 다르다는 점, 그리고 천일염에 함유되어 있는 유독성 불순물을 고열 처리하여 제거한 순수한 소금이란 점을 유념해야 할 것이다.

 죽염을 이용하는 방법

죽염은 인체의 거의 모든 질병에 예방·치료 효과가 있을 뿐 아니라, 보음·보양 및 갖가지 공해 독을 풀어주는 힘이 뛰어나다. 그러므로 얼마든지 다양한 방법으로 응용하여 쓸 수 있다.

죽염을 먹는 가장 쉬운 방법은 1/3 찻숟가락만큼씩의 분량을 침으로 녹여 오래 입 안에 물고 있다가 천천히 삼킨다. 침에는 강한 살균·해독력이 있는데, 죽염과 합치면 그 효과가 극대화된다. 즉, 몸 안에 쌓인 갖가지 공해 독과 화공 약독을 풀어주고 체력을 강화시켜 준다.

그러나 죽염은 맛이 몹시 짜므로 처음 먹는 사람은 먹기가 불편하다. 게다가 몸 안에 담이 많은 사람은 속이 울렁거리거나 토할 수도 있다. 현대인은 누구나 몸 안에 담을 지니고 있는데, 공해나 화학약품의 독이 엉킨 가래와 비슷하다.

이러한 담을 죽염의 강한 살균·해독력으로 삭이는 과정에서 속이 불편하거나 구토가 나는 것이다. 그러므로 아주 적은 양을 틈나는 대로 하루 30~100번씩 먹다가 차츰 먹는 양을 늘려 나가도록 한다. 그렇게 해서 습관이 되면 먹기에 불편하지 않고 독특한 맛을 느낄 수 있다. 죽염은 몹시 짜면서도 달걀 노른자맛과 단맛이 약간 섞여 있기 때문이다.

죽염이 몹시 짜니까 물에 타서 먹거나 물과 함께 먹는 사람도 있는데, 그렇게 먹으면 죽염의 효과가 떨어지고 토할 수도 있으므로 결코 좋은 방법이 아니다. 죽염을 침으로 녹여 먹기 힘든 사람은 생강과 감초를 같은 비율로 넣고 차를 끓여서 함께 먹는 것이 좋다.

생강·감초차는 죽염 먹을 때뿐만 아니라, 늘 마시면 몸 안에 쌓인 공해 독을 풀어주는 데 상당한 효과가 있다.

죽염은 소금이나 간장 대신 국이나 찌개·나물무침·고기요리 등에 간을 맞추어 먹어도 좋다. 음식의 맛을 돋우어줄 뿐만 아니라 음식 자체가 좋은 약이 될 수 있기 때문이다.

또한 죽염은 어떤 약이나 음식과도 잘 조화될 뿐 아니라 약이나 음식 본래의 효과를 도와주므로 한약재·약죽·약차·우유·활명수·까스명수·위청수와 같은 음료와 함께 먹는 것도 좋은 방법이다. 이렇듯 죽염을 먹는 법과 이용 방법은 다채롭다.

죽염을 먹는 또 하나의 좋은 방법은 밭마늘 5~10통을 프라이팬에 올려놓고 말랑말랑할 정도로 구워 껍질을 까서 죽염을 찍어 먹는 방법이다. 가능하면 하루 10~30통씩 식전에 먹는 것이 좋다.

죽염에는 가루로 된 것과 작은 알갱이로 된 것, 느릅나무 진과 섞어 알약 모양으로 만든 것들이 있다. 그냥 먹기에는 작은 알갱이로 만든 것이 짠맛이 덜 하므로 먹기에 편하다. 그외에 마늘을 구워 찍어 먹거나 눈에 넣는 죽염수를 만들거나, 외과 질환 등에 쓸 때는 가루로 된 것이 좋다.

몸에 별다른 질병이 없는 사람은 죽염을 한 달에 250g 가량을 먹으면 갖가지 질병을 예방하고 체질이 강해진다. 몸에 병이 있거나 허약한 사람은 양을 늘려 일주일에 250g 가량을 먹는데, 몸의 상태를 살펴가며 양을 조절하는 것이 좋다. 중도에 그만두지 말고 꾸준히 먹는 것이 중요하다.

죽염은 많이 먹어도 부작용이 일체 없으며, 휴대용 용기에 넣어 갖고 다니면서 음식에 쳐서 먹거나 술 마시기 전에 먹어도 좋다. 이는 식중독을 예방하고 알코올 중독을 막을 수 있는 아주 좋은 방법이다.

그러나 죽염을 먹고 술을 많이 마시는 건 도리어 위험할 수도 있으므로 주의해야 한다. 식도암·뇌암·위암 등의 암환자는 하루 50g 이상씩, 될 수 있는 한 많이 먹으면 암세포가 다른 곳으로 전이되거나 확산되는 말기 암으로 진행되지 않는다.

신장이나 방광에 이상이 있는 사람은 많이 먹으면 일시적으로 몸이 붓는 수도 있으나, 작은 콩알만큼씩의 양을 하루 1백~2백회 자주 복용하면 부작용이 없이 질병을 치유할 수 있다.

고혈압이나 당뇨병 환자 역시 처음부터 많이 먹지 말고 조금씩 먹으면서 몸의 상태를 관찰해 가며 먹는 횟수와 양을 늘리도록 하면 효과가 크다.

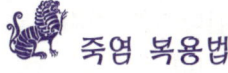 **죽염 복용법**

① 밭에서 키운 마늘을 하루에 10~30통쯤 쪽을 내어 껍질째로 프라이팬에 말랑말랑한 정도로 구워 껍질을 까서 죽염에 찍어 먹는다. 하루 5~6차례 나누어 먹는데, 식전에 먹는 것이 좋다. 논에서 자라는 논마늘은 농약 속의 수은 성분을 흡수하고 있으므로 먹지 않는 것이 좋다.

밭마늘을 구별하기는 쉽지 않지만, 마늘 뿌리에 붉은 황토가 묻어 있는 것이 밭마늘이다.

② 하루 5~7번, 한 번에 찻 숟가락으로 1/3씩 생강차·느릅나무 뿌리껍질 달인 차·보리차·우유 등과 함께 일반 가루약처럼 먹는다.

③ 아주 적은 양(쌀알이나 콩알)의 죽염을 입에 넣고 침으로 녹여서 천천히 삼킨다(하루 50~1백회 이상).

④ 이 밖에 여러 가지 음식의 간을 맞출 때 죽염이나 죽염 간장을 쓰도록 한다.

죽염 응용법

① 눈병에는 증류수나 끓인 물, 또는 생수에 죽염을 녹인 후 침전물을 가라앉힌 다음, 윗물만을 조심스럽게 따라서 안약처럼 수시로 넣거나, 입에 죽염을 넣고 침으로 녹인 다음 그 침으로 눈을 닦아 준다.

② 갖가지 피부 질환, 자궁·직장·대장 등의 질환, 상처·치질·무좀·축농증·비염 등에는 유죽액을 만들어 사용한다. 유죽

액은 느릅나무 뿌리껍질을 물로 푹 달인 후에 건더기를 건져내고 체나 천으로 걸러낸 다음 죽염을 진하게 녹이면 된다.

③ 자궁·직장·대장 등의 질환에는 그 부위에 유죽액으로 관장을 한다.

④ 축농증·비염에는 탈지면에 유죽액이 한두 방울 떨어질 정도로 적셔 잠잘 때에 콧구멍에 번갈아 넣고 잔다.

⑤ 치질이나 무좀에는 유죽액이나 죽염수를 바른 후, 죽염가루를 그 위에 뿌리면 효과가 빠르다. 또는 치질이나 무좀용 연고·안티 푸라민 등에 죽염을 개어서 발라도 좋다.

죽염을 먹는 방법은 그냥 먹는 법, 환으로 만들어 먹는 법, 죽염수를 만들어 쓰는 법 등 세 가지이다.

●**그냥 먹는 법**: 하루에 일정하게 식사 전후와 잠자기 전에 찻숟가락으로 먹는다. 처음에는 쉽게 먹히지 않으므로 조금씩 먹으면서 차차 그 양을 늘려가는 것이 좋다. 이 상태가 한 달 정도 지나면 찻숟가락 하나 정도는 거뜬히 먹을 수 있게 된다.

●**환으로 먹는 법**: 죽염환은 죽염을 먹기에 편리하도록 만든 것이다. 죽염은 단번에 정량을 먹기 어려운데, 죽염환을 지어 먹으면 그런 불편이 없어지므로 오래 먹을 사람에게 적당하다. 죽염환을 만드는 방법은 알약을 빚을 만큼의 찹쌀을 시루에 쪄서 찰밥을 만든 다음, 죽염을 한약 제분소에 가지고 가서 알약으로 만들면 된다.

●**죽염수를 만들어 먹는 법**: 죽염수는 죽염을 증류수나 생수에 1 : 3 비율로 녹여 여과시키거나 이틀 정도 앙금을 가라앉힌 것이다. 죽염수는 눈이나 코·피부에 직접 바를 때 쓴다.

우리 선조들은 일찍이 간장·된장·고추장·김치 등의 염장법을 후손들에게 전해주는 슬기로움을 보여주었다. 가정에서도 죽염을 이용하여 간장·된장·고추장·김치를 담가 먹으면 효과를 기대할 수 있다.

죽염을 원료로 담은 죽염 간장은 만병을 예방시켜 줄 뿐만 아니라, 약해진 인체를 빠른 속도로 회복시켜 준다. 죽염 간장은 해독성이 강한 쥐눈이콩으로 메주를 쑤어 여기에 소금 대신 죽염을 넣고 담근 것이다.

공해 때문에 피가 더러워지고, 그 상한 피가 균이 되어 온몸으로 퍼져 치료하기 어려운 각종 난치병에 죽염에 비해 해독 작용이 매우 강한 죽염 간장을 혈관 속에 주사하면 먹는 것보다 빠른 효과를 볼 수 있다.

또한 몸 속에 파괴된 조직을 신속히 아물게 하는 작용도 하므로, 위궤양·십이지장궤양 등 각종 궤양이나 각종 암·피부병·습진·무좀·눈병·중이염 등에 먹거나 바르면 효과가 있다.

죽염 된장과 고추장은 죽염 간장을 뜨고 난 찌꺼기를 모아 만든 것이나 죽염 간장보다 효과는 덜하다.

죽염 김치는 자연스런 식생활 속에서 환자 자신도 모르게 병을 치료할 수 있고, 질병을 예방·치료할 수 있어 좋다.

죽염 무김치를 담그는 방법은 무 10근을 깨끗이 씻어 물기를 없애고, 적당한 크기로 썬 다음 죽염을 뿌려 절인다. 약 하루가 지난 다음 여기에 생강·대추 각 1근, 감초 18.76g을 푹 삶은 물에 죽염을 타서 조금 짜게 간을 맞추면 된다.

죽염 무김치는 위암·위궤양·위하수·소화불량·십이지장암·

대장암·소장암·장궤양·식도암·식도염 등에 효과가 있다.

죽염은 아홉 번을 구워 내야 하므로 집에서 만들기는 어렵다.

경상남도 함양의 인산 죽염, 전라북도 부안의 개암 죽염과 한방 죽염, 전라남도 장흥에서 나오는 진 죽염 등, 그 밖에 몇몇 회사에서 만든 죽염이 판매되고 있다.

죽염이 직접 치료 작용을 하는 주요 병의 범위는 다음과 같다.

●**암** : 식도암(食道癌)·뇌(腦)암·비(脾)암·십이지장(十二脂腸)암·구종(口腫)암·설종(舌腫)암·치근(齒根)암·인후(咽喉)암·소장(小腸)암·대장(大腸)암·직장(直腸)암·항문(肛門)암 등.

●**염** : 식도염(食道炎)·위염·비염·십이지장염·소장염·대장염·직장염·뇌염 등.

●**궤양** : 위궤양·십이지장궤양·소장궤양·대장궤양·직장궤양.

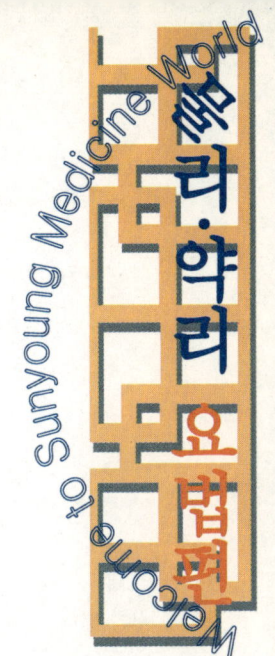

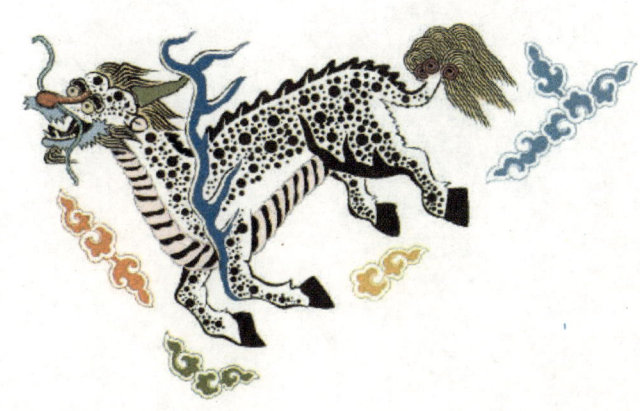

제 2 편

1. 단식 요법(만병이 낫는다)

이 세상에는 오해나 인식 부족으로 큰 손해를 보는 일이 매우 많다. 이 중에서도 단식 요법만큼 오해를 받아 활용되지 못하는 것은 아마 없을 것이다. 그러나 의료비가 많이 드는 오늘날에 이 단식 요법이야말로 생명의 구세주라 아니할 수 없다. 단식에 대하여 의심하는 의사들이 많은데, 과학적으로 검토하여 일반 의료에 응용되기를 바란다.

보통 체격의 사람은 약 30일 동안 음식물을 먹지 않고 물만으로도 살 수 있다고 한다. 체내의 지방이나 살은 모두 다 체온을 내는 연소 재료로 쓰여 여위게 되는데, 연소 재료의 대상 기능을 하기 때문에 생명에는 아무런 지장이 없다.

우리의 몸을 조직하고 있는 세포에는 오랫동안의 습관 때문에 여러 가지 병의 원인이 되어 나타난다. 그런데 단식을 실시하면 한 부분의 세포가 녹아 없어진 다음 새로운 세포가 소생하기 때문에, 지금까지의 나쁜 병균이 사라진다. 또 단식 중에는 체내에 이상한 현상이 생기는데, 몸을 움직이는 수의근에 작용하는 신경이 둔해지는 반면, 혈관이나 내장을 움직이는 교감신경이 심하게 흥분된다. 더욱이 그 사람의 내장이나 혈관에 병이 있으면 그 부분에 작용하는 신경이 매우 강한 힘으로 활동하게 되므로 병은 씻은 듯이 완쾌된다.

이것은 매우 불가사의한 일이며, 필경 자연 양능의 작용 때문임은 의심할 것 없다. 그런데 위궤양·십이지장궤양의 병이 있는 사람이 단식을 하면 이에 관계되는 혈관 신경이 홍분하기 때문에 출혈을 하는 경우가 있고, 고혈압인 사람은 뇌일혈을 일으키는 경우가 있으므로 주의해야 한다.

단식 요법에 효력이 있는 병

암 이외의 병은 대개 단식으로 완쾌될 수 있다.

자궁의 전굴과 후굴·자궁·내막염·월경 과다·월경 곤란·월경 불순·대하·나팔관염·난소염·자궁 근종·동맥경화증·비만증·신장병·당뇨병·축농증·전간·위하수·위확장·위산과다증·바세도씨·류머티즘·신경통·신경쇠약·눈병·천식·임질·매독·만성 습진·치질·고혈압·만성 위장병·나팔관 폐색·각기·독두병·만성 피부병·카리에스의 배농·두통·난소 난종·심한 이명·지방 과다증·심장 압박 등 만병에 유효하다.

단지 주의할 일은 단식 후 과식을 삼가고, 1~2개월 동안 과격한 일이나 운동, 그리고 2개월 정도는 성생활을 피해야 한다. 위장 출혈이 있는 궤양성 병, 폐결핵의 염려가 있는 사람, 체중이 40kg 이하인 사람, 또 체중이 원상태로 복구되지 않는 사람은 단식을 피한다. 또 2~3일 단식으로 보행을 할 수 없으면 7일 이상의 단식을 해서는 안 된다.

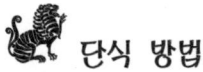 단식 방법

① 예비 단식 : 먼저 기생충을 없애야 하므로 첫날은 죽과 김치, 또는 매실을 먹고, 둘째날에는 그 양을 반으로 줄이고, 셋째날은 미음을 먹도록 한다. 그리고 넷째날부터 본 단식에 들어간다.

② 본 단식 : 본 단식에 들어갈 때는 먼저 기간을 정하고, 다음의 반응이 일어나도 놀라지 않고 예정대로 실시한다.

본 단식 중에는 매일 5홉의 물을 마셔야 하지만, 체격에 따라 2~3홉으로 줄여도 상관 없다. 단식 실시 중에 독서나 대화는 피로하기 쉬우므로 시간을 제한하는 것이 좋고, 하루 종일 누워 있는 것보다 산책이나 명상을 하는 것이 좋다. 3~4일 후는 심한 공복감을 느끼지만, 다시 1~2일이 지나면 공복감이나 불안 · 권태가 사라지고, 유쾌하게 지낼 수 있다.

그리고 4일째부터는 병세가 어느 정도 악화되는 경향이 일어나 요통 · 복통 · 두통 · 구토 등이 발생하기도 하고, 온몸에 두드러기 · 자궁 출혈 · 위 출혈 · 소변의 흐림 · 어깨의 뻐근함 · 불면 등 여러 가지 반응을 일으키는 사람도 있다. 이러한 현상은 몸 속의 질소가 배설되기 시작하고, 생리적 변화를 일으켜 병이 치유되는 징조이므로 걱정할 필요가 없다. 또 뇌에 병이 있는 사람은 잠자는 횟수마다 수면 시간이 줄어가므로 상관이 없으며, 단식은 처음에 1주간 계속한다.

그러나 실험에 의하면 단식 10일 이상 14일째에 백혈구가 가장 많이 증가되므로, 임질이나 매독 · 신장병, 그 밖의 난치병도 14일 동안 계속하는 것이 가장 유효하다고 한다. 여하튼 단식을 위험시 하는 것은 실험해 보지 못한 사람들의 오해이다.

단식 후의 주의

본 단식이 끝나면 첫째날에는 소량의 미음, 둘째날에는 그 양을 늘이고, 셋째날에는 미음에 우유·야채 수프, 넷째날부터는 소량의 죽과 김치 또는 매실 등을 먹는다. 만일 양을 급격하게 증가시키면 큰 해를 입게 되므로 모든 것이 수포로 되돌아간다.

단식이 끝나고 7~10일경에 온몸이나 손발에 부종이 생기며, 설사 및 발열이 생기고, 고단해지거나 머리가 멍하게 된다. 이것은 과식 또는 과로 등에 의해 몸의 균형이 흐뜨러져 일어나는 일시적인 반응이다. 2일 정도 음식의 양을 최소한 줄여 마음을 안정시키면 낫는다.

단식 요법의 적당한 최장 기한은 3주간이다. 처음에는 7일 동안 실시하고, 다음은 10~14일의 단식을 하면 대개의 병은 낫는다. 절대 낫지 않는 10년 묵은 천식이나 천간·고혈압 같은 난치병도 며칠 동안의 단식으로서 낫게 된다. 그리고 단식원에서 한 번 단식법을 배워 혼자 실시할 수 있다.

고혈압의 단식에는 어혈흡압 요법을 함께 실시하면 효력이 있다. 단식 효과는 단식 후 2~3개월 후에 나타난다. 오늘날의 의학 요법으로써는 절대 치유되지 않는 고혈압·전간·천식·신장병·당뇨병 등은 일체의 약도 먹지 않고 20일 정도의 단식으로 깨끗이 낫는다. 그러나 일반 사람들은 단식을 위험시할 뿐만 아니라, 이를 연구하는 의사도 없어 올바른 혜택을 받는 사람이 적다.

교토 대학·아이치 대학·규슈 대학·도쿄 영양 연구소, 미국의 유명한 단식 예찬자 데유 박사, 미국 카네기 영양 연구소, 영국의 스쿠테 박사, 오사카 대학의 오하시 박사 등 여러 대가들이 임상 실험 결과를 발표했다.

 단식의 효과

1. 기분이 상쾌하고 굳은 신념이 생긴다.
2. 단식 1회로 전간(간질)이 완쾌.
3. 치질의 완치.
4. 치열(齒列)의 자연 교정.

이외에 냉수 마찰을 하여 자궁 골반과 난소 나팔관 유착·나팔관 폐색 등 치료의 예가 있다.

한 여성은 과거 8년 동안 여러 가지 부인병에 걸려 고생하였으나 1회의 단식으로 모든 병이 깨끗이 나아 지금 명랑한 기분으로 직장 생활을 하고 있다.

이외에 단식에 의해 치료된 병을 열거하면 다음과 같다.

각기병·심장병·독두병·만성피부병·축농증·신경쇠약·고혈압·얼굴 습진·카리에스·배농·액취·부인병·두통·자궁 내막염·난소 난종·자궁 후굴·신장병, 10년 동안의 천식, 심한 신경쇠약, 심한 이명, 만성 위장병·지방 과다증·심장 압박 등이 있다.

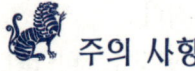 주의 사항

　단식은 일종의 체질 개선 요법이기 때문에 단식중이나 후에 비관하거나 걱정하면 신진대사의 활약이 일어나지 않으므로 식욕도 없고 체중도 불어나지 않는다. 이것은 신경의 압박 때문인데, 이로 인해 병도 낫지 않는 사람이 있다.

　따라서 단식원에서는 합장을 하여 감사의 생활을 하도록 가르쳐 준다. 그리고 단식 후 2~3개월 동안은 배가 많이 고파지는데, 이때 과식이나 과로하면 다리가 부어오른다. 이것은 단식의 역효과이며, 단식 후 2~3개월 동안에 술을 먹거나 성생활은 절대 금해야 한다.

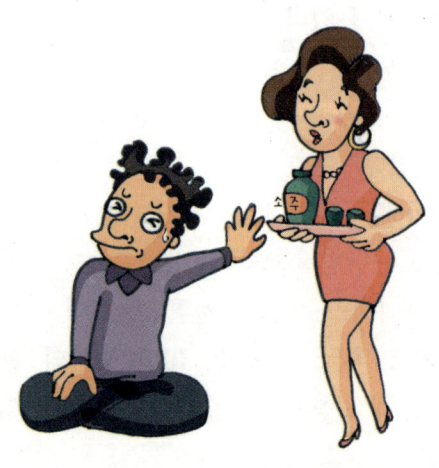

2. 뜸 요법의 비전

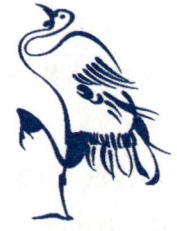

일본의 마쿠바(馬場) 의학박사는 한방의 권위자이며 뜸에 조예가 깊다. 그는 난치로 알려진 후두 결핵도 열이 없으면 뜸이나 발포고(發泡膏) 요법으로 완치시킬 수 있다고 주장한다.

폐결핵의 뜸

뜸으로 폐결핵이 낫는 것은 그 체질과 증상에 따라 많은 차이가 있어 일률적으로 말할 수는 없지만, 가벼운 폐병은 뜸으로 확실히 낫는다. 그러나 열이 있을 때는 뜸을 실시할 수 없으며, 반드시 열이 내린 뒤에 실시해야 한다.

이 뜸과 일광욕·마사지·자양식 등의 저항 요법은 병 치료의 마무리 단계가 된다. 그러므로 이를 실시하지 않아 병이 재발하는 경우도 많다.

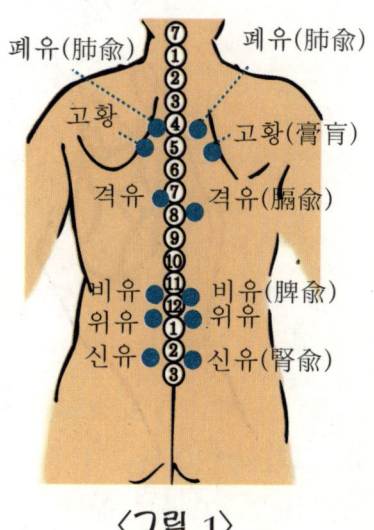

〈그림 1〉

(1) 경혈

등뼈에는 〈그림 1〉과 같이 가슴등뼈 12개와 목을 앞으로 굽히면 척골의 어깨에 일치하는 높은 곳에 돌출한 척골(등뼈)이 있다. 이것이 제1가슴등뼈이며, 허리등뼈는 5개 있다. 제4허리등뼈는 〈그림 1〉처럼 장골(腸骨)이라는 뼈의 위쪽 끝에 일치되는 선이다.

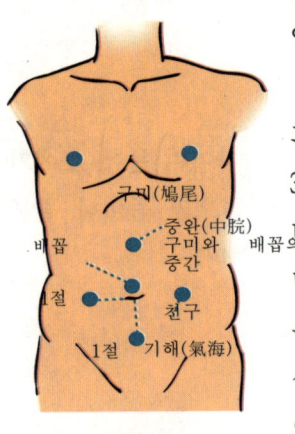

구미(鳩尾)

중완(中脘)
구미와
중간

배꼽

배꼽의

1절

천구

1절 기해(氣海)

〈그림 2〉

등쪽의 각각 뜸의 경혈(經穴)은 〈그림 1〉과 같이 척골의 중심에서 좌우와 〈그림 3〉에서 집게손가락의 중간 마디에 해당된다. 처음에는 이 경혈에 표시를 해놓고, 고맹의 경혈에 한해서는 척골의 중심에서 좌우로 〈그림 3〉의 두 마디 떨어진 어깨의 삼각골이 등쪽의 뜸 경혈은 〈그림 1〉과 같이 목에서부터 척골을 세어 정한다.

배의 뜸은 〈그림 2〉처럼 배꼽을 중심으로 하여 세 개의 점을 찍는다. 중완(中脘)의 경혈은 구미골(鳩尾骨)의 끝과 배꼽의 중간이다. 다리의 삼리뜸(三里炙) 경혈은 무릎을 직각으로 굽히고 〈그림 4〉와 같이 엄지손가락과 집게손가락을 이용하여 무릎의 종지뼈를 잡고, 손목을 바로 놓을 때 무릎 아래 경골 바깥쪽 5푼에 해당되는 곳이다. 5푼은 〈그림 3〉의 반 마디에 해당하며, 삼리는 무릎 아래 3.4cm 되는 곳이 삼리의 경혈이다.

팔의 곡지(曲池)는 〈그림 6〉과 같이 팔을

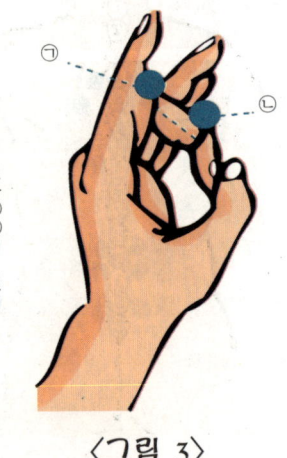

㉠

㉡

1
절
은
㉠
㉡
의
길
이

〈그림 3〉

굽히면 팔꿈치에 큰 주름이 생기는데, 그 주름이 멈춘 끝이 곡지에 해당한다. 팔의 삼리는 〈그림 7〉처럼 곡지의 경혈에서 손가락 3번째에 잡힌 곳을 누르면 통증을 느끼는데, 그 곳이 바로 팔의 삼리이다.

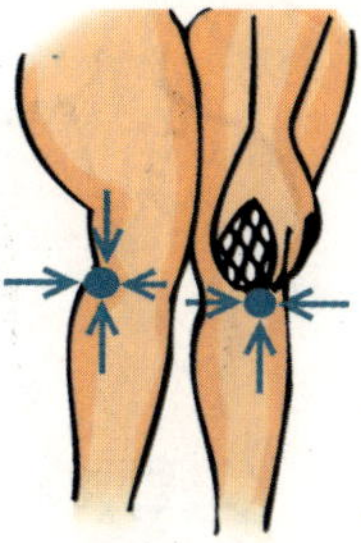

〈그림 4〉

(2) 뜸을 뜨는 법

처음 1주일은 팔과 다리의 삼리, 2주일째부터는 손발의 삼리와 곡지, 등쪽의 위유(胃兪)·비유(脾兪)를 더하면서 뜨고, 3주일부터는 등쪽의 신유(腎兪), 배의 중완·천구(天樞)·기해(氣海)를 더 하여 뜨는데, 뜸자리는 모두 9개가 된다.

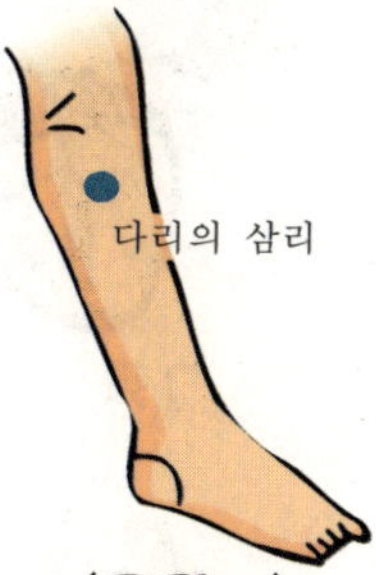

4주일부터 상태가 호전되고 열도 오르지 않으며, 식욕이 떨어지지 않으면 앞에서 말한 9개의 뜸을 다시 2~3주간 실시한다.

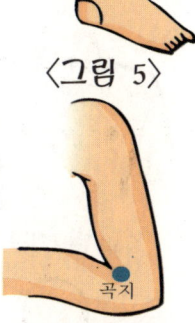

다리의 삼리

〈그림 5〉

그 후 아무런 이상이 없을 때는 다시 폐유·고맹을 더하여 뜨는 것이 좋지만, 각혈성인 사람은 이 3개의 뜸을 중지한다.

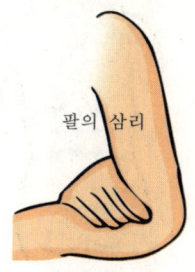

곡지

〈그림 6〉

(3) 뜸의 수

처음에 쌀알의 반 크기의 쑥뜸을 3회씩 2주일 뜨고, 3주일째부터는 5회씩으로 늘리고, 이상이 없을 때는 4주째부터는 7회씩 실시한다. 열·식욕 등 다른 이상이 생길 때는 뜸을 중지하거나 3회씩 줄인다. 이 뜸의 분량은 잘 지켜야 한다.

팔의 삼리

〈그림 7〉

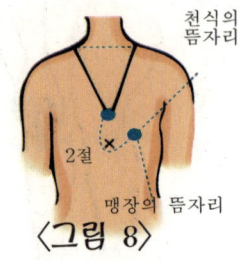

천식의
뜸자리

2절

맹장의 뜸자리

〈그림 8〉

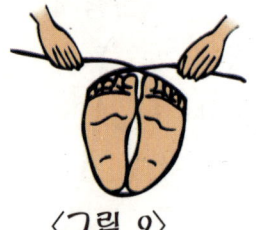

〈그림 9〉

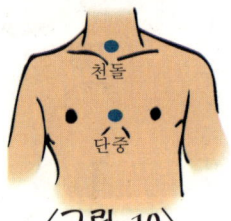

천돌

단중

〈그림 10〉

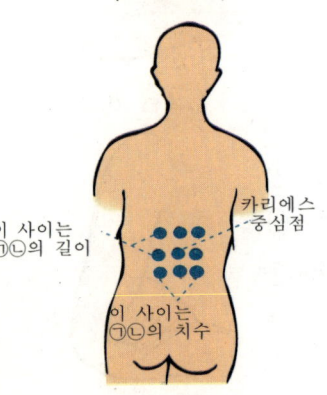

카리에스
중심점

이 사이는
㉠㉡의 길이

이 사이는
㉠㉡의 치수

(4) 주의 사항

분량을 초과할 때는 해를 입으니 주의하며, 폐결핵을 앓는 사람은 체온이나 몸의 쇠약 정도에 따라 신중을 기해야 한다. 뜸자리에 수포가 생기면 솜침으로 알코올 소독을 하여 수포를 없애고 뜸자리가 마른 다음 다시 뜨도록 한다.

딱지가 생길 때는 자연적으로 떨어질 때까지 기다리며, 임신 중이나 월경중 에는 배 이외의 뜸은 떠도 상관이 없다. 중단하는 일 없이 꾸준히 실시해야만 효력이 있다.

 척추 카리에스의 뜸

통증이 심한 뼈를 누르고, 그 곳을 기점으로 그림과 같이 9개의 경혈을 정한다. 어른의 경우, 이 각 점의 간격을 세로로 약 3.5~4.0cm 정도, 그 사람의 가운뎃손가락의 중간 마디 길이를 그림과 같이 재어 치수를 정한다.

그림과 같이 좌우의 가로의 양쪽 점 간격이 ㉠㉡, 즉 3.5~4.0cm 정도이며, 만일 카리에스의 중심점이 이어져서 두 곳이 있을 때는 상하에 중심점을 증설하고, 가슴과 허리의 양쪽

이 있을 때는 두 곳 모두 그림과 같이 뜸을
뜬다.

● 뜸을 뜨는 방법

마늘 조각 1개를 0.3cm 정도로 얇게 잘라
아홉 조각을 만들어 뜸자리에 붙이고, 그 위
에 콩알갱이 정도의 뜸을 3회, 약간 뜨거울
정도로 뜨고, 뜨거울 때는 마늘 조각을 떼어
버린다.

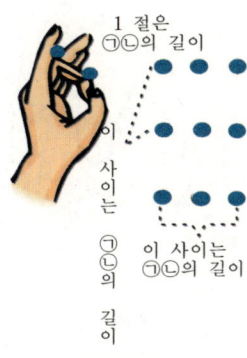

1 절은
㉠㉡의 길이

이
사
이
는
㉠㉡의
길
이

이 사이는
㉠㉡의 길이

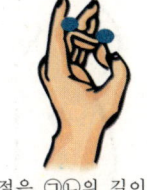

1절은 ㉠㉡의 길이

〈그림 11〉

다리의 삼리뜸

다리의 삼리뜸은 옛날부터 유명한 뜸이며,
이것을 꾸준히 실시하면 병에 잘 걸리지 않
는다고 한다. 선병질인 폐병·부인병·허약한
어린이·만성 위장병 등에 이 뜸을 뜨고, 각
각의 알맞은 간호를 하면 효력이 있다.

미열이 있을 때 실시해도 되므로 폐병은
삼리뜸부터 시작하여 차차 익숙해지면 다른
뜸도 실시한다. 이 뜸의 경혈에 대해서는 폐
병의 뜸 〈그림 4와 5〉에 자세히 설명되어
있다.

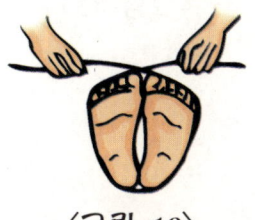

〈그림 12〉

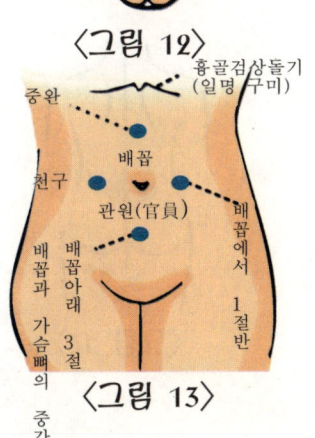

흉골검상돌기
(일명 구미)

중완

배꼽

천구

관원(官員)

배꼽에서 1절반

배꼽아래 3절

배꼽과 가슴뼈의 중간

〈그림 13〉

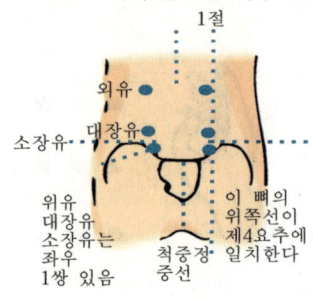

1절
외유
대장유
소장유
위유
대장유는
소장유는
좌우
1쌍 있음
이 뼈의
위쪽선이
제4요추에
일치한다
척중정
중선

〈그림 14〉

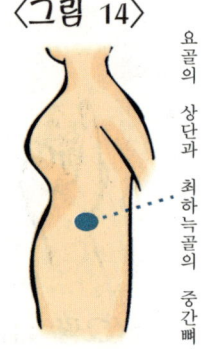

요골의 상단과 최하늑골의 중간뼈

〈그림 15〉

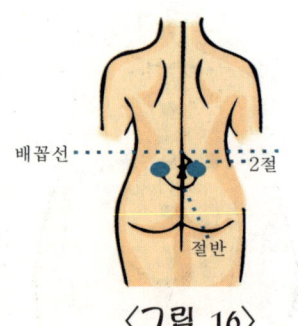

배꼽선
2절
절반

〈그림 16〉

충수염 및 천식의 뜸

천식은 오늘날의 의학으로도 고칠 수 없다고 하는데, 20세 이하의 천식은 등쪽과 가슴의 경혈에 7회씩 뜬 후 치료된 예가 있다. 그러나 한 달 정도 실시해도 효과가 없을 때는 중지한다.

충수염의 뜸은 〈그림 8〉과 같이 한 곳을 20~30회 뜨고, 한 번의 뜸으로 통증이 사라지면서 그대로 치료된 사람도 있다.

● 치수를 재는 법

환자의 발가락을 가지런히 대놓고, 〈그림 9〉처럼 끈으로 둘레를 재어 목에 걸고 〈그림 8〉과 같이 맞닿는 곳(등쪽)이 등쪽의 천식 경혈이 된다.

충수의 뜸 경혈은 천식의 경혈에서 등뼈에 따라 2마디 내려간 곳을 표시하고, 다시 오른쪽으로 한 마디 옮긴 곳이다.

(천돌 : 흉골상와의 복판의 가장 깊은 곳.)

(단중 : 양쪽 젖꼭지를 이은 선의 중앙이 되는 곳.)

눈병의 뜸

 귓바퀴 위쪽 머리 부분의 한 곳과 귀 앞쪽 낮은 곳에 각각 10회씩 7일 동안 뜸을 뜨고 쉰다.
 모든 눈병에 유효하며, 백내장에 가까운 중증이 나은 예도 있다. 근시나 트라코마는 오랜 시간 동안 실시해야 효력을 본다.

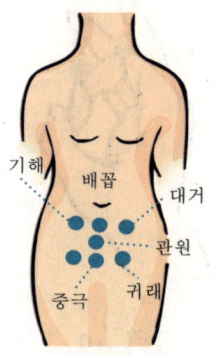

〈그림 17〉

위장병의 뜸

 배의 뜸 〈그림 13〉 4회와 등쪽 〈그림 15〉 부분 6경혈 7회씩을 2주 내지 7주간 뜬 다음 휴식을 취한 후 다시 시작하여 여러 번 되풀이하면 어떤 종류의 위장병도 치료된다.
 특히 만성 위장병으로서 위확장이나 위하수·위산과다증·위궤양증·십이지장궤양·설사 등은 약물 치료와 함께 실시해 효과를 보게 된다.
 배 부분은 〈그림 13〉 처럼 천구 양쪽의 각각 한 마디 반 되는 관원제(關元臍)의 바로 밑 세 마디 중완흉골검상돌기와 배꼽의 중간, 검상돌

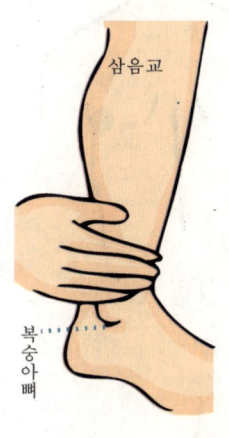

〈그림 18〉

리기는 가슴 복판 아래쪽 뼈이다. 등 부분의 위유·대장유·소장유, 이 세 경혈을 정하는 법은 〈그림 14〉와 같이 제4요추를 표시하고, 등뼈로부터 척추뼈의 양쪽으로 한 마디씩 재면 된다. 한 마

1절은 ㉠㉡의 길이

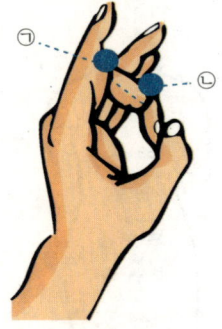

〈그림 19〉

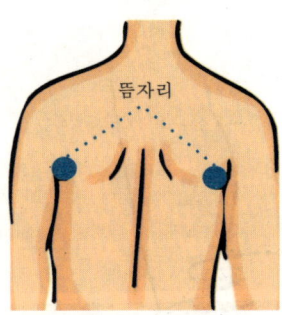

〈그림 20〉

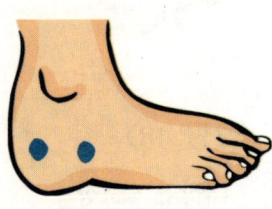

〈그림 21〉

디라는 것은 〈그림 11〉과 같다.

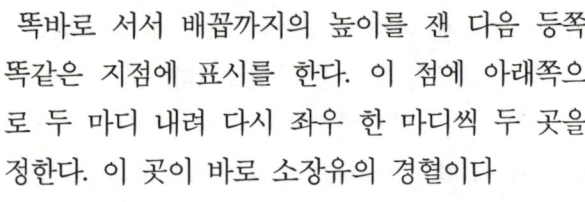 부인병의 뜸

● 뜸자리를 정하는 법

옆배를 누르고 몸통이 가장 가는 곳(가장 아래쪽의 늑골과 장골)과의 중앙에 좌우 두 점을 정한다 (〈그림 15〉).

귀래 : 중극의 옆/절반

대거 : 기해의 옆/절반

중극 : 관원의 아래/절반

관원 : 기해의 아래/절반

기해 : 배꼽 밑/절반

똑바로 서서 배꼽까지의 높이를 잰 다음 등쪽 똑같은 지점에 표시를 한다. 이 점에 아래쪽으로 두 마디 내려 다시 좌우 한 마디씩 두 곳을 정한다. 이 곳이 바로 소장유의 경혈이다 (〈그림 16〉).

기해제하(氣海臍下) 아래의 한 마디 반, 대거기해(大巨氣海) 양쪽 한 마디 반, 관원(關元)기해 아래 한 마디 반, 중극(中極) 관원 아래 한 마디가 되는 곳을 정한다(〈그림 17〉). 그리고 다리의 삼음교를 정한다(〈그림 18〉).

이상 13개 경혈을 매일 7회씩 2주 내지 3주간 뜨고 민간약을 복용하는 한편, 마사지를 하루

1회씩 실시하면 자궁 내막염·자궁 후굴, 그 밖의 자궁병과 여러 가지 임독성 부인병·백대하, 난소나 나팔관의 병 등은 깨끗이 낫는다.

또 몸이 매우 차거나 발육 부전으로 아기를 갖지 못한 사람이 이 요법을 꾸준히 실행하여 뜻을 이룬 사람이 많다. 이 뜸을 3개월 동안 실시하면 모두 다 완치된다고 한다.

 ## 유방의 종기에 대한 뜸

이 뜸은 유방에 종기가 생겨 부을 때 뜨며, 뜸을 뜨면 모유도 나온다. 이 뜸은 좌우 경혈에 각각 15회씩 1주간 실시한다 (〈그림 20〉).

 ## 병명을 모를 때

양쪽 발의 복사뼈 바로 밑에 점을 표시하고 이 점을 기점으로 어른의 경우는 좌우로 약 3cm 정도의 간격으로 앞뒤 두 개의 뜸자리를 표하면 삼각형이 된다. 이 경혈에 매일 2주 동안 뜸을 실시한다.

 ## 만병의 배꼽 소금뜸

배꼽에 소금을 채운 다음 그 위에 다시 2~3cm 정도 되도록 소금을 얹고, 그 위에서 직접 콩알 크기의 뜸을 20회 실시한다.

너무 뜨거워서 수포가 생기면 좋지 않으므로 주의하고 만일 수

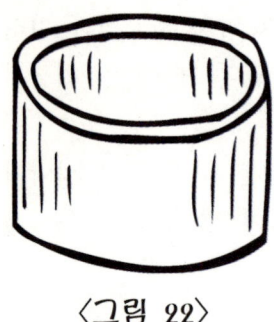

〈그림 22〉

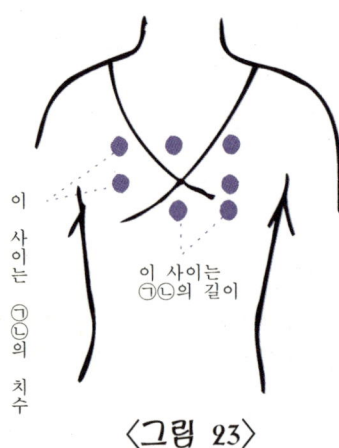

이 사이는 ㉠㉡의 치수

이 사이는
㉠㉡의 길이

〈그림 23〉

포가 생기면 짚의 재를 물에 녹여 바르면 낫는다. 이때 그림과 같은 대통을 사용하면 편리하다. 지름 3cm의 대나무를 길이 2cm로 잘라 판자 위에 올려놓고 그 통 속에 엄지손가락으로 눌러서 0.7cm 정도의 소금이 쌓이도록 만든다.

또 하나의 방법은 배꼽에도 소금을 넣고, 그 위에 대통을 얹는다. 이 대통의 소금 위에서부터 콩알만한 뜸을 뜬다. 이와 같이 대통을 이용하면 편리하지만, 매우 뜨거울 때는 수포가 생기므로 잠깐 휴식 후 다시 시작한다. 소금 위에 생기는 쑥의 재는 2번 뜬 다음에 갈아주는 게 좋다.

이 뜸은 만성 위장병, 출혈이 없는 급성 위장병 등 약으로 잘 낫지 않는 병도 이 뜸으로 완치할 수 있다. 그리고 출혈성 적리나 대장 카타르 등은 아무런 지장이 없으므로 어린이나 어른 모두 실시할 수 있지만, 위궤양·십이지장궤양의 출혈자나 월경 중에는 뜨지 않는 것이 좋다. 급성 카타르 등은 2회의 뜸으로 낫고, 폐결핵·늑막염 등에는 가장 효력이 있다.

식욕이 떨어졌을 때 이 뜸을 뜨면 창자가 튼튼해져서 식이가 좋아지고 병이 호전된다. 이 뜸은 열이 있어도 할 수 있으므로 폐병이나 늑막염에는 꼭 실시하기 바란다.

폐병·늑막염의 마늘 뜸

0.3cm 두께로 자른 마늘을 그림과 같이 아홉 개 경혈에 붙인 다음, 그 위에 콩알 크기 약쑥을 얹고 뜸을 뜬다. 한 경혈에 3회씩 뜨는데, 그리 뜨겁지 않으므로 체온 37.5도 이하인 사람은 누구나 뜰 수 있다.

그러나 뜸이 너무 뜨거우면 화상을 입어 마늘의 자극 때문에 뜸을 뜰 수 없으므로 환자가 뜨거움을 느낄 때는 이내 떼어버려야 한다. 열이 오르지 않을 때는 한 달 정도 계속해도 상관이 없다.

만일 뜸자리가 허물어지면 아연화 봉밀을 바르고, 피부가 약한 사람은 뜸자리가 허물어지기 때문에 뜸을 중지하고 앞에서 말한 작은 약쑥뜸이 좋다.

이 뜸을 계속하면 식욕이 증진되고, 1주일째부터는 열이 차차 내린다. 보통 뜸은 열이 있는 경우 실시할 수 없지만, 이 뜸은 열이 나지 않으므로 37.5도 이하 사람은 누구에게나 실시할 수 있다. 가끔 잘 듣지 않는 사람도 있지만 대개는 효력을 본다.

사마귀를 떼는 뜸

작고 가는 사마귀는 의이인(薏苡仁) 요법을 실시하면 대개는 없어진다. 그러나 뿌리가 굵고 큰 사마귀는 쉽게 떨어지지 않으므로 다음 방법을 사용하면 깨끗이 없어진다.

사마귀 위에 쌀 알갱이 정도의 뜸을 직접 7회씩 2~3번 뜨면 된다.

대도

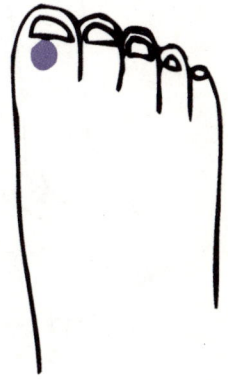

〈그림 24〉

필자의 경우 팔뚝에 지름이 6cm 정도 되는 사마귀가 있었는데, 이 곳에 3일 동안 매일 7회씩 뜸을 뜨니 깨끗이 나았다.

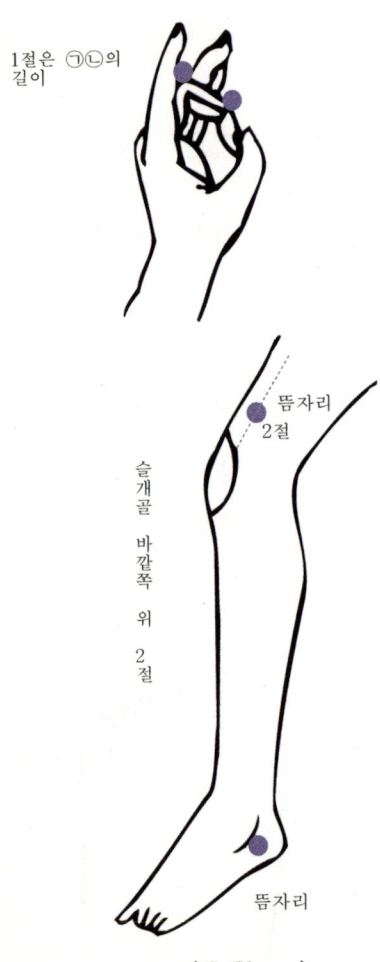

1절은 ㉠㉡의 길이

슬개골 바깥쪽 위 2절

뜸자리 2절

뜸자리

〈그림 25〉

침소변의 뜸

〈그림 24〉와 같이 양쪽 엄지발가락의 발톱 뿌리 부분의 대도라는 경혈에 쌀 알갱이 정도의 뜸을 5회에서 10회씩 1주 간 뜨면 대개는 낫는다.

위경련 · 복통 등의 뜸

심한 설사 · 장결핵 · 복막염과 어떤 복통에도 잘 듣는다.

뜸의 뒷 경혈은 〈그림 25〉처럼 무릎의 종지뼈 끝에서부터 바깥쪽 윗부분의 두 마디 되는 곳에 있다. 한 마디, 두 마디 라는 것은 손가락을 굽혔을 때의 양쪽 끝의 길이를 말한다.

설사가 그치지 않을 때는 〈그림 25〉의 복숭아뼈 경혈에 10~20회 뜬다. 열이 있는 사람도 다리 부분에 언제나 실시해도 상관 없고, 위경련이나 복통은 열습포와 함께 실시한다.

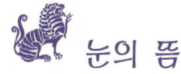 눈의 뜸

〈그림 12〉처럼 귀의 앞쪽과 위쪽에 뜨는 뜸은 급성 눈병에 잘 든고, 백내장·근시·트라코마, 그 밖의 만성 눈병 등 그 어떤 눈병에도 20회 이상 이 뜸을 뜬다.

늑막·복막의 물·신장염·각기에 잘 듣는 뜸과 약

늑막염·복막염·신장염·각기, 그 밖의 물이 괴는 병은 약을 복용해도 잘 낫지 않고, 주사기를 이용하여 물을 빼내어도 다시 생기므로 다음 네 가지 방법을 실시해 보면 물이 소변으로 배설되어 깨끗이 낫는다. 이 요법은 비용이나 수고가 적게 들고 실시한 지 2~3일 만에 효과가 나타난다.

① 아주까리 70~80개와 석산뿌리(큰 것은 1개, 작은 것은 2~3개)를 막자 사발에 잘 찧어 섞고, 종이나 천에 펴 양쪽 발바닥에 바른 후 붕대를 감아놓으면 약 10시간 뒤에는 물기가 소변이나 대변으로 배설되고, 매일 2회씩 4~5일 계속하면 깨끗이 낫지만, 만일 10일 동안 계속했는데도 효과가 없으면 일단 중지한다.

② 접골목 20g, 옥수수수염 4g, 결명자 20g을 3홉의 물과 함께 달여 반으로 줄면 하루에 3회로 나누어 복용하면 다량의 소변이 나온다.

③ 용설(龍舌) 날것의 잎 45g(12홉)을 3홉의 물로 달여 1홉 반으로 하루 동안 먹으면 소변이 많이 나오며, 온몸이 붓거나 복수·흉수 등은 3일 내 낫고, 각기나 심장병에서 부종이 있을 때 가장 유효하며, 어떤 종류의 수기도 빠진다.

④ 발가락의 뜸은 발가락 · 발꿈치 중심의 뜸을 7회씩 매일 뜨고, 앞에서 말한 접골목이나 용설을 달여 먹고, 석산 · 아주까리를 발바닥에 바르면 어떤 수기도 없어진다. 그리고 이때의 뜸은 1회만 실시해야 한다.

(1) 뜸을 뜨는 법

뜸의 재료는 뜸쑥과 선향이다.

뜸쑥은 품질이 좋은 것을 사용하며, 가장 이상적인 뜸쑥의 원료인 약쑥의 잎 이면에 있는 털을 긁어모아서 만든 것이다. 현미경으로 보면 가는 섬유에 유점(油點)이 있으며, 유리판 위에 태울 때 유리판 밑에서는 불이 보이지 않는 것이 최상품이다. 협잡물이나 손으로 만질 때 촉감이 거친 것, 뜸자리에 놓을 때 형태가 제대로 되지 않는 것, 빛이 갈색인 것은 불량품이다. 가정에서 사용할 경우 약방에서 최상품을 구하면 된다.

그러나 무흔구(無痕灸)는, 마늘뜸 · 생강뜸 · 소금뜸 · 된장뜸 등과 같이 피부에 마늘 · 생강 · 소금 등을 2∼9푼 정도의 두께로 놓은 위에 뜨는 뜸으로서, 흔적이 남지 않는 게 특징이다. 그리고 무흔구는 보통 뜸쑥도 상관 없다.

(2) 뜸쑥을 비비는 법

우선 뜸쑥을 비비는 법을 연습한 후 실시한다.

비비는 요령은 왼손바닥에 뜸쑥을 조금 놓고, 그것을 가볍게 여러 번 비비면 거의 재봉실 정도까지 가늘어진다. 이것을 사상 뜸쑥이라 하며, 쌀알 정도 또는 절반 크기로 만든다. 보통 쌀알 크기를 표준하여 몇 장이라 하고, 뜸장의 모양도 원주형 · 원추형이 좋다고 한다.

(3) 뜸쑥 놓는 법

뜸쑥을 맨 처음 사용하려면 피부를 축축하게 해야 한다. 그 방법
으로는 먹칠이나 침을 묻히기도 하는데, 이것은 비위생적이므로
지두 소독기에 알코올이나 크레졸액 등을 적신 것을 넣어두고, 여
기에 오른손 가운뎃손가락 끝을 적셔 혈의 피부를 축축하게 한 다
음, 뜸쑥을 올려놓으면 된다.

(4) 뜸을 뜬 후 뒷처리

뜸을 뜬 첫날은 목욕을 하지 말고, 뜸을 뜨는 시간은 한낮 또는
취침 전의 공복 때가 좋다. 그런데 당뇨병 환자는 특별히 주의해
야 한다.

3. 비파엽 요법

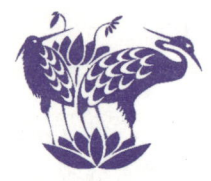

비파의 잎을 쪄서 환부에 마사지하면 그 잎에 함유되어 있는 주
성분인 청산이 피부의 털구멍을 통해서 내부에 흡수되는 것을 비
파엽 요법이라 한다. 적은 비용으로 매우 간단하게 실시할 수 있
고, 모든 병에 효과를 나타낸다.

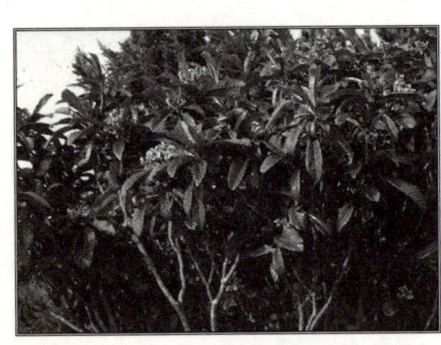

비파엽

오랫동안 이 비파엽을 연구한
한 의학박사는 비파잎의 주성
분이 일종의 독약에 속하는
청산이며, 희박한 가스체로
체내에 흡수되어 만병 치료의
특효가 있다고 밝혔다.
비파엽 요법의 임상적 효과는
현대의학의 어떤 약물보다 뛰
어나다.

비파엽 요법의 효력에 대한 확실성

소녀의 결핵성 복막염에는 복부 팽만이 있는데, 상당한 저항이 있을 때 이 비파엽으로 3~4분 동안 쓰다듬으면 복부가 솜처럼 가라앉는다. 어릴 때 소아마비에 걸린 어느 장년 여인은 이 바파엽 요법으로 마침내 걷게 되었다.

카리에스를 앓아 하복부 및 요부(허리 부분)에 유주 농양(流注膿瘍)이 파괴되어 세 곳의 누공이 있었으나 이 비파엽으로 완치되었고, 2회의 비파엽 요법으로 야뇨증이 완쾌되었다. 그리고 3세의 어린아기가 소화불량으로 실조증 소모증(失調症消耗症)에 걸려 심하게 쇠약하였으나 2~3회의 비파엽 요법으로 건강을 되찾았다.

오늘날의 의학적 상식에 많은 동요를 일으킨 이 비파엽 요법에 대한 과학적 연구가 성행하고 있으며, 임상실험 결과 만병에 효력이 있음이 확인되었다.

 ## 비파엽의 방법

비파의 푸른 잎(특히 새 잎보다 묵은 잎이 좋음)은 표면이 눋지 않도록 화롯불에 쬔다(전열기를 이용해도 좋음). 다음에는 2장을 겹쳐 양쪽 손으로 1장씩 쥐고서 부빈 다음 배꼽 밑에 대고 한 곳에 10회 이상 세게 누르면서 쓰다듬고, 같은 방법으로 배 전체에 실시한다. 이렇게 배꼽의 단전과 가슴 복판 아래쪽으로 열심히 쓰다듬는다.

배에서만 5~6장 바꾸어서 사용하고, 바꿀 때마다 2장을 부벼서 불에 쬔다. 배의 치료가 끝나면 등뼈 위와 양쪽 어깨·허리·엉덩이 등에 실시하고, 등쪽은 배보다 면적이 넓기 때문에 약 10분 정도 한다. 이상이 전체 요법이며, 먼저 배와 등에 실시한 다음 병이 있는 국소에 실시한다.

폐병이 있다면 가슴의 전후 양면(가슴뼈·갈비뼈 전체), 신장이나 위장병은 전체 요법을 되풀이한다. 간장병은 간장 부분의 전후면, 목병은 목둘레 전체, 가슴 부분의 병은 가슴과 겨드랑이 밑, 손발의 병은 그 환부 전체에 실시한다. 그 밖에 피부병·관절염·독두병·습진 등의 외과적 질환은 그 국소에만 실시하고, 암 요법은 비파엽을 잘게 썰어 주머니에 넣고 방석을 만든 다음, 환부에 대고 그 위에 구운 소금을 이용하여 덮어준다.

이때 고무 천으로 열의 발산을 막아주면 그 가스가 피부의 털구멍을 통해 내부로 잘 스며들어가게 된다.

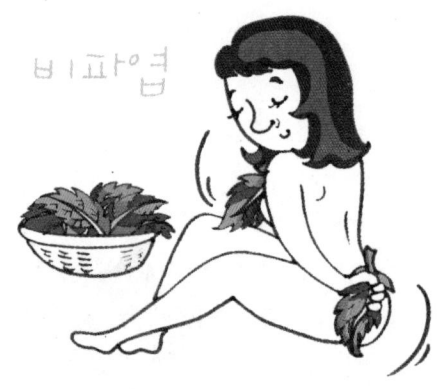

4. 식이 요법

 위확장의 식이 요법

일시적으로 많이 먹을 때 배가 불룩해지는 사람은 4~5번 나누어 조금씩 먹는 것이 좋다.

수분을 많이 섭취하면 배가 부풀어 병이 잘 안 낫지만 운동이나 마사지를 하면 이내 흡수되므로 별 문제가 되지 않는다. 그러므로 운동이 부족한 사람은 수분 흡수를 조절해야 한다.

위확장은 식품을 조절하지 않아도 되고, 음식물에 신경쓰기보다는 저항 요법을 실시하는 것이 유리하다. 너무 연한 것만 먹을 때는 위의 저항이 떨어져서 도리어 해를 끼칠 때가 있다. 보통 식사의 8할 정도를 섭취하고, 과식과 운동 부족만 주의하면 간단히 회복된다.

 위산과다의 식이 요법

위산 분비를 왕성하게 하는 식품은 고추·생강·겨자 등으로 이 자극성 식품은 엄금하고 또 주류나 커피도 좋지 않다.

떡류, 팥죽, 콩류, 가루로 만든 경단류, 고구마류, 짙은 된장국, 감주 등은 그 양이 많을 때 위산이 많이 나와 가슴이 답답하므로 음식물에 식초를 약간 섞어 먹으면 별탈이 없다.

위산이 많기 때문에 육류는 소화가 잘 되지만 식물성은 잘 안 되고, 지방류는 분비를 어느 정도 막는 성질이 있으므로 약으로도 잘 낫지 않으므로 식양생과 저항 요법에 의해 산의 분비물을 조절하지 않으면 안 된다.

따라서 산에 의해 위벽이 헐어 궤양이 되기 쉬우므로 하루빨리 식양생과 저항 요법을 실시하는 것이 좋고, 결명자와 이질풀을 복용하며, 건강 마사지와 복부 마사지를 매일 실행하면 반드시 근치된다. 매실 엑기스를 먹고 위산이 많이 분비되는 위궤양을 고친 예도 있다.

 ## 위암의 식이 요법

위암은 대개 위산이 줄어드는 것이 보통이다. 고기나 단백질의 소화는 위산이 담당하므로 조금씩 먹는 것이 좋다. 구토를 하지 않거나 허약하지 않은 환자라면 연한 밥에 소량의 어류·달걀과 자극이 적은 야채 등을 잘 씹어 먹고, 죽을 먹지 않으면 안 되는 환자는 죽과 달걀 노른자·두부와 자극이 없는 야채, 즉 시금치·양배추·미나리·자고·감자·호박·토마토 등을 먹는 것이 좋다.

가끔 토하거나 음식을 먹을 때 통증을 느끼는 환자는 곡식 가루에 소량의 달걀 노른자·연한 채소·야채 수프·오트밀·우유 등을 먹도록 한다.

위문암(위에서 창자로 나가는 곳의 암)을 앓는 환자는 가장 곤란한데, 이런 사람은 곡식 가루·달걀 노른자·우유·콩국물·죽·야채 수프·오트밀 등 쉽게 흡수되는 것을 먹도록 해야 한다. 증상에 따라 포도주도 조금씩 마시고 배·밀감·사과·포도즙도 나쁘지 않다.

넘새나는 것을 토하는 위암은 위 속이 부패하는 것이므로, 발효하기 쉬운 밀가루 음식은 피한다.

위궤양의 식이 요법

위 안에 상처가 있어 딱딱한 것이 흡수되면 통증을 느끼므로 연한 밥을 여러 번 잘 씹고 시금치나 미나리·토마토·감자·자고·생선회·달걀 노른자 등을 먹는다.

통증이 심하고 몸도 쇠약한 환자는 곡식 가루·우유·콩국물·달걀 노른자 등이 좋다. 만일 피를 토할 때는 단식하고, 몸이 쇠약한 환자는 자양 관장과 함께 출혈이 있은 뒤 3일부터 우유·죽·갈탕을 한 번에 5작 정도씩 먹으며, 차차 양을 늘려 7일 뒤에는 달걀 노른자·죽·곡식 가루를 3~4스푼씩 우유에 타서 먹고, 토마토즙이나 야채 수프·콩국물을 조금씩 양을 늘려 가면서 먹다가 3~4주 뒤에는 보통 때와 같이 먹는다.

출혈이 없는 동안은 고기와 산미(酸味 : 신맛)가 적은 과일을 조금씩 먹는다.

쇠약하지 않은 환자가 돌연 다량의 각혈을 했을 때는 5~7일 동안 미음을 먹는 정도로 절식을 한다. 이 단식에 의해 궤양이 근치되지만, 오랫동안 단식을 할 때 다량의 각혈을 하는 수가 있으므로, 단식법에 얽매이지 않는 것이 좋다.

 ## 상습 변비의 식이 요법

변비의 원인은 여러 가지가 있지만, 병으로부터 온 변비는 그 원인을 치료하지 않는 한 낫지 않는다.

여기서 말하는 식양생은 습관성·운동 부족·빈혈·각기·히스테리·만성 위장병·신경통·류머티즘·당뇨병·신장병 등에 오는 변비에 대한 식양생이고, 티푸스나 위암·위궤양 등의 변비에는 포함되지 않는다. 변비에는 유류가 주효하므로 참기름·버터·우유·땅콩기름·콩기름 등의 음식물을 많이 섭취하고, 우엉·가지·오징어·죽순·무·김·파·양파·토란·기타 채소류의 섬유질이 많은 음식물을 먹는데, 무엇보다도 결명자가 잘 듣는다.

그런데 매일 아침 찬물을 먹어 고친 사람도 있는데, 위장에 병이 있는 사람은 도리어 해를 끼칠 염려가 있으므로, 이 요법은 누구에게나 다 실시할 수는 없다.

 ## 야맹증·감적(疳積)의 식이 요법

이 병은 영양 불량에서 생긴다. 이 병이 심하면 눈이 어두워지고 설사를 계속하는데, 눈의 발육이 나쁜 어린이는 각막 연화증이라는 눈 흰자의 양쪽에 작은 물방울과 같은 반점이 생기고 차차 눈동자의 각막에 흰구름 같은 것이 덮여 맹목(盲目)이 된다. 이는 비타민 A, B, C가 모자라 발생한다.

야맹증 역시 여러 가지 원인에 의해 일어나지만 영양 부족에 의해 잘 걸린다. 식양생으로는 우유에 간유를 조금씩 넣어 먹거나, 칠성장어 · 닭 또는 소의 간은 어떠한 식품이나 약품보다 유효하다. 그 밖에 육류와 채소를 3 대 7의 비율로 음식을 섭취한다. 육류만 먹는 것은 도리어 해가 되니 조심해야 된다.

또한 운동과 함께 전신 건강 마찰, 또는 안면 마찰을 시킨다. 여기서 유의할 점은 안약을 넣는다고 해서 절대 낫지 않음을 기억해야 한다.

열병 환자의 식이 요법

급성일 때는 음식을 먹지 않도록 하며, 오래 지속될 때는 반드시 소화시키는 방법을 강구해야 한다.

어린이가 오랜 열병일 때는 여러 가지 채소나 육류 · 달걀 · 우유 등을 섭취해야 하고, 운동 부족에 의해 식욕이 떨어졌을 때는 자양분이 많은 모유를 주며, 소화를 돕는 마사지를 실시한다. 어머니의 식욕이나 음식물에 따라 모유의 자양분도 달라지므로, 홍역이나 성홍열과 같이 발진하는 병에는 달걀, 짠 음식, 말린 생선, 생강 · 고추 · 우엉 · 파 · 양파 등 신장을 자극하는 음식은 먹지 않는 것이 좋다.

폐렴에는 대개 연한 식품이면 해가 없다. 기관지 폐렴으로 열이 계속될 때는 쇠약해지므로 열을 내릴 수 있는 전분질이나 채소류 · 단백질 등을 섭취하는데, 이 경우 식욕이 떨어지는 일이 많으므로 우유·곡식 가루·달걀 노른자, 채소의 짙은 수프 등을 섭취한다.

 ## 살 빼는 식이 요법

① 학설은 많으나 잘 실행되지 않는다. 그 사람의 체질에 관계되는 일이므로 무조건 지방이나 단백질을 섭취하지 않는다 해도 잘 듣지 않는다.

대개 살 빼고 싶은 사람은 뚱뚱한 지방질의 사람이므로 단식 요법을 2~3회 실시하면 눈에 띄는 효력을 보지만 최후에는 감식(減食)하는 일이 중요하다. 이것은 체내에서 소비되는 열량을 줄이는 일이므로 오래 할 수 없을 뿐만 아니라, 5~6개월 지나 다시 과식을 하면 예전의 모습으로 되돌아간다. 그러나 인내를 갖고 1년을 계속하면 어느 날 갑자기 여위게 되어 뚱뚱해지지 않는다. 이 방법이 가장 유효하다.

② 달맞이꽃의 씨앗

감마 리놀레산이 많이 들어 있는 달맞이꽃 씨앗기름은 혈액을 맑게 하여 콜레스테롤 수치를 낮추고 혈압을 떨어뜨리며, 특히 비만증 치료에 효과가 좋은 것으로 알려져 있다. 비만증은 영양을 많이 섭취하면서도 소비는 적게 하기 때문에 잉여 영양분이 중성 지방질의 형태로 몸 속에 축적되는 증상이다.

사람의 뒷머리와 등골의 움푹 팬 부분에 브라운파트라는 기관이 있는데, 이 브라운파트는 체중과 체온 등을 조절하는 일을 한다. 이 브라운파트가 제 기능을 잃게 되면 체중을 조절할 수가 없게 되어 살이 찌게 된다. 감마 리놀렌산은 브라운파트의 기능을 정상적으로 회복시켜 주고, 신진대사 활동이 빨리 이루어지게 하여 잉여 영양분이 빨리 소비되게 도와주며, 지방질이 피하지방에 축적되지 않고 소변으로 빨리 나가도록 하는 작용이 있다. 이 밖에 달맞이꽃 씨앗기름은 여드름이나 습진·무좀 같은 피부질환에도 효염이 있고, 몸의 면역력을 길러주며, 암세포의 성장을 억제하는 효과도 있다.

먹는 방법은 달맞이꽃 씨앗 15~30g을 물에 달여 먹는다.

 ## 살찌는 식이 요법

살찌는 방법은 두 가지로 생각해 볼 수 있다.

선천적으로 마른 체질이 아니라 병으로 쇠약해지거나 걱정 또는 십이지장궤양·빈혈·선병질로 체내에 결핵균이 잠복해 있기 때문에 마른 사람이라면 양생법으로 살을 찌울 수 있다. 이런 사람은 한 번 장티푸스를 앓고 난 후 또는 단식을 하고 체질을 개조하면 된다.

그러나 너무 먹는 것에만 신경을 쓰고 소화를 못 시키면 아무런 소용이 없으므로 운동을 하여 배가 고파질 때 식사를 한다. 그리고 과격한 운동을 계속하면 살이 빠지므로 단백질과 탄수화물을 3대 7의 비율로 섭취한다. 지방질의 육류·달걀·우유·고추·생강·겨자는 식욕을 촉진시켜 소화액의 분비를 왕성하게 한다. 술·맥주·포도주 등도 조금씩 마시고, 건강 마찰과 배를 300회 문지르는 운동을 매일 하면 식욕이 있어서 비대해진다.

신장병의 식이 요법

이 병의 환자는 자극성인 음식물은 삼가야 하므로 식이 요법이 매우 어렵다.

급성 신장염으로 소변이 잘 나오지 않을 때 현미죽에 소금을 조금 넣어 무 익힌 국물과 함께 먹는 것이 좋고, 우유·야채 수프·감자·시금치·미나리·호박·토란·두부 등을 먹는다.

 ## 만성 신장염

별다른 증세 없이 단백질이 나올 때는 자극이 없는 야채를 조금 짜게 먹는 것이 좋지만, 전혀 짜지 않은 음식은 좋지 않다. 또 단백질 생선이나 생선묵을 소량 섭취하는 것은 좋으나 달걀은 절대 금물이다. 그러나 난유는 단백질이 없어 좋을 뿐만 아니라, 자양분도 있고 또한 신장병의 묘약으로 이용된다.

우유는 하루에 3홉 정도를 마셔 주고, 야채 수프를 먹는 것이 좋다. 그런데 극단적인 식이의 제한을 하면 대사기능 장애가 일어나 다른 면에서 이상이 일어나기도 하니 주의해야 한다. 수박·익은 감(홍시)·곶감·배·사과·밤으로 만든 즙, 감주도 좋다.

 ## 치질의 식이 요법

대개는 변비가 치질로 변하므로, 섬유질이 많은 야채류·해초류·결명자를 먹으면 창자의 연동 운동이 활발해져 변비가 없어진

다. 그리고 메밀·무·감·생강·겨자·가지 등 자극성이 있는 것
은 피한다.

 ## 당뇨병의 식이 요법

〈당뇨병 편〉에 기록되어 있다.

 ## 입덧이 있을 때의 식이 요법

입덧이 심할 때는 먹을 때마다 구토를 하는데, 이럴 경우에는 무
즙에 간장을 섞어 먹고, 참깨를 섞은 밥이나 다시마로 요리한 식
품을 먹으면 된다.

또 묵은 질냄비의 밑바닥을 갈아 그 가루를 1회에 한 스푼 정도
따뜻한 물에 타서 먹으면 효력이 있다.

 ## 뇌일혈(졸증)·동맥경화증의 식이 요법

이 두 가지 병에 가장 나쁜 것은 술이며, 이런 환자는 마비에 의
해서 변비가 생긴다. 그리고 설사약을 복용하면 오히려 반사 작용
에 의해서 변비가 더욱 심해진다. 변비는 현미 수프(현미 1홉 5작
정도로 만듦)를 먹고, 하루에 결명자 약 30g을 4홉의 물을 3홉으로
끓여 먹고, 마사지나 배의 지압을 하면 낫는다.

밥에 다시마 조린 것이나 김·녹미채·구약나물·미역·두부·참깨와 자극성이 없는 채소류 및 생선의 살, 죽·버터·빵·오트밀 등도 좋다. 우유·육류·달걀 등은 피해야 하며, 과일로는 감이 가장 좋다.

주의할 점은 신장병을 유발시킬 수 있으므로 짠 것을 피하는 게 좋지만, 만성 신장병에 있어서는 짠 음식을 피하는 것이 도리어 나쁘다.

복막염의 식이 요법

급성 복막염으로 배가 부풀어올라 통증을 느낄 때는 유동성 음식이 좋지만, 이때는 우유나 죽보다 현미 수프를 그 증상에 따라 먹는 것이 유효하다.

그리고 배에 열이 있을 때는 얼음으로 식히는 것보다 두부엄법으로 열을 흡수하고 통증을 가라앉힌다. 열이 없고 배가 부르지 않으며 통증도 적은 급성 증상이 이미 지난 사람은 생강탕으로 배를 데우고, 그 다음 우약을 발라 놓는다.

곡식 가루(설사가 있을 때 참깨는 제외)와 이어서 죽을 먹는다. 이 시기가 되면 야채나 유부를 넣은 죽을 먹되 무즙과 함께 먹으면 배가 편안하다.

배에 가스가 괴어 단단할 때는 무즙 한 잔 정도에 1할 정도의 생강즙을 섞어 먹으면 가스가 배설되고 진통도 멎게 된다.

구토를 할 때에는 입덧의 식이 요법에서 설명한 질냄비 가루를 먹으면 잘 멈춘다.

설사가 그치지 않을 때에는 양귀비 열매 껍질 약 2g, 이질풀 20g 을 3홉의 물에 달여 2홉으로 만들어 하루 동안에 먹으면 된다. 그 렇지만 양귀비 열매 껍질은 위독한 환자에게는 복용시킬 수 없다.

 빈혈의 식이 요법

안색이 자연적으로 나쁘게 되는 빈혈은 피를 만드는 기능이 약 해져 있으므로 단지 약만 복용한다고 치료되지는 않는다.

따라서 이 빈혈에는 냉수 마찰이나 심호흡 등의 운동을 하고, 이 질풀을 달여 먹음과 동시에 식이 요법을 하는 것이 좋다. 달걀 노 른자나 시금치가 좋으며, 기타 푸른 채소, 또는 푸른 잎사귀, 조개 류나 육류, 우유 · 두부 · 포도주 등도 좋다. 그러나 식초로 요리한 식품은 금물이다.

그런데 여기서 참고할 점은 십 이지장충이나 내출혈에 의한 빈혈 은 여기에 해당되지 않으며, 별도 로 이 책에 설명해 두었다.

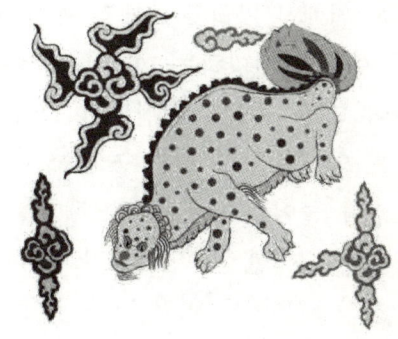

5. 암 퇴치 요법(암은 불치의 병이 아니다)

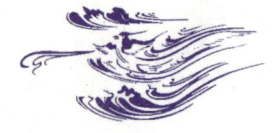

 암 수술에 대한 중요한 경고

암이나 몸 속 종기는 빠른 시일 내에 수술을 하지 않으면 생명을 잃는다.

오늘날에는 위암이나 기타 내장암에 있어서, 암이 다른 장기나 임파선에 옮겨 확산되고 있을 때의 수술은 이미 무효라고 진단하여 절개한 자리를 그대로 꿰매 버리는 것이 정석으로 되어 있다.

암으로 사망하는 까닭은 암세포에서 분비되는 독소 때문인데, 암이 다른 곳으로 확산되어 있어도 수술을 중지하지 말고, 퍼져 있는 암세포를 수술할 수 있는 데까지 수술시키면 독소의 분비가 그만큼 줄어들기 때문에 오래 살 수 있다.

또 수술한 뒤 암세포가 일부분 남아서 다른 곳으로 퍼져 다시 자라게 되어도 여러 가지 저항 요법을 실시하면 암의 진행이 중지되고 몸은 결코 여위지 않게 된다.

그러므로 암이 확산되어 있다 해도 그대로 꿰매지 말고, 암세포를 최대한 잘라낸다는 조건 아래 수술을 실시하라고 먼저 의사에게 말해 둔다.

　때가 늦은 암에 있어서도 비관할 것 없이 이 방법을 실시하면
좀더 생명을 유지할 수 있다. 현재 암세포가 남아 있으면서도 이
방법을 실시해 반 년 이상 살고 있는 사람이 있다.

　위암이나 직장암의 경우 매실 엑기스가 직접 암세포에 접촉되면
그 병원체는 죽어 버린다. 매실 엑기스가 일체의 박테리아나 바이
러스를 박멸시킨다는 사실은 일본 히로사키 대학 세균실에서 연구,
성공한 사실이다.

 ## 암 퇴치 요법의 3대 문제

　암이 비파엽 요법으로 완치된다 해도 믿을 사람은 한 명도 없을
것이다. 그런데 4~5명의 의학박사가 비파엽으로 암을 치료했다는
임상 실험 발표가 있었을 뿐만 아니라, 현미경 검사의 사진도 완
성되었다.

　(1) 암은 비파엽 요법과 다음의 저항 요법을 실행하면 그 반수
이상은 낫는다. 더욱이 비파엽 요법은 암뿐만 아니라 거의 만병에
효력이 있다.

　오늘날은 양약에만 도취되어 이와 같은 민간 요법이 있음을 모
르고 있다.

　(2) 암이 다른 곳으로 옮기거나 퍼질 때는 수술해도 낫지 않는다
는 것이 일반적인 상식이지만, 몸이 지탱된다면 수술할 수 있는
곳까지 수술하여 암세포를 잘라내면 암의 독소도 적게 나와 기질
적 장애도 감소되므로 그만큼 오래 살 수 있다.

(3) 암이란 사실을 본인이 알게 되면 갑자기 쇠약해져서 사망하기도 한다. 즉, 죽음에 대한 예감이 혈액의 방어력을 파괴해 버리기 때문에 암세포는 더욱 심하게 번진다.

이상 3가지 문제는 암으로 고생하시는 분에게 진심으로 경고하는 바이며, 또 한 가지는 암이란 아무리 신약이 발명되어도 체질적으로 암에 걸리기 쉬운 유전인자를 가진 사람에게 발생하므로, 몸 안의 저항력을 강화시키는 방법을 무시하고는 재발을 면하기 어렵다.

 암 환자의 현주소

위장이나 유방암은 내과와 외과로 치료 방침이 정해지지만, 목구멍·혀·후두암은 이비인후과에 가고, 자궁암은 산부인과에 가는 등 각각 전문의사에게 가서 국소 요법을 실시하는 것이 오늘날의 현실이다.

그런데 실상 암은 모 의학박사가 말했듯이 온몸의 병에 속하므로 국소만 공격해도 그 내부 원인은 면하기 어렵다.

즉, 몸 전체를 종합하여 그 저항력을 강화시켜서 암의 진행을 막는 전체 요법을 실시하지 않는 것이 큰 문제라는 것이다.

그리고 또 한 가지는, 일단 암의 진단이 내리면 필연적으로 일어나는 불안으로 인하여 병은 더욱 악화된다.

오늘날은 페니실린의 출현에 의해 안전 수술을 할 수 있게 되었으므로 암의 조기 발견에 힘쓰도록 해야 한다. 암으로부터 생명을 잃게 되는 것은 결국 때를 놓쳤기 때문이다. 병원에서는 무조건 라듐이나 방사선 요법을 많이 실시하지만 큰 기대는 할 수 없고, 또 그 밖의 여러 가지 약도 잘 듣지 않는다.

그럼에도 전체 요법이나 저항 요법에 귀를 기울이는 사람이 적고, 비파 요법으로 암을 완쾌시켰다는 결과를 의학계에 알려도 이를 시인하려는 기색은 전혀 없다.

환자에게는 이론이나 설명이 필요 없다. 어떻게 해서든지 생명을 구하는 것이 그들의 간절한 소망이다.

암은 결코 불치의 병이 아니다.

현대 암 요법으로는 수술하는 길밖에 없으며, 수술 후에는 단지 안정과 영양뿐, 전체 요법이나 저항 요법을 경시하고 있기 때문에 죽음이라는 최후를 맞이하게 되는 것이다.

 암으로의 사망

암의 병원체는 일종의 바이러스라는 미생물임이 최근에 알려졌으나 아직 확실한 것은 모른다.

암상피세포(癌上皮細胞)라는 원인 불명의 세포조직이 증식하여 큰 몽우리를 형성하고, 이 몽우리는 장기에 기능 장애를 일으키며, 일종의 독소가 나와 몸이 쇠약해져서 사망하기에 이른다.

많은 질병 중에서도 특히 암은 절망을 하면 갑자기 악화되므로 병명을 감추는 일이 많다. 이렇게 해서 조기 수술이나 저항 요법을 실시할 시기를 놓쳐 생명을 잃는 것이다.

그런데 혈액이 알카리성으로 유지되는 동안은 암세포의 증가는 어느 정도 줄어들게 되므로 병이 급히 진행되지 않는다.

어떤 환자의 경우는 증상으로 미루어 암이라는 사실을 알고 비관에 빠진 나머지 갑자기 혈액상에 변화와 영양 장애가 일어나서 암이 급격히 퍼져 한 달도 채 못 가서 사망했다. 이 환자는 암의 병리와 저항력의 관계를 몰랐기 때문에 절망한 나머지 그 절박감이 영양 기관의 활동을 압박했기 때문이다.

암에 있어서 환자가 심리적으로 위축해 버리면 그 진행 속도가 매우 빨라져 이내 사망하지만, 희망을 가질 때는 결코 일찍 사망하지 않는다.

 ## 수술의 재검토

암으로 생각될 때는 재빨리 수술을 하여 암의 뿌리를 뽑아 버리는 것이 가장 급선무이다.

암의 사망자 반수 이상이 위암인데, 자궁암이나 위암은 빨리 수술하면 결과가 좋아질 뿐만 아니라, 구제된 사람 또한 많다. 위암이나 장암은 조기 발견이 쉽지 않고 수술 시기를 놓쳐 중증이 되는 경우가 많으므로 위암이나 장암은 될 수 있는 대로 빨리 수술하는 것이 좋다. 수술을 망설이다 때를 놓치지 말아야 한다.

암이 온몸으로 퍼져 다른 장기나 임파선으로 옮겨 전체를 제거시킬 수 없다고 해도, 암의 바탕인 몽우리를 잘라 버리면 독소의 분비가 줄어들어 장기에는 별다른 피해를 주지 않는다. 암으로 사망하는 경우는 암의 바탕인 종기 때문에 생긴 기계적 고장이라기보다 그 종기로부터 나오는 독소에 의한 것이다.

수술한 뒤에 남은 암세포는 이것이 널리 퍼졌다 해도 작은 암의 싹에서는 그리 많은 독이 나오지 않는다. 이 싹은 저항 요법을 하고, 혈액의 방어력을 강화시키면 얼마든지 물리칠 수 있다. 그리고 좌절과 절망하지 않는 한, 갑자기 악화되지 않는다는 점을 명심해야 한다.

암의 진행만 중지되면 암에 대한 공격과 심리적·물리적 저항 요법으로 생명을 연장해 나갈 수 있다.

그리고 여러 의학박사들의 발표에서 보는 바와 같이, 수술 후 재발한 암이 비파엽 요법으로 완쾌한 예가 많으므로 절망할 필요는 없다.

이상의 병리로 생각해 볼 때, 암이 다른 곳까지 퍼졌으므로 당장 수술해도 효과가 없으리라 생각하여 최후의 날만 기다리는 것은 어리석은 생각에 지나지 않으며, 저항 요법이라는 또 다른 길이 있음을 모르는 사람이다.

암의 각종 요법들

(1) 라듐과 방사선(엑스레이) 요법
라듐은 오늘날 중요한 암의 과학 요법이다.

즉, 수술 불능일 때의 유일한 요법이 되기도 하지만, 암세포의 발육을 저지하는 힘은 있어도 이것만으로 구제된 사람은 하나도 없다. 대개 1년 정도 사는 것이 고작이다.

방사선 방사법은 그 분량을 넘는 일이 많아 오히려 몸이 쇠약해지는 경우가 많다. 따라서 이 요법은 그리 바람직한 방법이 아니다.

(2) 암의 지압 요법

지압 요법으로써 당시 내무부장관을 완치시킨 사실이 있어 큰 화제로 떠오른 시술자인 일본의 오야마(小山) 씨는 다음과 같이 설명하고 있다.

'암세포의 몽우리를 그대로 보호만 하고 있으면 차차 커지지만, 누르고 주무르고 집고 하면 그 몽우리가 압박되어 녹아 흐르는 성질이 있어서 병이 낫게 된다.'

(3) 암의 비파엽 요법(枇杷葉療法)

암의 원인은 아직 확실히 밝혀지지 않고 있다. 따라서 몸 깊이 번진 악질의 병원체이므로 비파 요법으로 나으리라고는 잘 믿지 않는다.

그러나 여러 박사들의 좌담회에서는 비파엽 요법으로 완쾌되었다는 보고가 있다.

이 비파엽에는 양이 적기는 하나, 맹독성의 청산이 포함되어 있으므로, 이 독을 피부에 문지를 때 묽게 되어 넓은 피부로부터 피속으로 흡수되면 암세포의 증식이 저지될 것이 틀림없다.

그러나 시기를 놓쳤을 때는 비파염 요법이나 라듐 요법마저 실시하기 곤란하여 죽음을 기다리는 수밖에 없겠으나, 이때는 여러 가지 저항 요법을 실시해 암의 진행을 막는 것이 최선의 방법이다.

(4) 비파엽 요법을 실시하는 방법

어떤 암에 있어서도 전체 요법으로서는 복부 전체를 비파엽을 이용하여 세게 누르면서 문질러 주고, 이것을 마치면 등쪽 전체를 문지른다. 그 다음에 암이 있는 부근을 문지른다.

이를테면 유암(乳癌)이면 가슴 전체와 암이 있는 쪽의 액와(腋窩) 전체, 설암(舌癌)·후두암(喉頭癌)은 목둘레와 목밑 전체, 위장이나 자궁암은 가슴 복판 아래쪽에서부터 하복부까지, 간암은 배와 간장 부분의 가슴 앞뒤를 문지른다.

그리고 비파엽은 새것으로 자주 갈아 사용하여야 하며, 약 10분 내지 15분 동안 비파엽 두 장을 구워 10회 정도 문지른 다음, 이 잎으로 약 3분 동안 환부를 쓰다듬는다.

또 이 비파엽 15장 정도를 길이 1.5cm 정도로 잘라 무명천으로 만든 주머니에 넣어, 배에 대놓고 그 위에 소금 2홉 정도를 구워 따로 주머니에 넣은 것을 비파엽 주머니 위에 대놓는다.

다음에는 수건을 덮고, 또 그 위에는 고무천을 얹고서 이불을 덮고 있으면, 비파엽의 가스(청산)가 피부의 털구멍을 통해서 흡수된다.

비파엽은 24시간 전에는 교체하지 않는 것이 좋다.

우습포를 할 때는 이 비파엽 요법을 실시할 수 없으므로 우습포와 교대로 실시해도 좋다. 비파엽 요법과 우습포는 가장 중요한 요법인데, 처음에는 우습포를 하지 않을 수 없으므로 비파엽 요법은 우습포를 뗄 때마다 실시하고, 우습포를 2주 정도 실시하면 암의 진행이 멈춘다.

그러면 우습포를 중지하고 비파엽 요법을 실시한다.

(5) 저항 요법과 그 밖의 특수 요법
① 온몸의 냉수 마찰이나 생강 마찰을 매일 실시하여 피부를 빨갛게 하고 혈액 순환을 좋게 한다. 그러나 혈액 아시도시스를 일으키지 않도록 주의해야 한다.

② 낮에는 될 수 있는 대로 근로에 종사하고, 밤에는 잠을 잘 자도록 한다. 노동을 할 수 없는 사람은 하루에 한 시간 이상 걷도록 하고, 벤네트 운동을 매일 실시하는 것이 좋다.

③ 청즙을 만들어 먹으면 더욱 효과를 본다.

④ 자궁암·위암·간장암·직장암에는 뜸이 좋다.

⑤ 매일 아침저녁 각각 1회 정도 복식 호흡을 실시하여 기해 단전(氣海丹田)을 단련하고, 마음을 가라앉혀 일체 비관하지 않도록 한다.

위암·장암에는 복식 호흡을 해도 상관 없다.

⑥ 일광욕을 실시하여 온몸을 검게 태운다. 이것을 오랜 시간 계속하면 혈액이 한때 산성으로 변하기도 하므로 강한 광선은 피하는 한편, 30분 이내로 여러 번 되풀이한다.

일광욕을 마치면 하루에 1회씩 칼슘 1g을 먹는다.

단, 열이 있는 암환자는 일광욕을 하지 않는다.

⑦ 단기의 단식도 의외로 큰 효과를 본 사람들이 많다.

체중 45kg 이상이고 폐가 그리 나쁘지 않은 사람이라면 5~7일 동안이나, 10일 이내의 단식을 실시할 수 있다.

또 체중이 이보다 많은 사람은 7일간 단식을 해도 걸을 수 있고, 그러나 10일 이상 계속해도 된다.

암에 있어서 이 단식이 필요함은 암 퇴치 요법의 대가인 미국의 셀턴 박사가 역설하고 있다.

(6) 우슴포 요법

이것은 위암·장암·유암·자궁암 등에 대단한 효과가 있다. 자궁암 복통은 2~3일 내 깨끗이 나으며, 암 종양의 확대도 멈춘다.

후두암에는 우습포를 목에 감는 것이 좋은데, 우습포는 토란이나 감자 어느 것도 좋다. 자궁암의 우습포는 하복부에 바른다.

수술 후에 우습포를 하면 매우 좋으나, 입원 중에는 실시할 수 없는 것이 안타까운 문제이다.

이 우습포는 하루에 2회 교체시키며, 이때마다 비파엽 요법을 실시하고 우습포를 하는 것이 좋다. 비파엽 요법을 우습포 요법과 동시에 실시할 수는 없으나, 비파엽 요법과 우습포를 교체시킬 때마다 하루에 2~3회 실시하고, 그 후에 또 우습포를 한다.

암의 진행이 그치면 몸의 상태가 좋아지므로, 이때는 우습포를 중지하고 비파엽 요법을 실시한다.

자궁암 수술 뒤에는 가끔 과민성의 통증이 일어나기도 하지만, 암의 통증을 없애는 데는 이 우습포 요법이 효력이 있다.

(7) 어혈 흡압 요법

불을 붙여 흡착하는 것이 좋지만, 이것은 전문가가 아니면 힘들기 때문에 기구를 구입하여 사용하는 것이 편리하다.

어떠한 암이든지 전체 요법으로 배와 등쪽의 흡압을 같이 실시하고, 그 후에는 암에 가까운 곳에는 물론이고, 어느 곳이나 다 실시한다.

발바닥·팔·얼굴·어깨·목 등에 실시한다. 그런데 검은 피의 흔적이 생기면 그 곳에 어혈이 있는 것으로 보아야 한다.

(8) 이시하라(石原) 의학박사의 제대 호르몬

제대 호르몬을 P.O.U 호르몬이라 하는데, 어린아기의 탯줄에서 얻은 약이다. 이 약으로 많은 자궁암 환자가 나았다는 보고가 있으나, 도의상으로는 그리 환영할 바가 못 된다. 그러나 이것을 가루로 만들어 하루에 0.3g씩 한약에 넣어 달여 먹으면 자궁암에 특효가 있다.

예부터 정암약(廷癌藥)으로 전해 내려온 한약은 다음과 같다. 갯상추 20g, 마름 열매 5개, 의이인(율무쌀) 2g, 흰꽃이질풀 20g, 결명자 20g 이상을 4홉의 물에 달여 2홉으로 만든 것을 하루에 3회 나누어 복용한다.

갯상추 · 마름 열매 · 의이인에 대한 이론은 어떻든지간에 암의 묘약으로 옛날부터 내려오는 한약이다.

중국에서는 결명자를 소독제라 불릴 정도로 알려져 있으며, 실상 독사에 물렸을 때 이 결명자를 복용하면 독이 사라진다.

흰꽃이질풀은 단지 설사제로 통하는 간단한 약이 아니며, 내장 전체를 긴장시켜 소화흡수를 돕는 한편, 신진대사를 높여준다.

또한 등나무에 자연적으로 생긴 혹을 갈아 말려 위에 설명한 한약(정암제)에 한 주먹 정도 섞어 달여 먹으면 암에 효과가 있다.

위에 열거한 약은 암을 근본적으로 치료할 수 없다 하더라도 암세포의 증식을 제한하고 막아줌은 틀림없다.

(9) 식양생

암에서는 식양생이 가장 중요하다.

즉, 환자의 증상에 따라 그 요리법이나 식품의 종류를 바꾸어야 한다. 수술 후나 중증(重症)의 위장병 환자가 초콜릿과 같은 물질을 토하거나 복통이 있으면 연식 요법(軟食療法)을, 그 밖의 소화기 증상이 없는 사람에게는 보통식이 좋다.

우리가 먹는 식품에는 크게 나누어 산성과 알칼리성의 두 가지가 있다. 그런데 산성 식품을 많이 섭취하면 혈액이 산성으로 되어 암을 유발시키는 원인이 될 수 있으므로 가급적 산성 식품을 적게 먹는 한편, 알칼리 식품을 많이 섭취하도록 해야 한다.

이를테면 육류나 달걀 · 생선 등의 단백질 식품을 많이 먹는 것은 암에 매우 나쁘고, 야채 · 우유 · 과일 · 된장 · 떡 · 김 · 다시마 · 무 · 당근 등이 좋다. 피를 토하거나, 복통 또는 식도암에 걸려 고형식(固形食)이 통과되지 않는 사람에게는 곡물 가루를 만들어 더운 물에 타 먹는 것이 좋다.

또 야채류나 청즙(靑汁)도 좋다.

(10) 혈액 아시도시스의 가정 시험법

암이나 폐병에 있어서는 혈액이 알칼리성으로 바뀌지 않으면 살아날 가능성이 희박하다. 즉, 자기의 혈액이 산성인지 알칼리성인지 알아보는 일이 중요하다. 이것을 알아보려면 침 속에 실험약을 조금 넣으면 착색 변화가 일어나므로 쉽게 알 수 있다.

일반 약국에서 상의하면 실험약을 구입할 수 있다.

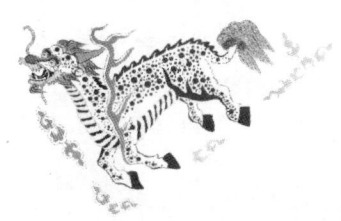

6. 기적의 암 치료 요법

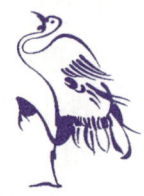

　인류의 역사가 시작된 이래 오늘날까지 숱한 민간 요법의 신약
들이 나왔지만, 현대의학에 밀려 거의 사장되거나 올바른 평가를
인정받지 못한 데 대해 심히 안타까운 심정이다.

　지금 이 순간에도 세계 곳곳에서 수많은 사람들이 암과 그 밖의
불치병·난치병에 의해 고통으로 신음하고 있으므로, 이제 더 이
상 민간 요법의 신묘한 약들을 외면하거나 비판만을 일삼는 어리
석음으로 인하여 생명을 잃는 일이 없도록 한 번쯤 재고해 주었으
면 하는 마음이다.

　또한 오늘날 과학문명의 부산물인 각종 공해 독과 수은 중독·
중금속 독 등으로 암환자는 물론, 현대의학이 밝히지 못하는 괴질
환자들이 급증하는 추세를 보이고 있으며, 앞으로 이와 같은 병들
은 더욱 증가폭이 늘어날 전망이다. 하지만 현대의학에서는 과학
적인 원인 규명에만 온갖 정열을 바칠 뿐이다. 그리고 그것만이
최상의 길인 양 생각하는 넌센스를 저지르고 있는데, 이는 심히
안타까운 일이다. 왜냐하면 자연은 그 무한한 신비의 창조·질서
속에서 사람의 질병을 막아주며 건강하게 오래 살 수 있도록 온갖
약재들을 두루 갖추어 놓고 있다는 사실들을 모르거나 무관심 속
에 있기 때문이다.

따라서 오랜 세월 동안 수많은 난치병 환자들에 대한 체험과 실험을 통해 어떠한 질병이든 치료할 수 있는 영묘한 약의 실체를 직접 확인했다는 인산 김일훈 옹의 연구 저서를 바탕으로 하여, 필자는 다시 한번 재실험을 통해 이러한 사실들을 어느 정도 확인하였기에 치료 방법과 제조 방법을 나름대로 변형하여 효험이 높도록 연구한 것을 추려보기로 했다.

먼저 필자는 불치병이나 난치병으로 고통받고 있는 분들을 위해 다소나마 도움이 되어보고자 호전 여부를 완벽하게 치료할 수 있는 방법과 요법들을 상세히 알기 쉽게 열거해 놓았다. 이는 어떤 질병이든 체질·혈액형·나이에 구애받지 않으며, 각종 암이나 불치·난치병으로 고생하시는 분들은 초기·말기를 가리지 말고 시험하여 생명을 잃는 일이 없도록 바라는 마음에서이다.

여기서 여러 가지 복잡한 약제 및 치료 방법이 있으나, 쉽고 간단한 효과 높은 한두 가지 방법을 택하였음을 유념하기 바란다.

[참고 사항]

다음에 열거하는 민간 요법으로 초기 환자는 2~3회, 중병 환자는 4~5회 걸쳐 민간 약을 만들어 복용한 뒤 병원을 찾아 암 등의 진행 여부를 진찰받아 보면 기적적인 효능을 알게 될 것이다.

 황토 솔잎땀의 신비

솔잎땀이 신비로운 것은 뱃속의 병균인 염증이나 자궁의 병균인 염증이 깊숙이 자라잡고 있다가, 솔잎땀을 내면 증발하여 모공을 통하여 밖으로 밀려나온다. 인체의 외부에는 우주 공해와 병독을 전염하는 세균, 암병을 유발하는 병핵소 및 산소 중의 산핵소를 침해하는 요인들이 있어서, 이들이 체내의 기가 약해짐을 틈타 인체의 내부로 깊숙이 침입하게 된다. 솔잎땀을 내게 되면 증발하는 송진의 기운이 모공을 통하여 체내로 들어가게 되는데, 송진은 힘줄과 뼈를 튼튼하게 해주고, 모든 기생충을 죽이며, 썩은 살을 제거하는 동시에, 새 살을 나게 하는 작용을 한다.

또한 죽은 피를 다스리고, 담과 냉습·종창 등을 낫게 하며, 산소는 체내에 축적된 공해 독을 뿌리뽑아 준다. 약쑥 기운은 장부를 덥히고, 토사곽란과 복통을 다스리며, 살충·조혈 작용을 하는 동시에, 간기를 부드럽게 함으로써 건강을 되찾게 한다. 내복약 웅담은 죽은 피를 제거하고 눈을 밝게 하며, 악성 종양과 창자를 다스리고, 소아의 풍간을 치유케 한다.

그리고 고혈압·공해병 등 각종 난치병 전반의 치료에는 모공주사(솔잎땀) 방법을 쓴다.

모공 주사는 솔잎을 이용하여 땀을 내는 방법으로, 골수암·간암·간경화·신경통·저혈압·소아뇌염·간질·생리불순·산후풍·늑막염 등 어떠한 병에도 두루 효능이 높고, 특히 중풍에는 특효하다.

[내복약]

토산 웅담 1푼(오랜 기간 동안 산일 경우 2푼)을 소주에 타서 마시고 솔잎땀을 낸다.

(1) 소아 뇌염·풍간·열간·뇌진탕·뇌출혈·뇌일혈·노인 건망증에는 천마탕 달인 약물을 추가로 복용하고 솔잎땀을 낸다.

(2) 중풍 초기에 온몸의 고열로 혼수 상태에 있을 때는 웅담을 생강차(원감초 1냥, 오미자 5푼 달인 물)에 마시고, 보해탕 달인 물에 전충가루 5푼을 타서 마신 뒤 솔잎땀을 낸다.

[방 법]

황토로 만든 바닥에 솔잎 두께 10센티, 폭 1미터, 길이 1.8미터로 솔잎을 깔고, 그 가운데 부분에 약쑥을 2근 가량 깐 다음, 다시 솔잎을 덮고 누워 땀을 내면 된다.

하룻밤 동안 푹 땀을 내고, 다음날엔 다시 솔잎을 아래위로 바꾸어, 첫번과 똑같은 방법으로 내복약을 복용하고 다시 한번 땀을 낸다.

[주의할 점]

솔잎땀을 낸 뒤 덥다고 갑자기 찬바람을 쐬거나 찬물 목욕을 조심해야 한다. 오히려 역효과를 볼 수도 있으므로 명심하기 바란다.

천천히 땀을 식혀 열이 내렸을 때 미지근한 온수로 목욕을 한다. 몸에 비해 머리가 차면 오한이 나서 두통 등이 발생하므로 수건으로 머리를 덮어 찬 기운이 범하지 않도록 한다(방 온도를 자신이 감당할 수 있을 정도로 조정할 것).

[솔잎땀 방(房)이 필요한 이유]

앞에서 솔잎땀의 효력에 대해서 상세히 설명은 하였지만, 일반 가정에서 황토방을 만들어 솔잎땀을 내기가 어려울 뿐만 아니라, 병중에 있는 환자들이나 예방을 위해서 꼭 필요한 사람들조차 솔잎땀의 신비스런 효력에 대해서 너무나 모르고 있다는 사실이다.

어쩔 수 없이 일반 대중 황토방을 찾아가는 수고를 하는데, 그 증기는 이 책에서 권장하는 솔잎과 약쑥을 황토 지장수에 끓여 증기를 내어주지 않으므로 어느 정도의 효력은 있으나 치료를 권장하기는 어렵다는 견해이다.

이에 저자는 여러 모로 연구한 끝에 탁월한 효험이 있는 방법으로 가정에서 쉽게 만들어 사용할 수 있도록 분리 개조하여 다음과 같은 그림을 착안하였으며, 저자 역시도 이러한 방법으로 현재 사용하여 실험해 본 결과 많은 효력을 보았으므로 만드는 데 많은 어려움도 따르겠지만 실행하여 효력을 보기 바란다.

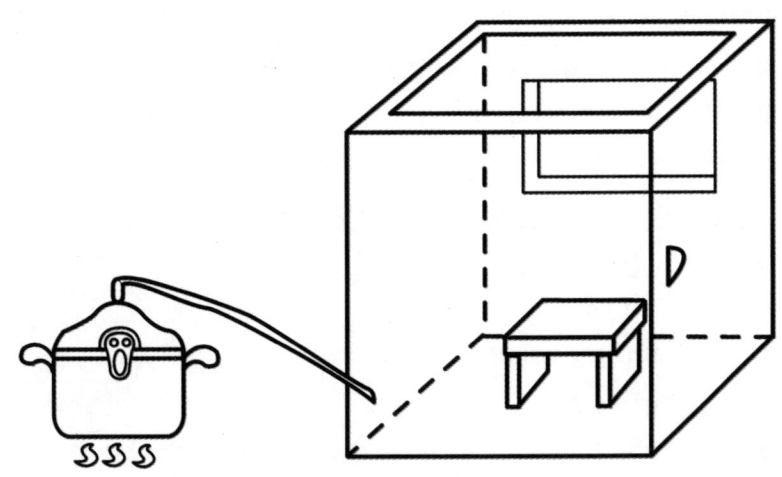

만드는 방법

(1) 목재소에 가서 솔잎 기운과 같은 미송 목재로 사람이 들어가서 앉아 있을 수 있는 공간 크기의 상자형(가로 85㎝ 정도, 세로 80㎝ 정도, 높이 140㎝) 정도 모양으로 제작한다.

그런 다음 나무에 습기가 스며들어 부식되지 않도록 옻칠 등 기타 용도에 맞는 칠을 안쪽에서 해 주어야 한다.

(2) 증기 가마는 개인이 만들면 경비 부담이 크므로 한 말 정도의 찜통을 구입하여 윗뚜껑 손잡이 부분을 풀어내고 지름 1㎝ 가량의 철제 대롱을 3㎝ 정도 잘라 뚜껑과 구멍에 맞춰 용접을 한 다음 그 크기에 알맞은 호수를 끼워 땀방 목재에도 같은 방법으로 연결하면 된다.

(3) 전체를 나무로 막아 만들면 솔잎땀을 내는 환자가 증기가 찰수록 갑갑함을 느낄 수 있으니, 윗부분 시각면 전체 어느 정도(상자 크기의 1/2정도)만이라도 밖이 보일 수 있도록 제작하면 기분만으로도 편안함을 느낄 수 있고, 또한 갑갑한 분위기가 해소될 것으로 본다.

위의 그림과 같은 [가정용 솔잎땀 방]은 온 가족이 사용할 수 있을 뿐 아니라, 현재 시중에서 유통되고 있는 수입품(외제) 증기 기기는 가격면에서 일반 환자들이 구입하기 어려울 정도로 고가품인 반면, 머리는 바깥으로 내놓고 몸만 증기 치료를 하는 것은 효력이 현저히 뒤떨어지는 단점도 있고, 환자의 병중에 따라 30분에서 2시간 정도 장시간 솔잎땀을 내어야 한다는 사실이다.

그리고 국내 시판용 기기는 저자도 아직까지 본 적이 없으므로 없는 것으로 알고 있기에 용도에 맞게 만들 수밖에 없다는 사실로 보아진다.

[주의할 점] 솔잎땀을 낼 때 숨이 막히지 않도록 환기통을 열어 적절히 자신의 체질에 맞게 조절하여야 한다는 사실을 잊지 않기를 바란다.

 황토 지장수

《동의보감》에서는 "그 성질이 차고 무독하며, 중독되고 번민하는 것을 풀고, 그 외의 모든 독을 푼다 하였다. 산중의 독버섯에 중독되면 반드시 죽는데, 오직 지장수를 마셔야만 낫고 다른 약으로는 생명을 구하지 못한다"라고 할 만큼 해독작용이 탁월하다.

지장수는 옹기그릇이나 유리그릇에 보관해야 그 약성이 유지되며, 이물질이 들어가지 않게 하여 사용해야 한다.

각종 독극물이나 독버섯의 독초, 복어알을 먹고 죽어가는 사람들에게 지장수를 한 말 정도 복용시키면 생명을 구할 수가 있다.

각종 공해 물질·스트레스 등이 쌓여 오래 진행되면 돌연사·만성피로증후군·암세포 등이 급속도로 확산되는데, 이런 증상에도 지장수 외엔 듣는 약이 없다고 할 정도로 특효하다.

또한 열을 동반한 심번(번민)·울화병·슬픔·중증 스트레스·심장병 초기, 특히 비만환자·변비·두통과 피부병·소갈증 환자·알레르기 환자·담석증 환자·중풍·고혈압·당뇨·위장장애·숙취 제거 등 음양을 조화시키고 모든 독을 풀어준다.

식욕을 돋구고 비장을 튼튼하게 해주며 소화를 촉진시키고 습을 제거하며 소화기를 튼튼하게 해주므로 매일 3~4컵의 맑은 지장수를 식전에 마시면 특효하다.

지장수를 물 대신으로 마시고 일상생활의 모든 것을 지장수로 대신하면 더욱 효과적이다.

간암 · 간경화 · 간염 등에도 황토지장수에 삼백호를 넣어 달여 먹으면 특효하다.

[황토지장수의 호전 반응]

황토지장수를 음용한 후, 설사 · 변비 · 많은 배변 · 졸림 · 나른함 · 발진 등이 나타날 수 있으나, 이는 체질 개선을 위한 일시적인 현상이므로 걱정 말고 음용하는 것이 바람직하다.

이 경우 부작용이 아닌가 의심하고 중단해 버리는 경우가 있는데 황토지장수는 체내에 들어가면 활성작용을 통하여 소화기능 · 혈액 순환 · 세포 조성 · 에너지 조성 등 신진대사를 활발하게 진행시킴으로써 자연 치유력이 강화되어 세포나 관 · 혈액을 침범하고 있던 나쁜 부분에 작용하여 체내의 독소를 해독시켜 배설하려는 좋은 과정이므로 일시적인 반응을 걱정할 필요가 없다.

황토지장수가 직접 세포에 작용하여 기능을 촉진함으로써 말초신경이 어떤 자극을 받거나 산성 노폐물의 병균이 분해되는 과정이며, 따라서 물을 약이 아니므로 부작용은 전혀 없다.

[참고]

약짐승에 약재를 넣고 달일 때 필히 황토지장수로 달이면 더욱 효과가 있다.

 참옻나무

참옻나무는 최고의 방부제 · 살충제이다.

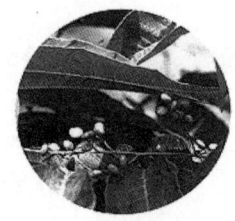

옻나무

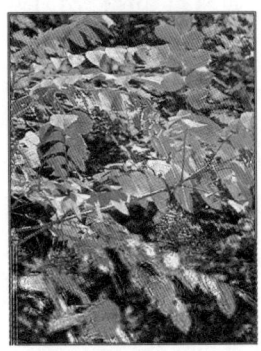

옻나무

옻에 대해 잘못 알고 있거나 그 중요성을 모르는 사람들이 너무 많다. 각종 암과 난치병 치료에 있어서 옻은 산삼과 비교할 만큼 효과가 높다는 사실이다. 옻은 가장 훌륭한 방부제이며 살충제이므로, 암의 근치를 위해서는 반드시 쓰여진다. 왜냐하면 옻독에 의해 소멸된 암균은 다시 되살아나지 못하고 중화된 옻독은 인체의 색소를 파괴하지 않기 때문이다.

옻은 위장에서는 소화제가 되고, 간에서는 어혈약이 되어 염증을 다스리며, 심장에서는 청혈제가 되어 제반 심장병을 다스리고, 폐에서는 살충제가 되어 결핵균을 멸하며, 콩팥에서는 이수약이 되어 오장 육부의 각종 질병을 다스린다. 온몸의 신경통 및 관절염·피부병 등에도 훌륭한 약이 된다.

이처럼 옻 속의 독기는 인체의 병독을 소멸하고 온갖 질병을 다스려 무병장수케 한다. 사람 몸의 색소를 보존하고 부패를 방지하며, 온갖 질병을 다스리는 데도 최고의 양약이 된다. 또한 자궁암 및 부인과 질환에 두루 이용되며, 부인의 여러 난치병에도 긴요하게 쓰인다.

그리고 늑막염·골수염·신장염의 양약으로 쓰이며, 또한 옻은 각종 질환에 광범위하게 쓰이므로 그 이용 방법은 매우 다양하다.

옻은 조열한 약이나 닭 또는 오리와 조화시킬 경우 별다른 위험은 없다.

[주의 사항]

(1) 복용시 옻이 오르면 백반·녹반 등을 물에 진하게 풀어 그 부위에 바르면서 복용한다.

(2) 옻이 심하게 타서 위험할 때는 마른명태 5마리를 푹 삶아서 국물과 건더기를 먹으면 옻이 가라앉는다.

(3) 옻에 대한 심한 과민 반응이 있는 사람은 약재를 넣을 때 소량을 넣거나 제외한다(그러나 옻에 의한 치료 방법이 많으므로 될 수 있는 한 소량으로 할 것).

(4) 옻을 복용할 때는 병원에서 피주사를 잘못 맞으면 극히 위험하므로 특히 조심해야 한다.

 ## 다섯 가지 약짐승 사육 방법

다섯 짐승들은 토종으로 해야 하며, 종류에 따라 약재 분량을 아래와 같이 6개월에서 1년에 걸쳐 나누어 복용하여 특히 폐의 기능을 최대한 강화시켜 강한 흡인력으로 호흡을 통하여 공간 색소 중의 약분자들을 끌어들이도록 건강하게 길러야 약효가 있다.

(1) 토종 오리 : 생부자 2근, 인삼 2근, 옻 3근, 초오 1근과 마른명태 2마리를 푹 끓여 독성을 제거한 뒤 말린 것, 유황 3근, 황토 3근.

(2) 토종 닭 : 인삼 2근, 옻 2근, 유황 3근, 황토 3근, 독사 및 구렁이 다수.

(3) 토종 누렁개 : 인삼 20근, 옻 30근, 유황 30근, 황토 3근.

(4) 토종 염소 : 음양곽 30근, 인삼 20근, 옻 30근, 유황 30근, 황토 3근(음양곽 70근은 따로 수시로 먹인다).

(5) 토종 돼지 : 생부자 20근, 인삼 10근, 옻 30근, 유황 20근, 황토 3근.

[주의 사항]

위의 약재에서 생부자는 가늘게 썰어 3일간 찬물을 갈아주며 담갔다가 말려서 사용한다.

[방법]

위의 약재들을 분말하여 가루로 만들어 먹이되, 짐승들의 크기는 다섯 동물 모두 중간 크기가 되었을 때부터 분말한 약재들을 먹인다. 그리고 봄·여름에는 옻순을 따다 수시로 먹인다.

옻닭은 진성 O형인 사람에게는 더러 약효가 나타나지 않는 경우가 있으니, 그럴 때는 토종 오리로 바꿔 사용토록 한다.

[참고]

위의 약짐승 약재를 넣고 달일 때 향토물에 걸러낸 지장수로 달이면 더욱 효과적이다.

그리고 환자들은 먹는 물을 지장수로 수시로 마시면 좋다.

 오핵단(각종 암 말기 등으로 위중할 때)

[치료 방법]

(1) 1년에 걸쳐 약재를 먹인 토종 짐승 5마리의 간(肝)만을 떼어내어 시루에 푹 쪄서 잘 말린 다음 토종꿀에 반죽하여 알약(환) 1개의 무게가 2돈쭝(7.5그램)씩 되도록 만들면 이것이 곧 오핵단의

상품이다.

(2) 간만을 떼어낸 다섯 동물의 내장·뼈·살 등을 골고루 반으로 나눠서 다시 시루에 푹 쪄서 잘 말린 다음 위와 같은 방법으로 알약(환)을 만들어 놓고 상품을 전부 복용한 뒤에 중품을 복용한다.

이것이 곧 오핵단의 중품이다.

이때 쪄내고 남은 엑기스는 적당량 1일 3회 복용한다.

* 위의 알약을 복용하기 전에 토종 웅담 4푼을 준비하여 아침 저녁으로 2푼씩 소주에 타서 먼저 공복에 복용한 후에 30분 뒤 알약(환)을 복용한다.

* 위의 알약을 복용할 때는 백단향 1냥(37.5그람), 지단향 5돈(18.75그람), 생강 5돈을 달인 물에 죽염 1돈 5푼씩을 타서 그 물에 복용한다.

(3) 그러고 난 뒤 솔잎땀을 낸다.

(공복에 웅담을 복용했을 때는 솔잎땀을 낼 때는 복용하지 않아도 된다.)

(4) 남은 다섯 동물의 내장·살·뼈 등은 푹 삶아서 식혀 기름을 걷어낸 뒤에 다시 아래의 약초를 넣고 푹 달여서 이것 역시 1일 3회 복용한다.

[약재]

옻 5근, 맥아(麥芽 : 볶은 것) 3근, 신곡(神曲 : 볶은 것) 3근, 공사인(貢砂仁 : 볶은 것) 2근, 백출(白朮) 2근, 금은화(金銀花) 2근, 산사육(山査肉) 2근, 인삼(人蔘) 2근, 계내금(鷄內金 : 볶은 것) 1근, 원감초(元甘草 : 살짝 볶은 것) 0.5근, 건강(乾綱 : 살짝 볶은 것) 0.5근, 경포

부자 5냥(백출은 쌀뜨물에 하룻 저녁 담가 기름을 뺀 뒤 살짝 볶아서 쓴다).

※ '초'라는 것은 볶는 것을 말하며, '포'는 말려서 살짝 볶는 것을 말하는 것이다.

＊체질에 따라 약재를 가감한다.

(소음인 B형을 위주로 한 것임)

① **태음인(A형)** : 인삼, 부자를 빼고 상녹용 3냥을 가미한다.

② **소양인(O형)** : 인삼, 부자를 빼고 익모초 5냥, 석고 0.5근, 원감초 0.5근을 가미한다.

③ **태양인(AB형)** : 태음인을 기준으로 한다.

[복용 방법]

＊위의 (1)번의 상품(환)을 복용한 뒤 1시간 후 (3)번의 탕약을 적당량 1일 3회 복용한다(소량으로).

＊(1)번의 알약을 전부 복용한 뒤 (2)번의 알약을 복용할 때도 (3)번의 탕약을 함께 소량으로 복용한다.

(5) 황토지장수로 선학초 잎과 뿌리를 넣고 달여서 식수 대용으로 복용하면 더욱 효과적인 항암 치료방법이 된다.

선학초는 자궁암・설암・간암・폐암 등에 특효하므로 다른 병치료편이 기록이 되어 있지 않았다 해도 자신의 병명에 해당되는 환자들은 필히 복용하도록 권하고 싶다.

＊오핵단 다섯 동물의 간(肝)을 따로 떼어내 환약으로 만들었을 때의 효능.

① **염소 간(肝)만으로 알약을 만들었을 때**

각종 암과 당뇨·고혈압·중풍 등에 신비한 효과가 있으며, 최고의 보양제가 된다.

② 개의 간(肝)만으로 알약을 만들었을 때

폐암·폐선암·기관지암 등에 특효하다.

③ 돼지의 간(肝) 만으로 알약을 만들었을 때

신경통·관절염·척수염 등에 특효하다.

④ 닭의 간(肝)만으로 알약을 만들었을 때

보양은 물론 신경통·관절염·척수염·결핵·폐암·폐선암·고혈압·중풍·당뇨병 등에 특효하며, 특히 30세 전후의 젊은 사람들이 폐암에 걸렸을 경우에는 신비한 효과가 있다.

⑤ 오리의 간(肝)만으로 알약을 만들었을 때

신경통·관절염·신장암·방광암 등에 특효하며, 특히 신·방광 계통의 체질환에 탁월한 효과가 있다.

(위의 알약을 복용할 때도 백단향 1냥, 자단향 5돈, 생강 5돈을 달인 물에 죽염 1돈 5푼씩을 타서 그 물에 복용한다.)

*체질에 따라 약효가 다르게 나타날 수도 있으므로 한두 번 복용 후에는 효과가 나타나지 않으면 짐승을 바꿔서 복용해도 좋은 효과를 얻을 수 있다.

[참고]

① 위의 (1)번의 알약을 복용한 뒤 1시간 후, (3)번의 탕약을 아침저녁 복용한다.

② (1)번의 알약을 다 복용한 뒤에는 (2)번의 알약을 복용할 때도

(3)번의 탕약을 복용한다.

 ## 위암(각종 위장질환) 등에 좋은 12가지 약재

비장암·위암 초기 증세, 위하수, 소화 불량, 각종 위장 질환 등은 아래와 같이한다.

[치료 방법]

(1) 약재를 먹인 토종 개나 토종 염소 중 하나를 택해 오래 달여서 식힌 다음, 기름을 걷어낸 뒤 약재를 넣고 오래 달여 엿기름을 첨가하여 조정을 만들어 두고 복용한다.

＊약재는 [오핵단]편 약재와 같으며, 체질에 따라 약재를 가감하는 것도 참조하기 바란다.

(2) 석수어염반산이나 붕어염반산을 만들어 복용하면 특효하다.

신기할 정도로 위장질환에는 최고의 영약이니 나을 때까지 계속해서 복용하기 바란다.

＊ [식도암]편을 참조하여 보면 석수어염반산 및 붕어염반산 제조법이 있다.

(3) [4] 편의 결핵·폐암·위암 병 치료 방법을 택해서 복용하면 위암에 특효하니 위의 방법으로 실효가 없을 때는 한번 실시하여 복용하면 특효하다.

(4) 솔잎땀을 낸다.

간염 · 간경화 · 간암 · 간위 · 간옹 · 간적비기 등
각종 간장병 치료

* **간염은 황달, 간경화는 흑달이다.**

토종 웅담은 병든 피를 없애고 탁한 피는 맑게 하여주고 피를 생산케 하는 역할과 균을 소멸할뿐더러 독성을 푸는 작용을 한다.

웅담을 술에 타서 먹는 것은 술은 간으로 넘어가므로, 웅담이 따라 넘어가서 간의 염증을 치료해 주기 때문이다.

(1) 앞의 오핵단 치료 방법을 그대로 실행하면 특효하나 사정이 여의치 않으면 대시호탕 한 첩에 생강법제한 개똥참외 꼭지 1냥과 민물 고등(산것만 골라) 5홉을 가미하여 푹 달여서 식전에 복용한다.

며칠 복용하다 별 이상이 없으면 이틀에 3첩, 또는 하루 2첩씩 써도 무방하다.

* **대시호탕**

시호(柴胡) 6그램. 반하(半夏) 4그램. 황령(黃笒) 3그램, 작약(芍藥) 3그램, 대조(大棗) 3그램, 지실(枳實) 3그램, 대황(大黃) 1그램, 생강(生薑) 1편. (3.75그램 = 1전(錢))

* **개똥참외 꼭지 생강 법제법**

(1) 생강을 가늘게 썰어서 프라이팬에 4.5센티 두께로 펴고 그 위에 참외꼭지를 얹은 뒤 뚜껑을 덮고 푹 찐다.

생강이 타서 연기가 나기 시작하면 참외 꼭지를 꺼내어 말려두

고 얇게 썰어서 쓴다.

(2) 민물고둥 기름과 산포도(왕머루)의 뿌리·덩굴을 달인 물을 1일 3회 1홉씩 복용한다.

(3) 웅담 4푼(하루분)을 아침저녁으로 2푼씩 소주에 타서 공복에 복용한다.

(4) 솔잎땀을 낸다.

＊이 병에는 될 수 있는 한 앞의 오핵단 치료법에서 한 가지를 선택하여 위의 치료법과 병행하면 더욱 효과가 있다.

(5) 위의 약재를 오전에 복용하고 난 뒤 점심·저녁에 복용할 약으로는 토종 개나 토종 염소 중에 하나를 선택하여 [오핵단]편의 약재를 넣어 푹 달여서 복용한다.

이때 역시도 [오핵단]편의 체질에 따라 약재를 가감해야 한다.

＊황토지장수로 초석잠의 잎과 뿌리를 달여서 식수 대용으로 복용하면 특효하다.

간경화·지방간·뇌경색·동맥경화, 노인성치매의 예방 및 치료, 기억력 증진에 좋다.

[황달]

오령산에 인진쑥 2돈(1돈 = 3.75그램)과 생강으로 법제한 개똥참외 꼭지 1냥을 넣고 달여서 식전에 복용한다.

＊오령산 : 택사(澤瀉) 5그램, 저령(豬苓) 3그램, 복령(茯苓) 3그램, 백출(白朮) 3그램. 계지(桂枝) 2그램.

결핵 · 폐암 · 위암

[치료 방법]

(1) 한적한 곳에 독사 10마리를 배를 갈라 독뚜껑 2개에 각 5마리씩 나누어 뚜껑 안에 서리어 놓는다.

그리고 큰 독뚜껑을 1개를 준비하여 그 안에는 큰 황구렁이 1마리를 배를 갈라 위와 같이 서리어 놓으면 쉬파리로 인해 하얀 구더기가 생기게 된다. 이 하얀 구더기들이 독사와 구렁이를 다 먹어가면 다시 독사 10마리와 구렁이 1마리를 위와 같이 한 번 더 실시한다.

그런 뒤 또다시 한 번 더 실시한 후 3차례를 마쳤으면 구더기가 성장하여 밖으로 기어나가기 전에 약재를 먹인 토종 닭을 하루 종일 굶겨 2~3일 동안 먹이로 주어야 한다. 그때 토종 닭에게 밀이나 수수를 사료로 하여 한 달 정도 더 키워야 독사와 구렁이의 구더기가 닭의 피와 살이 되어 약성을 발휘하게 된다.

겨는 독성이 강하므로 이때 닭에게 사료로 겨를 주어서는 안 된다. 이렇게 키운 토종 닭을 결핵은 1마리만 먹으면 되고, 폐암 및 위암에는 2마리 이상을 먹어야 한다.

(2) 솔잎땀을 낸다.

 당뇨병

[치료 방법]

(1) 7)번의 [결핵·폐암·위암]편의 방법과 치료 방법이 같다.

먼저 약재를 먹인 토종 닭에게 인삼 1근을 며칠에 걸쳐 나누어 먹인 뒤, 구더기를 먹인 후에 7)번과 같은 방법으로 사육한 후에 푹 삶아서 복용한다.

(2) 약재를 먹인 토종 염소에 음양곽 10근, 인삼 5근, 옻 10근을 넣고 달여서 복용해도 특효하다.

(3) 솔잎땀을 낸다.

(4) 삼백초 잎과 뿌리를 황토지장수로 끓여서 만들어 놓고 수시로 식수 대용으로 복용하며, 당뇨병·만성병 회복에 효과가 높다.

 ## 절골·늑막염·골수염·신장염·복막염

[치료 방법]

(1) 약재를 먹인 토종 오리 1마리에 옻 1근, 금은화 1.5근, 법제한 지네 300마리를 넣고 오래 달여서 복용한다. 찌꺼기를 짜버린 후 약물이 한 되 가량 되게 다시 달여두고 조금씩 자주 복용한다. 완치시키려면 15마리 이상 복용해야 한다.

(2) 솔잎땀을 낸다.

[주의할 점]

① 절골에는 완치된 지 3년이 지나면 괜찮으나, 3년 전후해서 재발할 경우, 고름을 뺀 상처에 마늘뜸을 떠야 한다.

② 복막염에는 사향 1푼을 가미한다.

[지네 법제]

약방에서 파는 것은 제대로 독이 제거된 것이 아니므로 다시 법제해야 한다.

생강 2근을 깨끗이 씻은 뒤 가늘게 썰어 프라이팬 위에 얹고, 그 위에 지네 300마리를 올려놓은 다음, 뚜껑을 덮고 생강이 타서 연기가 나도록 푹 쩌서 사용한다.

 ## 식도암

[치료 방법]

(1) 약재를 먹인 토종개나 검은 염소 중 하나를 선택하여 약재를 넣고 오래 달여서 엿기름을 넣어 조청을 만든 다음, 이와 함께 석수어염반산 또는 붕어염반산을 같이 복용한다.

※오핵단약재 참조(체질에 따라 약재를 가감하는 편도 참조할 것)

(2) 죽염 2푼씩을 입에 물고 녹여서 조금씩 삼키는 것을 1일 3회 실시한다. 그런데 식도암이 악화된 상태에 있는 사람은 녹은 침을 삼키면 간혹 몇 번 토하는 경우가 있으나, 이에 관계치 말고 계속 반복하면 차츰 부드러워지면서 쾌유된다.

그리고 쇠고기 등 육류는 가급적 먹지 말아야 한다. 미음에는 죽염 김치와 죽염 간장을 먹도록 하고, 밥 먹을 때에는 죽염 된장까지 만들어 두고 먹는 것을 되풀이한다.

(3) 토산 웅담 1푼(외래산일 경우 2푼)을 소주에 타서 공복에 복용하되 완치될 때까지 쓴다. 여기에 보조약으로 토산 진사향 1푼(외래산은 2푼)을 생강차나 소주에 타서 수시로 복용하되 완치될 때까지 복용하면 특효하다.

(4) 솔잎땀을 낸다.

[석수어염반산 또는 붕어염반산 제조법]

먼저 자연산 참조기 1마리와 옛날 암키왓장 2장 및 닥나무 백지(닥나무 창호지) 3장을 준비한다. 먼저 암키왓장 위에 닥나무 백지 3장을 겹으로 깐다. 그런 다음 조기에 배를 가르고(창자를 버리지 않음) 그 속에 죽염 3냥, 백반 5돈을 넣어 이를 닥나무 백지 위에 올려놓는다.

그런 다음 불 위에 올려놓는데, 조기의 진물이 밖으로 흘러나가지 않도록 닥나무 백지의 양쪽 끝을 접어서 세운 다음, 또 다른 암키왓장으로 조기를 얹은 암키왓장 위를 뚜껑을 덮듯이 잘 맞추어 덮는다.

그렇게 한 뒤 아래에 있는 암키왓장 밑에 불을 땔 수 있도록 설치해 놓고 불을 달구어 조기가 타서 재만 남는 것을 가루낸 것이 곧 석수어염반산이다.

큰 붕어를 구하여 위와 같은 방법으로 똑같이 가루를 낸 것이 붕어염반산이다.

이것은 고래(古來)의 즉반산을 응용하여 그 약효를 더욱 강화시킨 신비의 약이다. 위의 두 가지 약은 원래 모든 위장병에 최고의 공통 신약이다.

식도암에는 붕어염반산을 아침저녁으로 식전에 진한 생강차로 치유될 때까지 복용한다. 간단하면서도 매우 신비한 효과가 있다.

유종 · 유암

[치료 방법]

(1) 약재를 먹인 토종 오리 1마리에 옻 0.5근, 금은화 0.5근, 포공

영 1근을 넣고 달인 다음, 식혀서 기름을 걷어내고 그 국물을 하루 3회 식후 30분에 복용한다.

(2) 솔잎땀을 낸다.

 ## 위장병 및 대·소장병·폐병·신경통·일반 자궁병

[치료 방법]

(1) 약재를 먹인 토종 장닭 1마리에 옻 1근, 나복자(볶은 것) 1근, 백개자(볶은 것) 1근, 살구씨(껍질과 끝을 따서 버리고 볶은 것) 1근, 금은화 0.5근, 토종 마늘 1접을 달여 하루 세 번 복용한다. 2~3마리 복용해야 효과가 있다.

(2) 솔잎땀을 낸다.

 ## 폐암·위암·신장암

[치료 방법]

(1) 해년 정월에 난 돼지 새끼에게 옻 5근, 인삼 5근, 금은화 5근, 부자 5근을 한데 두고 가루로 만들어 먹이며, 음력 10월이 해월이니, 중순 해일 해시(밤 10시 반경)에 돼지를 잡아 그 간을 생으로 먹고, 창자와 고기는 끓여서 먹고, 나머지 뼈는 오래 고아 국물을 먹은 다음 이 뼈를 가루내어 먹는다. 이 약을 사해약이라 한다.

(2) 솔잎땀을 낸다.

신염 · 방광염의 초기 증세

[치료 방법]

(1) 약재를 먹인 토종 오리 1마리를 털과 창자 속의 이물질만 제거한 뒤 오래 달여 식힌 다음, 기름을 걷어내고 더운 물을 더 부은 후에 옻 1.5근, 금은화 1근, 다슬기 1되(살아 있는 것만), 이근피 1.5근을 오래 달여서 건더기는 짜서 버리고 국물만 복용한다.

처음에는 조금씩 자주 마시다가 소화 흡수되는 상태를 봐서 양을 늘이도록 한다.

(2) 솔잎땀을 낸다.

 뇌암 · 뇌종양

[치료 방법]

(1) 약재를 먹인 토종 개나 토종 염소 중 하나를 선택하여 털과 똥을 제거한 뒤 푹 고아 식힌 후 기름을 걷어낸 다음 더운물을 부어 가미철채보폐탕 약재를 넣고 달여 조청을 만들어 두고, 이 조청을 죽염(1푼)과 함께 생강차로 하루 3회 식후에 복용한다. 죽염은 처음에 적은 분량으로 자주 복용하다가 차츰 분량을 늘려 나간다. 수시로 복용한다.

(2) 솔잎땀을 낸다.

(3) 황토지장수로 초석장 잎과 뿌리를 넣고 끓여 식수 대용으로 사용하면 뇌경색 · 노인성 치매 · 간암 · 폐암 · 동맥경화 · 간경화 · 지방간 예방에 탁월한 효과가 있다.

* 가미철재보폐탕

오갑(鰲甲 : 볶은 것) 4근, 적하수오(赤何首烏) 1근, 백하수오(白何首烏) 1근, 지율분(地栗粉) 1근, 상백피(桑白皮) 1근, 맥문동(麥門冬 : 심을 발라 버린 것) 0.5근, 신곡(新曲 : 볶은 것) 0.5근, 맥아(麥芽 : 볶은 것) 0.5근, 인삼(人蔘) 0.5근, 백미(白薇) 0.5근, 하초동충(夏草冬蟲) 0.5근, 행인(杏仁 : 껍질을 까고 뾰쪽한 끝을 떼어낸 뒤 볶은 것) 0.5근, 도인(桃仁 : 껍질을 벗겨 볶은 것) 3냥, 숙지황(熟地黃) 1근, 산약(山藥) 1근, 산수유(山茱萸) 0.5근, 백복령(白茯笭) 5냥, 택사(澤瀉) 5냥, 목단(牧丹) 5냥, 건칠피(乾漆皮 : 마른 옻나무 껍질) 3근, 백개자(白芥子 : 볶은 것) 2근, 오미자(五味子) 0.5근, 생죽(生竹 : 10센티 이내의 길이로 썰은 것) 3근, 대추 1되, 생강법제한 지네 5냥.

(백개자를 구할 수 없을 때는 황개자를 쓴다.)

* 지네 법제법

건재약방에서 파는 것은 제대로 독이 제거된 것이 아니므로 다시 법제해야 한다. 생강 2근을 씻어 가늘게 썰은 후 프라이팬 위에 펴고 그 위에 지네를 올려놓은 다음, 뚜껑을 덮고 생강이 타서 연기가 나도록 푹 찌면 된다.

 신장염

[치료 방법]

(1) 신장염에는 부종과 수종이 있는데, 다음과 같은 방법으로 치료한다. 약재를 먹인 토종 오리 1마리에 옻 1근, 상백피 1근, 금은화 1근, 이팥(소적두) 1되를 넣고 푹 삶아서 쓴다.

(2) 다른 처방으로는, 약재를 먹인 토종 오리 1마리에 살아 있는 다슬기 1되를 넣고 달여서 그 국물을 복용한다.

(3) 느릅나무 껍질(유근피)을 분말하여 이를 무시로 생강차(앞의 편 참조)에 한 스푼씩 식전에 복용한다. 여기서 유의할 점은, 유근피는 가짜가 많은데, 입에 물고 있으면 거품이 생기는 것이 진짜 유근피이다.

(4) 솔잎땀을 낸다.

 심장의 적병(복량)이나 정충 · 경계 · 심장판막증 · 협심증 · 심허증 · 심부전증 · 오적육취

[치료 방법]

(1) 약재를 먹인 토종닭 1마리를 털과 창자 속의 이물질만 제거하고 옻 0.5~1.5근과 함께 달여서 조금씩 자주 복용한다.

(2) 솔잎땀을 낸다.

[방법]

① 옻에는 살충 · 파적 · 해독 · 파혈청혈 · 장근골 · 통기모공 작용이 있으므로 여러 가지 많이 복용할수록 심장병에 좋다.

② 체질이 진성 소양인(O형)이면 0.5근.

태음(A형) · 태양(AB형) · 소음(B형)은 1근.

옻을 심하게 타지 않는 사람은 1.5근.

자궁병

[치료 방법]

(1) 약재를 먹인 토종 오리 1마리를 털과 창자의 이물질만 제거한 뒤 푹 달여서 식혀 기름기를 제거하고 난 뒤 더운 물을 더 부은 다음, 금은화 1근, 옻 1근을 넣고 푹 달여서 찌꺼기는 짜 버리고 국물이 한 되 가량 되게 줄여서 아침저녁으로 식전에 복용한다. 여기에 진사향 0.5푼이나 웅담 0.5푼을 겸해서 복용하면 더욱 효과적이다.

(2) 부인들의 적대 · 백대 · 황대에도 특효하다.

(3) 솔잎땀을 낸다.

 유방암 · 유종

[치료 방법]

(1) 약재를 먹인 토종 오리 1마리에 털과 똥만을 제거한 뒤 푹 고아 식혀서, 기름을 걷어내고, 금은화 0.5근, 포공영 1근(600그램). 옻 0.5근을 약 24시간 정도 약물이 한 되 가량 되게 달여서 그 약물에 죽염환을 1회에 15알씩 복용하되, 하루 3번, 식사 30분 전에 복용한다.

(2) 솔잎땀을 낸다.

[죽염환 제조법]

찹쌀을 적당량 시루에 쪄서 절구에 넣고 거기에 죽염 가루를 섞어가며 찧는다. 소금이 녹아 수분이 많아지면 알약을 빚기 어려우므로 속히 찧어서 오동나무 씨만한 크기로 알약을 빚으면 된다.

백혈병

[치료 방법]

(1) 노나무(말린 것) 2근, 민물 고둥(다슬기 : 산 것) 한 말, 산머루 덩굴과 뿌리 2근을 오래 달여서 하루 2번 아침저녁으로 식사 30분 전에 복용한다. 여기에 죽염을 찻숟갈로 3분의 1 가량씩 겸복하면 더욱 효과가 빠르다.

(2) 솔잎땀을 낸다.

[주의해야 할 점]

인삼과 부자를 쓰면 부작용이 생기는 진성 O형인 사람, 곧 소양 인은 노나무를 복용하면 위험하므로 노나무를 쓰지 말아야 한다.

노나무는 약화 또는 파괴된 간의 원색소를 복구시켜 주며, 산머 루 덩굴과 뿌리는 간의 원색소를 돕고 간의 신맛을 복구시켜 제기 능을 회복시켜 작용을 하므로, 이들 약은 간염·간경화·간암·담 낭염에도 특효하다.

담석증 · 담낭증

[치료 방법]

(1) 결명자(볶은 것) 1냥, 속단 5돈, 왕머루 덩굴과 뿌리 3냥을 진 하게 달여서 민물 고둥 기름과 반반씩 타서 하루 3번 복용하되, 나을 때까지 복용해야 한다.

(2) 솔잎땀을 낸다.

폐암·폐염·기관지염·폐적 식분 등의
각종 폐병·폐선병

[치료 방법]
(1) 위의 공동 처방으로는 약재를 먹인 토종 개나 토종 염소 중 하나를 택해 털과 똥을 제거한 뒤, 푹 고아 식혀서 기름을 걷어내고 더운 물을 더 부은 다음, 다음의 약재를 넣고 달여서 엿기름을 두고 삭혀서 조청을 만든다.

[약재]
가미철채보폐탕(앞의 16) (뇌암·뇌종양]편 참조) 100첩, 금은화 2근, 생강 1되, 토종 마늘 1접, 파뿌리(흰 부분) 30개, 은행을 불에 볶아 살짝 빻은 것 5홉을 넣고 푹 달여서, 엿기름을 두고 삭혀서 조청을 만든다. 그런 다음 원감초 2냥, 생강 5돈, 오미자 3푼을 함께 달여 차를 만들어 여기에 죽염 가루 5돈을 탄 뒤, 이 차에 조청을 하루 3회 복용한다.
(2) 솔잎땀을 낸다.

해수·천식·폐암

[치료 방법]
(1) 은행 열매 2되, 살구씨 1되, 호도의 살 2되를 절구에 살짝 찧

은 뒤 밥 위에 얹어 쪄서 말리는 것을 3회 반복한 다음 다시 뽑아 기름을 낸다. 복용법은 소혓바닥 1개를 사다가 프라이팬에 이 기름을 두고 오래 볶아서 완전히 익힌 뒤 식사 30분 전에 조금씩 복용한다. 해수·천식은 대개 소혓바닥 2개로 완치되며, 폐암은 약기름과 소혓바닥을 2~3배 늘려서 복용하면 완치된다.

(2) 약재를 먹인 토종닭 1마리에 금은화 1근, 생강 0.5되, 토종마늘 0.5접, 옻 1근을 넣고 푹 달여서 복용해도 좋다.

(3) 솔잎땀을 낸다.

 중풍(초기)

[치료 방법]

(1) 중풍 초기에 병뿌리를 뽑을 수 있는 약은 가미보해탕이다. 이 가미보해탕을 아침저녁으로 복용하되, 생강법제한 전충(전갈) 가루 5푼씩을 곁들여 식사 전에 복용한다.

(2) 보해탕 시기를 놓쳐 난치 중풍으로 변한 환자는 쑥뜸을 위주로 치료해야 한다.

[가미보해탕]

술에 쪄서 말리기를 9번 한 적하수오·백하수오 각 5돈, 오가피 3돈, 천마 2돈, 원방풍 2돈, 원지 1돈, 백봉신 1돈, 석창포 1돈, 구기자 1돈, 당귀 1돈, 천궁 1돈, 진법 1돈, 대파극 1돈, 강활 1돈, 생강 법제한 백강잠 1돈, 우담남성 1돈, 위령선 1돈에 석고를 혈액형에 따라 적당량 가미하여 쓴다.

[혈액형에 따른 가감법]

① 소음인 : B형······중풍 초기에 열이 극심하면 석고 1냥을 가미하고, 2~3일이 경과하여 열이 다소 내리면 석고를 5돈으로 줄이며, 열이 내려 정상을 되찾으면 석고를 빼고 보해탕만 쓴다.

(열이 없는데도 석고를 계속 가미해서 쓰면 복냉증이 생기므로 주의해야 한다.)

② 소양인 : O형······초기에 열이 극심하면 석고 1냥 반을 가미하고, 열이 내림에 따라 적절히 석고의 분량을 줄인다. 체온이 정상이 되면 석고 2돈씩을 가미하여 완치 때까지 쓴다.

③ 태음인 : A형······초기에 열이 극심하면 석고 1냥을 가미하고, 열이 내리면 석고를 뺀 뒤에 약쑥·익모초를 각 1돈씩 가미하여 쓴다.

④ 태양인 : AB형······중풍 초기에 가미보해탕을 복용하면 대개 5첩에 효과가 뚜렷하고, 10~20첩에 완쾌된다.

⑤ B형과 O형은 각 30첩, 그리고 A형과 AB형은 각 40첩 복용해야 한다.

(2) 솔잎땀은 중풍 치료에 특효하다.

[전충·백강잠의 생강 법제법]

생강을 깨끗이 씻은 다음 가늘게 썰어 프라이팬에 약 3센티 두께로 깔고, 그 위에 전충을 골고루 얹어 뚜껑을 덮어두면, 생강이 약간 타서 연기가 나는데, 생강이 반쯤 타고 전충이 잘 쪄지면 전충을 골라낸다. 다시 한번 같은 방법으로 한 번 더 쪄낸 다음, 잘 말려서 쓴다.

(백강잠은 위와 같은 방법으로 한 번만 쪄서 쓴다.)

　[주의 사항]
　중풍은 발병한 지 한 달 이상이 경과하면 치료하기가 상당히 어려우므로 중풍 중기・말기의 치료법은 전문의를 찾아감이 나을 것 같아 삭제하였음을 양해하시기 바란다.

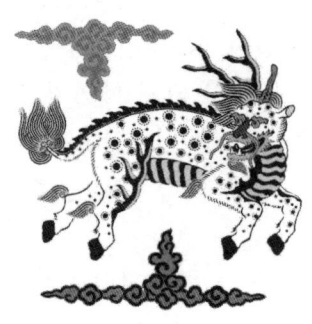

7. 어혈 흡압 요법(부항 요법)

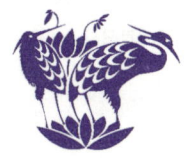

음식물의 독이나 생활 환경에서 나오는 독소가 혈액 아시도시스를 일으켜 산독증이 생기거나, 운동 부족 등에 의해 혈액의 흐름에 장애를 받게 된다. 이렇게 울혈하여 나쁜 피가 정체되면 신경활동이 둔해지므로 신진대사에 지장이 생겨서 혈액의 힘이 약해지고 병균이 왕성하여 마침내 병을 유발시킨다. 이런 것을 총칭하여 어혈이라 한다.

새로운 혈액이 활발히 순환되면 방어력이 강하기 때문에 어떠한 병균이 침입해도 발병하지 않는다.

만성병에 걸려 고생하는 대개의 사람들은 모두 종합적인 독소인 어혈이 그 원인이다. 오래된 난치병에도 종합적인 독소, 즉 어혈을 배출시키면 병은 근본적으로 낫게 되며, 단시일 내에 특효가 있다.

어깨가 뻐근한 것은 폐가 나빠지거나 위장병·부인병, 뇌와 눈·귀, 그 밖의 내장의 병에 의해 신경계통의 반사작용이 생겨 울혈을 일으키기 때문이다. 예부터 어깨가 뻐근할 때는 부항을 뜨는데, 대개 1회로 낫는다.

그런데 어혈 요법은 내부의 울혈을 외부로 유도시키며, 잔재 혈관(殘在血管)의 배설작용에 의해 나쁜 피를 소변으로 배설시키고,

혈액을 정화시켜 병을 낫게 한다.

이 요법은 가정에서 쉽게 실시할 수 있으므로 매일 1회씩 실시하면 어떠한 만성병에도 유효하며, 특히 졸중의 반신 불수나 동맥 경화증・부인병・만성 위장병・신경통・늑막염・복막염・치질・각기 등에도 특효가 있다.

 어혈 흡압 요법의 방법(부항 뜨는 방법)

먼저 배를 내놓은 채로 환자를 눕히고 시술자는 환자의 왼쪽에 앉는다.

지름 5cm되는 사기 그릇 15개, 연료 알코올 소량, 양초와 성냥, 소독저, 방석 1개, 소금 반 스푼 정도 섞은 식염수(컵 반잔) 등을 준비한다.

어혈 요법에는 전체 요법과 국소 요법이 있는데, 어떤 병에도 처음에는 전체 요법을 실시한 다음, 병에 따라 국소 요법을 실시한다. 전체 요법만으로도 병이 낫지만 국소 요법을 가하면 그 효과가 더욱 좋다

(1) 전체 요법

이 요법은 배와 등 부분에 실시한다.

처음에는 복부에 실시하여 환자를 바로 눕히고 〈그림 1〉과 같이 배꼽을 중심으로 배꼽 위에 1개, 그 좌우 4.5cm 되는 곳에 각각 1개, 배꼽 아래 4.5cm 되는 곳, 즉

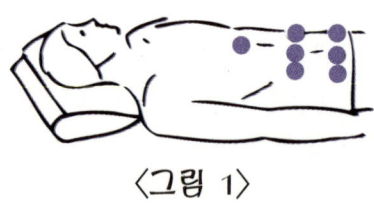

〈그림 1〉

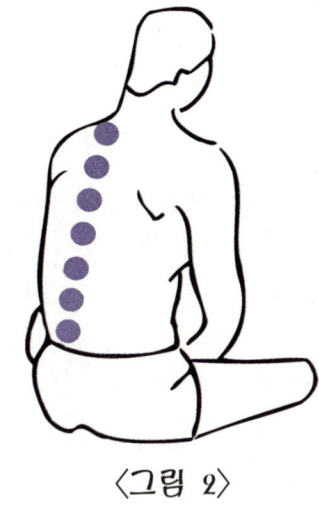

〈그림 2〉

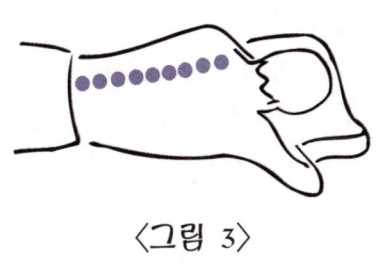

〈그림 3〉

단전에 1개, 가슴 복판 밑 1개 이상 여섯 군데에 시술을 마치면 환자를 일으켜 등을 시술자에 향하도록 앉힌 다음 〈그림 2〉 또는 〈그림 3〉과 같이 등에 실시한다.

등뼈의 제7경추에 1개를 실시한 다음 〈그림 2〉와 〈그림 3〉처럼 등뼈 위로 어른은 9~10개를 흡착시킨다. 등의 시술과 배의 시술이 바로 전체 요법인데, 어떠한 병에도 실시할 수 있다.

뼈가 튀어나와 부항기가 잘 붙지 않을 때는 〈그림 3〉처럼 눕히고 실시한다. 병의 상태나 체력이 약하고 선병질인 사람은 처음 2~3일은 윗부분의 세 곳에 흡착시킨 다음 1~2분 지난 후 부항기를 떼고, 또 다음 4, 5, 6의 세 곳에 흡착시킨 후에 떼고, 다시 7, 8, 9의 세 곳에 흡착시키도록 한다.

체력이 강한 사람은 4~5일간 위의 요법을 실행한 다음에는 〈그림 3〉처럼 목덜미로부터 엉덩이까지 한꺼번에 흡착시킨 뒤에 3분 정도 지난 후 떼어낸다. 반신불수나 동맥경화증인 사람은 시간을 차차 길게 하고 2회 되풀이하여 흡착시킨다.

어떤 병에 있어서도 체질이 약한 사람은 흡착하는 수를 적게 하는 한편 시간을 단축시키고, 또 체질이 강한 사람은 시간을 길게 한 번에 많이 흡착시켜도 된다. 흡착 부분은 식염수로 처리한다.

왜냐하면 화상과 열을 방지하기 때문이다.

(2) 국소 요법

① 가정에서 실시할 수 있도록 병명이나 증상에 따라 국소 요법을 설명해 놓는다. 앞에서 말한 배 부분과 척추 부분을 시술하는 전체 요법은 반복되기 때문에 설명을 피하며, 모든 병에 전체 요법을 실시한 다음 이 국소 요법을 실시한다.

② 동맥경화증(고혈압)과 반신불수일 때 이 병은 치료가 불가능하지만, 이 어혈 흡압 요법을 하루에 1회, 2일째부터는 아침저녁 2회 실시하는데, 동맥경화증일 때는 2개월 만에, 반신불수일 때는 3개월 만에 대개 낫고, 재발되지 않는다.

변비는 복부 마찰을 매일 실시하는 한편, 결명자를 복용하고 또 단식을 하면서 이 요법을 실시하면 1개월 정도로 낫는다.

③ 환자를 〈그림 1〉과 같이 바로 눕히고, 앞에서 말한 배의 전체 요법을 실시한 다음, 가슴 바로 밑 정중앙에서 왼쪽으로 약 1.5cm 정도 벗어난 곳(이 곳에서 배꼽으로 바로 내린 선이 복부 대동맥의 경로임)에 1개를 흡착시킨다.

그렇게 1회에 2분 정도 유지한 후 떼기를 2~3회 되풀이하거나 그대로 5분 동안 두어도 좋다. 즉, 배와 등에도 전체 요법과 이 국소 요법을 2회 실시한다.

그 다음 환자의 등골이 굽어지지 않도록 똑바로 눕히고 양손을 겹쳐 이마에 대어 베개로써 고정시킨다. 그리고 〈그림 4〉와 같이 다리의 뒤와 발가락 양쪽

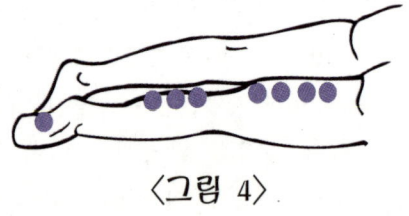

〈그림 4〉

에 흡착시킨다. 1회에는 2~3분 두었다 떼기를 2~3회 되풀이하거나 5분간 두는 것도 좋다. 팔은 〈그림 5〉와 같이 팔의 양쪽과 어깨, 손바닥에 1개씩 실시한다.

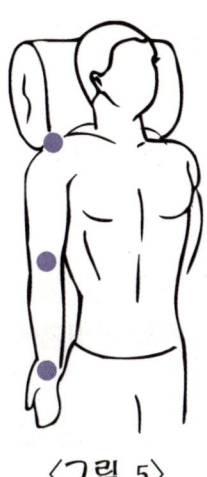

〈그림 5〉

동맥경화증(고혈압)의 경우는 〈그림 4〉와 같이 양쪽 다리에 실시하고, 반신불수의 경우에는 아픈 다리에만 약 40분에서 1시간 정도 실시한다.

매일 2회, 오전 9시와 오후 5시쯤으로 해서 실시하고, 때에 따라서는 적당한 시간을 골라 실시한다. 이와 같이 매일 되풀이하여 실시하면 동맥경화증이나 만성병은 2개월 반 정도, 반신불수는 3개월 정도로 치료된다.

 ## 부인병의 시술법

부인병은 여러 가지 종류가 많은데, 자궁 근종·자궁 전후굴·자궁 내막염 등은 이 어혈흡압 요법으로 3주 내지 6개월 안에 치료된다. 다른 만성 부인병도 종합적 독소인 어혈 때문에 일어나므로 이 요법을 오래 실시하면 반드시 낫는다. 다리나 허리가 냉한 것이 없어지며, 묵은 피가 제거되는 한편, 혈액의 흐름이 왕성해지므로 부인병은 완치된다.

시술법은 앞의 〈그림 1〉과 같이 바로 눕히고, 복부에 실시한 다음 등쪽 척추부에 전체 요법을 실시하고, 또 국소 요법을 실시해도 좋으나, 전체 요법을 2회 정도 되풀이하여 실시한다.

자궁암 외에는 3주에서 1개월 정도에 완쾌된다. 자궁 근종은 비교적 오랜 시간이 필요하며, 7일간 시술을 하면 대하가 더욱 많아지기도 하지만, 8일째부터는 줄어든다. 상태가 나빠져도 중지하지 말고 매일 계속해서 실시하기 바란다.

 ## 좌골신경통의 시술법

중병일 때는 단식으로 나을 수 있지만 다른 요법으로는 잘 낫지 않는다. 그러나 어혈 요법을 매일 실시하면 10년 묵은 만성병도 반드시 낫는다.

시술법은 앞에서 설명한 등쪽의 전체 요법을 〈그림 1~2〉와 같이 2회 되풀이하여 실시하고, 아픈 다리에 국소 요법을 매일 1회 계속 실시하면 어떤 만성 신경통도 낫는다.

 ## 위장병과 치질의 시술법

앞에서 설명한 전체 요법을 실시한 다음, 복부에는 전체 요법을 2회 되풀이하여 실시하고, 등쪽은 〈그림 4〉와 같이 척수 양쪽에 흡착시킨다. 특히 치질의 경우 항문 부근과 허벅지 위쪽, 음부의 양쪽, 하복부 등에 흡착시킨다. 1주 동안은 기분이 좋지 못할 경우가 있지만, 걱정할 필요 없이 열심히 실시하면 약 1개월 정도로 깨끗이 낫는다.

늑막염의 시술법

외상성 외의 늑막염은 다음과 같이 실시하면 평균 1개월 정도면 호전되어 차차 낫는다.

늑막염 환자는 대개 선병질적인 체질이기 때문에 처음에는 흡압기 3개 정도를 준비하고, 30초 정도로 여러 번 되풀이한다.

이를테면 앞에서 설명한 전체 요법만 1~2일 실시하고, 4~5일째부터는 흡압기의 수를 많이 준비하는 한편, 시간도 1분 정도 연장시켜 전체 요법을 실시한다.

오른쪽 늑막염일 때는 〈그림 4〉처럼 등쪽 왼쪽만 흡착시킨다.

 ## 복막염의 시술법

농이 괴는 화농성 복막염에서 농이 나오지 않으면 완쾌되지 않는다. 따라서 복수·건성·급성·만성도 매일같이 이 요법을 열심히 실시하면 중병은 2~3개월, 경증은 1개월로 완치된다.

시술법은 앞에서 설명한 바와 같이 등의 전체 요법을 한 번 실시한 다음, 다시 한 번 되풀이한다. 처음에는 2~3일부터 1주 동안 몸의 상태가 좋지 않더라도 꾸준히 실시하면 차차 낫는다.

8. 요탕 및 각욕 요법

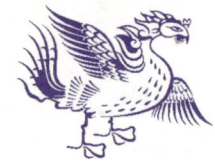

요탕은 평범한 간호라고 생각할지 모르지만, 몰핀 등 진통제를 총동원해도 30분 정도밖에 효력이 없는 자궁암 수술과 같은 과민성에 황포(해초)의 1회 요탕으로 진통이 멎었다는 예가 있다.

요탕은 여러 가지 부인병 외에 장카타르·적리·뇌병·방광 카타르·치질 등에 특효가 있으며, 특히 자궁암·장카타르 등 진통이 있을 경우에는 어떤 약도 미치지 못할 만큼 잘 듣는다. 자궁 후굴·수란관 폐색·자궁 내막염·불임증 등은 매일 요탕을 하여 혈액순환을 돕고, 부인병의 경우에는 뜸을 함께 실시하면 대개는 낫는다. 부인병은 묵은 피가 원인이므로 피돌림을 좋게 하지 않는 한 수술해도 재발한다.

그러면 요탕과 각욕의 방법을 알아보자.

1) 몸을 따뜻하게 하는 데는 이 황포의 요탕이 가장 좋고 재료도 구하기 쉽다. 황포 200g 정도(목욕탕을 이용할 때는 약 400g)를 4~5리터의 물에 삶아 다시 물을 조금 넣어 묽게 하고 20~30분씩 엉덩이를 담가 따뜻하게 한다.

목욕탕을 이용해 몸 전체를 따뜻하게 할 때는 그만큼 시간이 더 걸리므로 효과가 적다. 따라서 요탕을 할 때는 다리를 밖으로 내놓고 일정 부위만 따뜻하게 한다.

  2) 각욕(脚浴)은 역리(疫痢)·콜레라·장카타르·관절염 등에서 마사지와 함께 따뜻하게 할 때 하는 일이며, 병원에서는 각욕반(脚浴盤)을 이용하지만, 가정에서는 물통을 이용하여 무릎 아랫부분을 따뜻하게 한다.
  이 각욕은 땀을 내어 병을 급히 멈추게 하는 데 이용되며, 두 주먹 정도의 겨자를 주머니에 넣어 끓인 물을 이용한다.

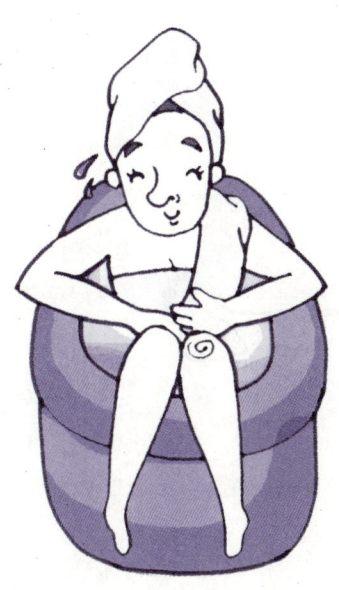

9. 운동 요법

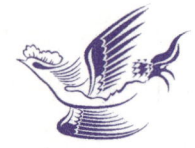

 ## 식욕이 생겨 비대해지는 배의 운동법

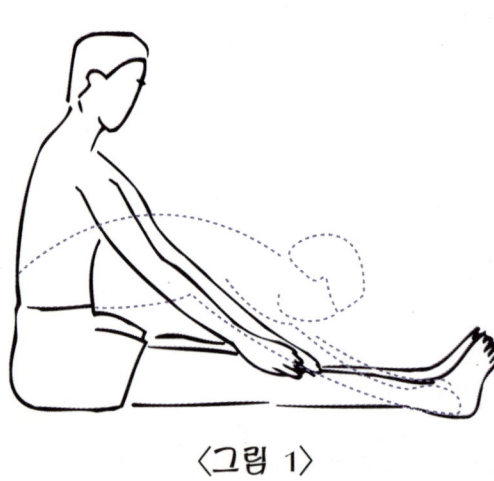

〈그림 1〉

단시간 내 실행하여 특효를 나타내는 배의 운동법이 있다.

매우 바쁜 사람이나, 어떤 방법으로도 식욕이 생기지 않는 환자, 빼빼 마른 사람, 허약 체질, 또는 여러 가지 위장병을 가진 사람, 그 밖의 난치병을 가진 사람은 이를 실행한다.

〈그림 1〉처럼 앉아 몸통을 앞쪽으로 굽힌 다음, 양쪽 팔을 점선에 따라 복숭아뼈까지 펴고 몸을 일으키기를 100회 정도 실시한다.

실행 방법

① 〈그림 2〉처럼 앉아 허리를 굽힌 다음 머리를 숙이고 하복부(배꼽 부분)를 약 30초 동안 당겨 넣은 후, 천천히 배를 부르게 한다.

다음에 허리를 펴고 머리를 올려 정상 위치로 되돌아간다.

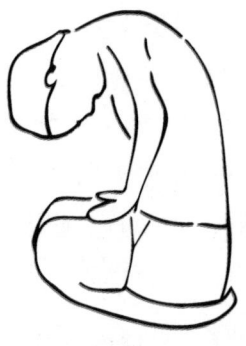

〈그림 2〉

② 머리를 천천히 뒤쪽으로 눕혀 허리를 편 다음, 천장을 바라본 뒤 약 30초가 지나면 본래의 위치로 되돌린다.

③ 이번에는 〈그림 4〉처럼 왼쪽 엉덩이를 들어 올리지 않고 허리를 옆으로 세게 굽히는 한편, 오른쪽으로 머리 굽히기를 30초 동안 계속하고, 천천히 정상 위치로 되돌아간다.

다음에는 반대 운동을 한다.

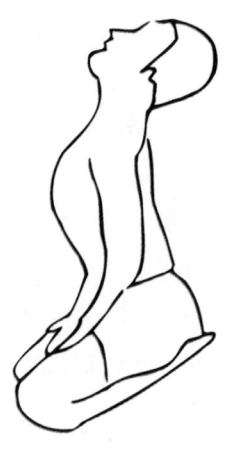

〈그림 3〉

④ 이상의 운동을 5~10분간 실시하면 된다. 그러나 고열 환자·복막염·충수염·위궤양·심한 심장병·임신 말기 등에는 실시하지 않는다.

위장이나 여러 내장의 혈액은 간장의 문맥계를 지나지 않으면 심장에 되돌아가지 못하지만, 손발의 혈액은 1분 정도면 심장

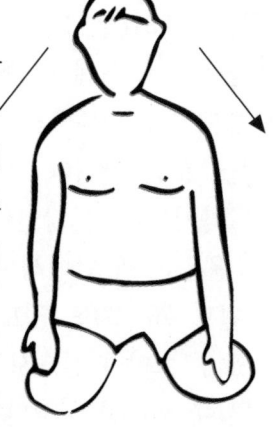

〈그림 4〉

으로 되돌아간다.

배의 운동이나 근육을 움직이지 않는 사람의 위장과 내장의 혈액은 한 시간 이상 배에 정체한다. 그러므로 여러 가지 내장의 기능이 약해져 이완성 또는 무력성이나 하수성으로 되어 여러 가지 병을 일으키는 원인이 된다.

 ## 베네트 운동법

(1) 젊어지는 운동법

미국에서는 이 운동법을 모르는 사람이 없을 정도로 평판이 매우 높은 일종의 건강 운동법이다.

베네트 씨는 수십 년에 걸쳐 연구한 끝에 이 운동법을 완성시키고, 72세의 나이에도 불구하고 매우 젊게 살 수 있었다. 다른 운동법들은 대개 사지와 몸통을 적당히 움직이도록 되어 있을 뿐이지만, 베네트식은 온몸운동 외에 얼굴이나 목과 머리를 합리적으로 마찰하여 노쇠의 주름이 생기지 않게 하는 것이 특징이다.

온몸운동에 의해 영양이 좋아져서 얼굴이 둥굴어지고, 마찰 때문에 혈액이나 임파액의 순환이 좋아져서 주름이 없어지며, 혈색이 좋아질 뿐만 아니라, 눈도 맑아지고 머리카락도 많아지므로 얼굴이 달라지는 것은 당연한 일이다.

이 운동은 방 안에서도 실시할 수 있다.

시간도 20~30분 정도 소요되므로 매일 아침 기상시에 실시할 수 있다. 그러나 반드시 누워서 할 필요는 없고, 서서 해도 된다.

학설에 의하면 노쇠의 원인에는 여러 가지가 있으나, 그 중 중요한 이유는 혈관 속에 있는 석회질이 침착을 일으켜 낡은 고무관과 같이 허물어지는 일과 근육 안에 대사산물(代謝産物 ; 노폐물)이 남기 때문에 영양이 나빠지며, 탄력성을 잃고 주름이 생긴다고 한다.

그러므로 이 노폐물을 제거시키고 주름이 생기지 않도록 하려면 얼굴이나 목을 마찰시키고 온몸의 근육을 신축시켜 혈관과 근육을 유연하게 하면 혈액순환이 촉진되어 석회질이나 유독성의 노폐물이 제거됨으로써 자연 노쇠 현상을 막을 수 있다.

따라서 이 운동법은 근육을 신축하여 근육 안에 고인 노폐물을 짜내는 것인데, 연속적으로 재빠르게 실시함으로써 이 목적을 달성할 수 있다.

＊일상의 양생법에 대해서도 여러 가지 주의할 점이 있는데, 대소변의 배설에는 특히 중점을 두어야 한다.

식양생은 매우 간단하며, 배가 고플 때 8할 정도 취하는 한편, 때때로 만복이 되도록 먹고서 위의 위축을 막을 정도로 주의를 하면 된다.

또는 단식 요법도 실행하고, 그 밖의 피부 저항력을 증진시키기 위해 햇빛이나 공기도 가끔 쪼이도록 한다.

요컨대 젊어지는 원리를 간추리면, 여러 가지 작업이나 보행 등은 일정한 동작만을 반복하기 때문에 많이 작용하는 근육과 쉬고 있는 근육이 따로 구분되므로 모든 혈관이나 근육의 경화를 해소시킬 수 없다는 것이다.

이것이 노쇠의 원인이 되므로 매일 한 번은 온몸의 근육과 혈관을 신축해 줌으로써 이 경화를 방지하면 피가 잘 돌아서 언제까지나 정력이 쇠약해지지 않는다고 한다.

(2) 각 부분의 운동법

이 운동법은 간단하기는 하지만 급소를 자극시키므로 체질 개선을 완전히 할 수 있다. 여기에 냉수마찰이나 일광욕을 곁들여 실시하면 더욱 좋은 효과를 얻을 뿐만 아니라, 웬만한 병은 막을 수 있고, 또 만성병은 저절로 없어진다.

그러나 열이 있는 환자, 5개월 이상의 임신부 사람, 심장병, 180 밀리 이상의 고혈압 환자는 실시하지 않는 것이 좋다.

그러나 얼굴이나 머리의 마찰, 손이나 어깨의 운동은 실시해도 상관없다. 그리고 만성 위장병·선병질·부인병, 혈액순환이 좋지 못한 사람, 신경쇠약, 류머티즘, 신경통, 혈관 경화증, 늑막염의 회복기, 그 밖에 의료로써는 낫지 않는 병 등에 특효가 있다.

① 복부운동(위장 강건법)

가. 베개를 베지 않고 바로 누워 하복부에 숨을 들이쉬면서 단전 (배꼽 아래 약 4.5cm)에 힘을 넣은 다음 두 손을 단단히 쥐고, 팔꿈치를 대지 않고 머리와 어깨를 힘껏 들어올림과 동시에, 양 주먹으로 북을 치듯이 단전을 친다.

숨을 서서히 내쉬면서 머리와 어깨를 본래의 위치에 되돌리면서 배의 힘을 뺀다. 속도는 깊은 숨쉬기 정도로 하며, 이것을 약 20회 이상 계속한다.

나. 앞의 본래 위치로 되돌아간 다음, 한쪽 무릎을 굽힘과 동시에 같은 쪽의 엉덩이를 들어올리는 것처럼 해서 무릎이 배에 닿도록 세게 굽힌다(이때 손을 쓰지 않는다).

다시 본래의 위치로 되돌아간 다음, 힘을 빼고 또 반대쪽의 다리를 이용하여 앞에서 한 것과 같이한다. 좌우 10회 이상 실시하며, 무릎에 손을 대지 않고, 배와 무릎에만 힘을 넣고서 무릎이 배에 닿도록 힘을 세게 넣어 굽힌다.

이 운동은 위장이나 그 밖의 복부의 장기를 튼튼히 하며, 만성 위장병 등은 대개 이 운동법으로 낫게 된다. 즉, 소화액의 분비를 촉진시키고 배속의 혈액순환이 잘 되게 해준다.

(3) 간장의 강건 운동

① 바로 누워 있는 위치에서 양쪽 손의 손가락을 오른손 옆배(갈비뼈의 아래쪽)에 댄 다음, 오른손은 오른쪽 가슴을 향하여 갈비뼈 위를 문질러 줌과 동시에 갈비뼈 아래쪽에 있는 간장을 누르면서 문질러 올라간다.

이것을 50회 이상 실시하는데, 이때는 양쪽 다리의 무릎을 굽혀 세우고서 배의 힘살을 늦추어 준다.

② 오른손을 놓고, 몸을 오른쪽으로 눕힌 다음, 양쪽 무릎을 조금 굽혀 약간 밀어낸다. 그리고 왼쪽 손으로 오른쪽 옆배로부터 갈비뼈 밑을 누르는 것처럼 마찰한다. 이것은 간장의 아래쪽 면을 마찰하는 일이며, 30회 이상 실시한다.

③ 이번에는 왼쪽으로 눕고 오른손을 쥔 다음, 간장 부분을 재빠르게 두드린다. 그리고 오른쪽 배의 갈비뼈 아래로부터 시작하여 아래위 전면을 50회 이상 두드린다.

이 간장 부분을 두드리는 마찰법은 베네트 씨가 건강상 매우 중요시한 것으로, 온몸에 많은 영향을 주는 건강법이다.

(4) 인후부(咽喉部)의 신축 운동

어깨 밑에 방석을 3겹으로 접어 끼우고 바로 누워서 숨을 들이쉬며 머리를 뒤쪽으로 세게 굽히는 것을 반복한다. 이때 아래턱을 위쪽으로 올려 힘살이 당겨지도록 한다. 그리고 본래 위치로 되돌아간 다음, 숨을 내쉰다.

20회 이상 실시하며, 의자에 앉아서 실시할 때는 입이 천장을 쳐다보는 것처럼 하면 된다.

이 운동은 목이나 목 밑의 주름을 없애는 데 가장 특효이며, 젊어지는 방법 중 가장 중요한 운동이다.

(5) 목줄기의 운동

① 베개를 괴지 않고, 바로 누워 양손으로 머리 뒷부분을 안은 것처럼 잡고서, 머리를 앞쪽 위로 힘껏 구부린다. 그러면 양쪽 어깨가 올라가 가슴이 보이게 된다. 본래 위치로 되돌아간 다음, 숨을 내쉰다. 이 운동을 10~20회 정도 실시한다.

② 누운 위치에서 목을 좌우로 굽혀 귀가 어깨에 닿도록 힘껏 구부린다. 이때 목뼈에서 소리가 나지만 이것으로 목과 어깨의 근육이 신축되어 목뼈가 정정된다. 이 운동은 앉아서 해도 무방하지만, 너무 빠르게 실시해서는 안 된다. 이것을 좌우로 번갈아 20회 정도 실시한다.

③ 앞의 위치에서 목을 좌우로 비틀어 턱이 어깨에 닿을 정도로 돌리는데, 어깨를 올리지 않도록 주의해야 한다. 이때 턱이 어깨에 닿지 않는 것은 근육 경화되어 있는 탓이다. 이것을 20회 이상 실시한다.

(6) 어깨의 운동

① 이 운동은 베개를 괴지 않고 실시한다.

누운 채로 오른손으로 왼쪽 팔꿈치를 잡음과 동시에 왼손으로 오른손을 잡는다. 왼손으로 오른쪽 팔꿈치를 힘껏 잡아당기는데, 이때 어깨가 당길 정도로 세게 끌어당긴다. 이렇게 하면 오른쪽 어깨와 등줄기를 잡아당기는 효과를 볼 수 있다.

② 바로 누워서 양쪽 팔꿈치를 굽혀 양쪽 가슴에 대고, 손을 쥐고서 발꿈치를 굽힌 대로 관절을 움직임과 동시에 양쪽 팔꿈치로 좌우 한꺼번에 양쪽 가슴의 갈비뼈를 친다.

이것을 10회 이상 실시한다.

③ 오른쪽 어깨를 힘껏 올리고 본래의 위치로 되돌아간 다음, 이것을 50회 이상 실시한다.

왼쪽 어깨를 움직인다. 어깨는 7~8cm 정도 올라가게 되는데, 이때 상반신을 조금 반대쪽으로 기울여 하복부의 힘줄까지 힘껏 잡아당기는 것처럼 해서 어깨를 끌어올린다.

이 운동은 척추신경과 교감신경 전체를 움직이는 일이 되기 때문에 몸에 많은 영양을 주며, 보건상 가장 중요한 일이 되므로 집무중이나 좌담중, 또는 보행 중에도 실행하면 좋다.

이 운동으로 어깨 류머티즘은 1회로써 낫고, 신경통 류머티즘 등에도 특효를 나타낸다.

(7) 허리의 운동

① 베개를 괴지 않고 바로 누워서 팔짱을 낀 다음 머리를 들어 올리는 한편, 허리에 힘을 넣고 상반신을 오른쪽으로 힘껏 기울인다. 본래대로 되돌아간 다음 또 왼쪽으로 기울인다. 이것을 20회 정도 실시한다.

② 베개를 괴고 오른쪽 어깨를 아래로 해서 옆으로 누워 팔짱을 낀 다음, 오른쪽 팔꿈치로 몸을 받고서, 양쪽 무릎을 조금 굽힌다.

숨을 아랫배에 들이마시면서 다리와 머리를 힘껏 들어올린 후 숨을 내쉬면서 본래 위치로 되돌아간다. 5~10회 정도 실시한 다음, 이번에는 왼쪽 어깨를 아래쪽으로 해서 실시한다.

이 운동은 온몸운동 중에서 가장 중요하며, 몸의 모든 근육이 움직이기 때문에 좋은 효과가 나타난다. 식욕이 왕성해지고, 변비·만성 위장병 따위는 확실히 근치되며, 동맥경화증과 같은 난치병도 계속하면 반드시 낫는다.

(8) 손의 운동

① 누워서 오른손으로 왼쪽 손목을 쥐고 오른쪽으로 세게 잡아당김과 동시에 왼쪽 팔꿈치는 왼쪽으로 당기면서 아래쪽 팔을 펴도록 한다. 그 다음 반대쪽을 실시한다. 이것을 좌우 각각 20회 이상을 실시한다.

② 앞의 법칙에 따라 손목을 쥐는 대신 팔꿈치를 쥐고 위쪽 팔을 잡아당긴다. 이 운동은 좌우 각각 5회 이상 실시한다.

③ 바로 누워서 손목을 쥐고, 또 팔꿈치를 편 다음, 손을 머리쪽으로부터 다리 한쪽을 돌려 큰 원을 그린다. 한 번 돈 다음에는 숨을 내쉰다.

이 운동을 천천히 각각 5회 이상 실시한다. 서서 실시해도 좋다.

(9) 폐의 운동

① 바로 누워서 양쪽 손으로 무릎을 잡고 숨을 힘껏 들이쉬고 무릎이 배에 닿도록 힘껏 잡아당긴 다음, 잠깐 동안 지속한다.

다음에 본래 위치로 되돌린 다음, 숨을 내쉬고 힘을 뺀다.

각각 10회 이상 실시한다.

무릎이 가슴에 닿을 정도 힘껏 당기면 어깨와 머리가 자동적으로 올라가게 된다. 이렇게 하면 폐가 수축하는 효과가 있다.

② 바로 누워서 다리를 편 다음 숨을 힘껏 들이마셔서 아랫배를 단단히 하고, 다리에 힘을 넣어 발끝을 무릎쪽으로 잡아당기듯이 하여 발목을 굽힌다. 그러면 발꿈치가 위쪽으로 오르게 되며, 장딴지의 힘살이 당기게 된다.

또 엉덩이를 들어올려 배를 높게 하고, 어깨와 발끝으로 다리(橋)를 놓는 것처럼 한다.

다음에 엉덩이를 내리고 다리의 힘을 늦춘 다음, 숨을 내쉰다.

또 앞에서와 같은 숨을 들이쉰 다음, 발가락 끝을 앞에서 한 것과는 반대로 아래쪽으로 내리도록 하고서, 배를 들어올려 다리를 놓는 것처럼 한다.

이것을 번갈아 5~6회 실시하도록 한다.

발꿈치를 밀어올릴 때는 장딴지의 힘살이 당기게 되고, 또 발가락 끝을 밀어내릴 때는 아래쪽 다리의 앞쪽 힘살이 당기는 효과가 있다.

10. 지압 요법

사람의 신경세포는 정신적·기계적인 자극 및 혈액의 영향에 의해 활동하고 있다. 이것을 자극하여 병증을 해소하는 지압법은 유파(流波)에 의해 영감이나 암시를 이용하지만, 방법에는 약간의 차이가 있다.

이를테면 손가락으로 온몸의 혈관·임파관(淋巴管)·신경조직 등을 압압(押壓)하여 쉬고 있는 신경에 자극을 주어 흥분시키면 조직 내에 침착되어 혈액의 흐름을 막고 있던 지방분이나 석회분을 해소시켜 조직을 개조시키는 것은 같다.

이 요법은 미국에서 성행되고 있으며, 현재 우리 나라에서도 많이 이용되고 있다. 근래에는 이 지압법의 유파가 매우 많아져서 지압법·혈액순환 요법·영장술 등의 명칭으로 각각 독특한 효과를 나타내고 있는데, 난치병이 속속 치유되고 이 지압법으로 뇌병이 완치된 사실도 있다.

 ### 지압법을 실시하는 방법

지압은 무지로부터 세 손가락을 이용하여 압박을 가해 나간다.

압박의 정도는 환자의 증상, 비만 정도, 지압하는 장소에 따라 다른데, 보통은 약간 통증을 느낄 정도로 누른다. 약 10초 정도 천천히 시작하면서 세게 누르며 힘을 준다.

시술자는 엄숙한 태도로 임해야 하고, 아랫배에 힘을 넣어 열심히 실시해야 하며, 환자에게 일종의 영감이 전해져 예기한 이상의 효력을 보게 한다. 환자는 온몸의 힘을 빼고, 편안한 자세로 모든 것을 시술자에게 맡기는 태도가 중요하다.

임산부는 자궁이 있는 하복부에 닿지 않도록 주의하면서 임신 3개월까지는 배의 지압법을 실시할 수 있다. 그러나 전염병이나 안정을 요하는 고열자, 또는 붉게 부어 있는 곳이나 흡출혈성인 사람에게는 지압법을 실시할 수 없다.

 두부 및 안면 지압법

〈그림 1〉의 점선에 따라 〈그림 2〉와 같은 방법으로 한 곳에 3번씩 누른다. 특히 중앙선은 주의하며, 어린이의 경우는 숨구멍과 뒤통수를 주의해서 눌러줘야 한다.

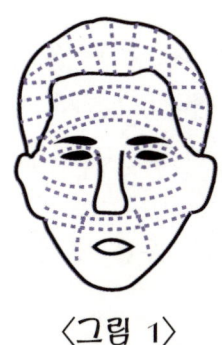

〈그림 1〉

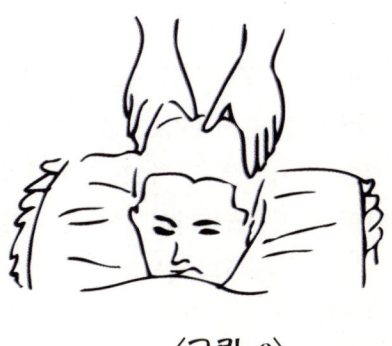

〈그림 2〉

이 중앙선은 효력이 잘 나타나므로, 신경쇠약으로 잠을 못 이루는 사람은 스스로 지압하면 된다. 이 점선대로 지압해도 좋지만 머리와 얼굴 전체에 지압하는 것이 더욱 효과 있다.

눈썹·수염·머리 부분에 지압을 하면 털이 희게 변하는 것을 예방할 수 있다.

(1) 눈 : 처음에 양쪽 손가락으로 눈 둘레의 뼈 위를 5번 정도 돌려서 누른다. 눈을 감고 안구를 10회씩 누르고 비비면 매우 효력이 있어 노안이나 근시안을 완전히 예방할 수 있으며, 오랫동안 계속하면 토라코마나 백내장이 낫기도 한다.

안구를 조금 세게 눌러도 별다른 이상이 없을 뿐만 아니라, 도리어 속에 괴어 있던 묵은 점액이 나오므로 피로 해소에 좋다.

(2) 코 : 앞의 〈그림 1〉의 점선을 따라 5~6회 누르면 축농증은 물론 어떤 콧병도 잘 낫는다.

(3) 이 : 뒤통수에서 귀밑을 지나 코, 양쪽 입 둘레, 아래턱과 위턱 등 전체를 20회 정도 누르면 치통이 없어진다.

(4) 귀 : 3회 정도 귀 둘레를 누른 다음, 귓속에 손가락을 넣고 아래위로 들어올리는 것처럼 서서히 누르고 뺀다. 그 다음 양쪽 귀를 손가락으로 막고 진동시키면 고막이 자극되므로 중이염, 그 밖의 귓병, 노쇠기의 난청도 예방된다.

이외에 두부와 안면의 지압으로 신경의 병이나 두통 및 편두통이 낫는다.

등 부분의 지압법

침대에 엎드려 5~6회 정도 후두부를 누르
며, 목을 〈그림〉처럼 옆으로 짚고 5~6회 마
사지한다. 다음에는 양손의 무지 끝으로 옆
그림처럼 양쪽 등뼈를 위아래 3cm 간격으로
엉덩이까지 강하게 누른다.

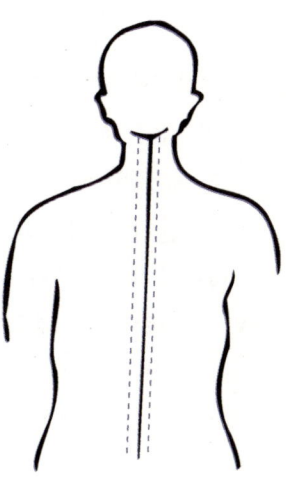

시술자의 몸을 환자 위로 얹는 것처럼 앞
으로 굽히고 무지에 힘을 주면 수월하게 실
시할 수 있다.

위에서부터 아래까지 5회 정도 누른 다음,
등뼈를 중심으로 하여 그 양쪽 5~6cm 되는
곳을 3회 정도 옆으로 올리는 것처럼 마사지
한다.

 복부 지압법

이 복부 지압법은 가장 어려운 지압법으로서 환자의 무릎을 굽
혀 바로 눕혀놓고 양손을 겹쳐 3개의 손가락 끝을 배(중앙) 속에
밀어넣는 방법이다.

(1) 손바닥으로 배를 천천히 쓰다듬는 것처럼 가볍게 누른 다음,
손가락 끝에 힘을 주어 천천히 밀어 누른다. 환자가 통증을 느낄
때는 천천히 환자의 얼굴을 살피며 가감한다.

(2) 손가락 끝으로 조금 아플 정도로 밀어 누른다. 심하게 아픈 곳이 있을 때는 그 곳에 병의 원인이 있으므로 여러 번 반복해서 누른다.

(3) 복부 대동맥은 배의 정중앙보다 조금 옆으로 나와 있는 곳으로, 여기에 손을 대면 맥박을 느낄 수 있다. 동맥경화증에 의해 혈압이 높은 사람은 대개 이 복부 대동맥이 굵어져 있으므로 이 동맥을 누르면 혈관이 열려 피가 다리 쪽으로 통해 다리가 따뜻해져서 혈압이 낮아진다.

(4) 금기 : 전문가가 지압을 실시하여 위암을 근치시킨 예도 있지만 실시하기는 매우 어렵다. 그러나 위궤양·십이지장궤양, 그 밖의 전염병·급성 복막염·맹장염·급성 신장염·출혈성 방광염·임신·출혈성 부인병·복수·간장 비대와 5세 이하의 어린이에게는 금해야 한다.

배를 누르면 통증이 있고 기분이 좋지 않을 때가 있지만, 위에서 언급한 병 이외는 위험이 없기 때문에 마음껏 지압을 해도 된다. 배에는 몽우리가 있는 부분이 많은데, 이것은 모두 다 병의 원인이 된다.

이 몽우리를 누를 때 움직이는 것과 움직이지 않는 것으로 구분되는데, 움직이는 것은 녹아서 없어진다. 반대로 잘 녹지 않는 것은 중병이라 단정해도 틀림이 없다.

가스나 변이 정체되는 체질의 사람은 맹장부와 그 반대의 q자 모양의 부분을 여러 번 누르면 낫는다.

상지(上肢) 지압법

어깨 부분과 겨
드랑이 밑을 각각
3회씩 힘주어 누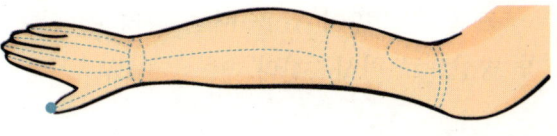
르고 〈그림〉처럼 점선을 따라 안쪽 팔을 3회씩 누른 다음, 손으로
옮겨 가면서 누른다.

손가락도 하나씩 누르고, 최후에 무지를 반대쪽으로 굽힌 다음,
4개의 손가락을 한데 잡고 반대쪽으로 5~8회 굽힌다.

이 상지 지압법은 졸중·동맥경화증·어깨나 손의 류머티즘·신
경통, 그 밖의 병명 불명일 때 쓰인다.

 ## 하지 지압법

상지 지압과 같은 방법으로 환자를 눕힌 후
점선에 따라 누른다. 무릎 뒤쪽은 한 곳을 3회
씩 누르고, 최후에 발꿈치 관절을 세게 움직이
는데, 발가락을 반대쪽으로 반전시키는 일은 손
의 경우와 같다.

이 양쪽 다리의 지압법은 배나 생식기·머
리 등에 정체되어 있는 혈액을 다리 쪽으로 유
도시키는 것이므로 거의 모든 병에 응용되며,
더욱이 위장병·부인병·동맥경화증·졸중·폐
병·늑막염 등에 매우 좋은 효과를 본다.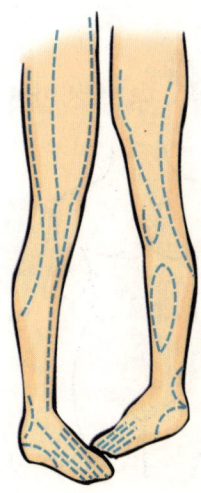

또 좌골 신경통에는 배와 허벅지 부분 및 양쪽 다리를 지압하면 대개 낫는다. 습관절염에는 일광 요법과 함께 무릎 부분의 뒤쪽만을 누른다. 각기병이 있을 때는 다리 전체를 지압하고, 그 다음에 위쪽 방향으로 마사지한다.

 ## 음부 · 항문 지압법

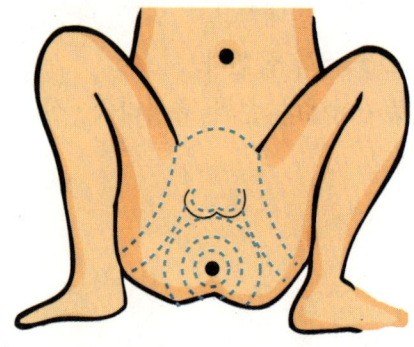

〈그림〉의 점선에 따라 한 부분을 3~4회씩 누른다.

이것은 부인병 · 남녀 임질병 · 방광 카타르(출혈성 급성은 제외) · 불감증 · 음위 · 조루 · 유정 · 치질 등 만성병에 특효가 있고, 오래된 만성 탈항이나 치루도 잘 낫는다.

 ## 유방 지압법

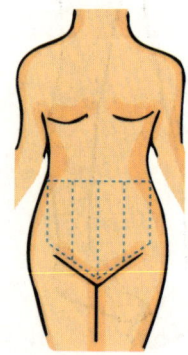

처음에 위 부분을 5~6회 지압하고, 가슴의 중앙선을 지나 유방 아래까지 계속한다.

그리고 유방을 왼손으로 받치고, 오른손으로 유방 밑까지 누른 다음, 유방 둘레를 누른다.

만일 유방에 몽우리가 있으면 가장자리부터 눌러 중심에 몰리도록 하면 차차 녹아 없어지는데, 양쪽 유방을 누르는 데도 약 5분 정도 걸린다.

11. 카이로프락틱 요법

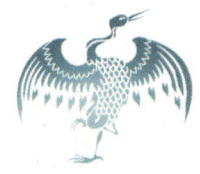

카이로프락틱 요법(이하 카이로 요법)은 척추가 굽어 있거나, 뼈가 어긋나면 척수 신경이나 혈관이 압박되어 여러 가지 병을 유발시켜 생명을 단축시키므로, 이것을 치유하면 모든 병이 낫는다는 원리이다.

33개의 등뼈가 쌓여 있는 척추 부분에는 양쪽에 31쌍의 추간공(椎間孔)이란 구멍이 있고, 그 곳으로부터 31쌍의 신경·혈관·임파관이 나와 있다. 이 신경은 온몸으로 분포되며, 각각 운동과 지각을 장악하고 있다. 이 척추에는 인대라는 강한 힘줄이 있으며, 이 힘줄은 뼈가 어긋나거나, 틀어지거나, 굽어지는 일을 막기 위하여 서로 잡아당기고 있다.

오랫동안의 습관이나 작업 또는 상처를 입어 〈그림 1〉의 아래쪽과 같이 굽어지거나 튀어나오거나 기울어지는데, 이것을 부탈구(副脫臼) 또는 부전탈구(不全脫臼)라고 한다.

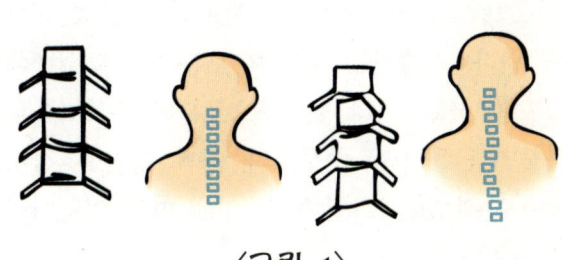

〈그림 1〉

　이와 같이 뼈가 어긋나면 그 추간공에서 나온 신경이나 혈관이 압박되어, 신경에 작용하는 부분의 감응에 지장을 받기 때문에 여러 가지 병에 걸린다.

　대개의 온몸 운동신경(손발을 움직이는 것 등의 신경)은 이 척추골의 추간공에서 나온다. 또 다른 내장이나 혈관에 분포되어 있는 교감신경(척추골의 양쪽에도 있음)도 교통지라고 해서 가지를 내어 이 운동이나 지각의 신경에 연락 교통하고 있다.

　그러므로 이 척추골의 쌓인 모양이 비틀어져서 둥근 추간공이

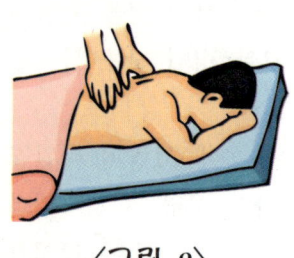

좁아지면 신경작용이 둔해진다. 이를테면 허물어진 부분의 신경이 지배하는 내장이 위가 되면 위가 나빠지고, 자궁이면 자궁에 이상이 생긴다.

　이 요법은 전문가가 아니면 실행하기 어렵지만, 가벼운 부전탈구라면 다음의 요법으로 치료할 수 있다.

〈그림 2〉

 ## 카이로프락틱 요법의 실제 (1)

　〈그림 2〉처럼 눕히고 양쪽 손을 잡고 이마에 댄다. 시술자는 환자의 오른쪽이나 왼쪽에 있도록 하고, 머리 뒷부분으로부터 손가락으로 목줄기를 5~6회 주무르며, 등뼈 양쪽을 상하 3cm 간격으로 〈그림 3〉의 선에 따라 엉덩이까지 누른다.

　이때 손가락에만 힘을 주면 피로하여 오랫동

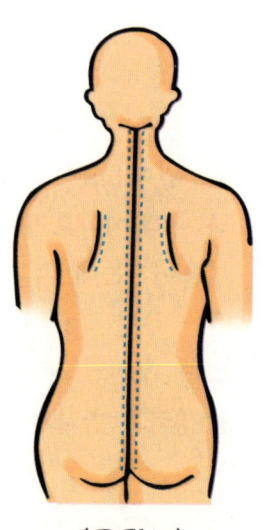

〈그림 3〉

안 못하므로 시술자의 몸무게까지 실리도록 한다. 누르는 시간은 1에서 10까지 빨리 외우는 동안 하고, 재빠르게 무지를 뗀다. 위와 같이 위쪽에서 아래쪽으로 5회 정도 되풀이하여 실시하고, 등뼈의 양쪽을 2~3회 가로로 집고서 세로로 5~6회 마찰한다.

(1) 이 카이로 요법은 대개의 병에 효과가 있어 미국에서는 감기에 걸려도 이 요법을 받는다. 즉, 우리 몸에는 척수신경과 교감신경의 지배를 받지 않는 곳이 거의 없으므로, 이 신경의 근간(根幹)에 이상이 있을 때는 그 신경의 지배하에 있는 수족이나 내장의 감수성 또는 전도성이 약해지기 때문이다.

(2) 척추골이 정상적인 사람은 거의 없고 이 부전탈구는 많다. 이 때문에 추골공(椎骨孔)이 좁아져 신경이나 혈관이 압박되고, 혈액이 등뼈 속으로 들어가지 못하기 때문에, 그 속에 있는 척수신경의 양분이 부족하게 된다. 따라서 중추로서의 신경 작용이 둔해지므로 그 지배하의 말초부(손발과 내장 등)에 병의 징조가 생긴다.

(3) 척수로·소아 척수마비와 같은 척수 직할의 병은 물론, 폐병·늑막염·위장병·간장병·부인병·생식기병·방광염·수족병, 어깨가 뼈근할 때, 허리가 아플 때, 신경통·류머티즘 등에도 효과를 볼 수 있다.

(4) 높은 곳에서 떨어져 허리나 등뼈에 이상이 생겨 수족이 마비되거나 소변이 나오지 않는 경우가 있는데, 이것은 척수의 타박으로 신경이 상했거나 부전탈구를 일으켰기 때문이므로 이 요법을 실시하는면 낫는다.

카이로프락틱 요법의 실제 (2)

다리를 60cm 정도 벌리고 서서 양팔을 허리에 댄 다음, 상체를 좌우로 깊이 굽혀 50회 정도 계속한다. 이때 그 반동으로써 어깨에 힘을 주어 무리할 정도로 허리를 굽힌다. 이것은 탈구 정복술의 일부분이며, 무리가 갈 정도로 심하게 굽히기 때문에 등뼈가 똑바로 정형된다.

탈구가 되지 않는 사람도 척수신경의 근원을 자극하기 때문에 다리나 배가 매우 따뜻해지고, 또 배의 힘살이 늘어나거나 줄어듦으로써 마사지와 같은 자극이 생겨 식욕이 증진되고 위장이나 간장이 튼튼해진다. 앞뒤의 법칙에 굽히는 일을 10회 정도 계속하고, 목을 좌우로 20회 정도 흔든다.

최후에 앙와위(仰臥位)로 손발을 수직으로 뻗치고, 아랫배에 숨을 많이 들이쉬어 부풀게 한 다음, 발꿈치와 어깨로 다리를 놓는 것처럼 하여 배를 서서히 들어올린다. 그리고 힘을 뺀 뒤 3~4초 동안 몸을 낮추면 된다. 이 운동은 근육을 신축시키는 효과를 나타낸다.

잠들기 전에 방바닥에 누워서 약 10회 정도 계속하면 쉽게 수면을 취할 수 있고, 이상 네 가지 운동만으로도 대개의 만성병은 완치된다. 매일 아침에 일어날 때 또는 잠들 때 1~2회씩 실시하면 좋다. 요법으로 열이 있는 환자는 실시하지 않는 것이 안전하다.

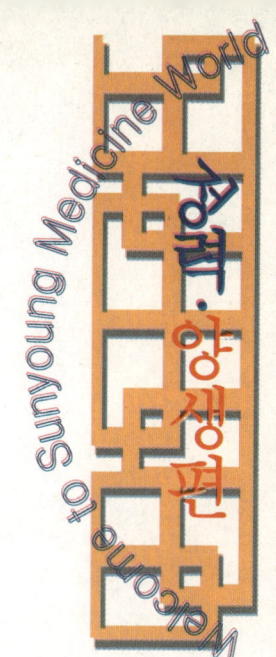

침뜸 · 양생편

제 3 편

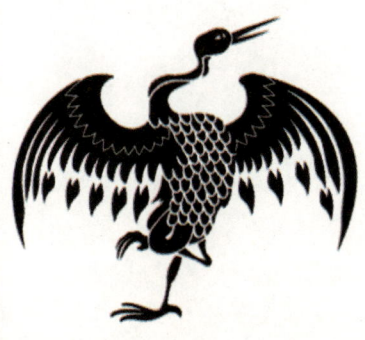

1. 미약(媚藥 : 정력제)

예부터 어느 민족에게나 미약이란 것이 전해 내려오고 있는데, 이것은 인류가 남녀의 사랑을 신비스럽게 여겼다는 증거라고 말할 수 있다.

고대인들은 미신적 법열을 구하려고 미약을 만들어낸 것에 지나지 않는다. 그러나 이것을 현대과학으로 비추어 황당무계한 것이라고 비웃을 문제가 아니라, 미약으로 쾌락을 맛보았을 뿐만 아니라, 사랑의 단꿈을 계속할 수 있었음에 주목할 필요가 있다.

인류에 있어서 남녀의 사랑은 영원하고, 미약 역시 불멸의 것이다. 따라서 미약의 역사도 과거와 현재에 많은 변화가 있고, 그 변화와 발달은 경이적이다.

오늘날 이 미약은 약물학적으로 동물 실험을 한 후 확실한 효과를 인정한 뒤 인체에 응용하는데, 복용자의 심리 상태에 따라 상당량을 투여해도 전혀 반응이 없는 경우가 있고, 또 극히 소량으로써도 놀랄 정도의 효능이 나타나기도 한다.

여기서 명심할 것은, 미약이란 참된 사랑을 바탕으로 하여 삶의 활력과 건전한 생활을 이끌어나가는 데 그 진정한 약물의 의미를 부여하는 것이므로, 단지 쾌락의 추구만을 찾는다면 몸과 마음을 망칠 따름이다.

장양단(壯陽丹)

중국은 성욕이 왕성한 민족이라고 할 만큼 신문에는 성관계의 광고, 즉 미약·선약·피임약 등의 광고가 많이 실린다. 〈성교 비보〉, 〈애신약고〉라는 제목 밑에 '홍양증쾌'의 특효가 있고, 또 '피독살균'이란 말을 늘어놓고 있다.

'장양환'이나 '장양분'이란 글귀 등이 광고되기도 하는데, 환약은 복용약이고 분약은 외용을 말하는 것이다. 그런데 장양단이란 정향·부자·검은 도라지·육계·산수유·명반·유황 등으로 만든 환약으로 이것을 3개씩 술에 타서 복용하고, 다시 분약을 국소에 바른다.

이 약은 신허·임포텐츠(Impotenz), 정액이 적을 때, 유정·조루 등에 특효가 있다.

 미명환(美鳴丸)

정향 세 알, 산초나무 열매 네 알, 명반·족두리풀 등을 찧은 것이 부인용 미명환이다.

취침 전에 이용하면 80세의 노파도 젊은 여인과 같은 정력을 얻을 수 있다고 한다. 남성용은 환약으로 복용하며, 여성용은 대개는 외용으로 되어 있다.

이 미명환은 옛날 중국의 후궁이나 시녀들이 애용했다고 하며, 옥문에 삽입해 수분이 지나면 몸이 뜨거워져 남자를 그리게 된다고 한다.

중국의 부인들은 남편을 즐겁게 해주기 위해 이 미명환을 애용했다고 전해진다.

여성이 황홀해질 때는 울게 되고, 그 묘한 음색을 듣고서 남성은 더욱 흥분하게 된다고 하므로, 이 미명환이야말로 남성에게 다시없는 매력적인 물건이다.

 ## 마늘과 꿀

마늘을 물에 담그고 약한 불로 살짝 데쳐 연해지면, 마늘의 반정도 되는 벌꿀을 넣어 휘저으며 다시 삶는다.

마늘을 벌꿀에 녹이면 흰 크림 모양으로 되는데, 이것을 2~3스푼 정도 먹으면 수시간 후에는 온몸이 화끈 달아올라서 이성을 그리게 된다.

이것을 '천로'라고 일컫는다.

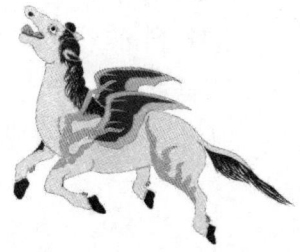

2. 동물성 강정약

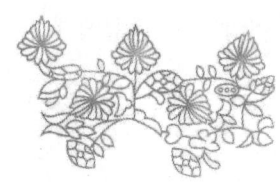

 대만 원숭이의 태아

임신 5개월까지의 대만 원숭이의 태아를 불에 구워 분말로 만들어 매일 한 스푼 정도 복용한다.

이것은 강정·최음에 특효가 있는데, 이를테면 차 안에서 맞은편에 앉아 있는 여자의 미니스커트만 보고도 가슴이 울렁거려 못 견딜 정도라고 한다.

 효과가 많은 간

(1) 전복 간 : 레몬 몇 방울과 간장 약간을 함께 섞어 매일 한 접시씩 먹으면 좋고, 또 술에 섞어 마셔도 좋다. 2~3주간 복용하면 특효를 보게 된다.

(2) 뱀장어 간 : 자연적으로 자란 뱀장어라야만 효력이 있으며, 살짝 데쳐 간장을 쳐서 먹는데, 너무 삶으면 효력이 없으므로 주의해야 한다. 술과 함께 날것으로 먹어도 좋다.

(3) 자라 간 : 술에 담가 날것으로 먹는다.

(4) 망둥이 간 : 9월 이후의 것을 하룻밤 동안 술에 담가 두었다가 날것으로 먹는다.

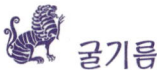 굴기름

굴은 강정 효과가 매우 뛰어난 식품이다. 그러나 쉽게 상하기 쉬우므로 조미료로 만들어 먹으면 좋다.

굴로 만든 조미료를 '굴기름'이라고 하는데, 만드는 방법은 다음과 같다.

굴을 껍데기째 솥에 넣고 굴의 80%에 해당하는 물을 부어 물이 반으로 줄어 풀 같은 상태가 될 때까지 끓인다. 이것을 냉장고에 넣어두면 굴이 나는 계절은 짧지만 굴기름은 거의 1년 동안 먹을 수 있다.

하지만 굴기름은 10kg에서 얻을 수 있는 양이 약 180cc에 불과하므로 매우 고급스런 조미료라고 할 수 있다. 굴이 좋은 줄은 알면서도 많이 못 먹는 것은 값이 비싸고, 또 너무 많이 먹으면 소화불량이나 설사병에 걸리기 쉽기 때문이다.

만약 소화불량이나 설사병에 걸렸을 때에는 감초와 생감을 달여 먹으면 금방 낫는다

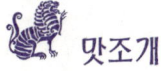 맛조개

맛조개는 '남성의 음식'이라고 할 정도로 남성들이 스태미너를 강하게 하기 위해 즐겨 먹는 음식이다.

패류는 맛조개뿐만이 아니라 어떤 패류라도 좋으니 소량이라도 매일 먹는 것이 몸에 좋다.

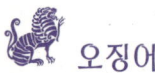
오징어

오징어는 스태미너를 강하게 하는 음식물이다. 감기에 걸렸을 때 오징어 굽는 냄새와 연기만 들이마셔도 낫는다고 할 정도로 효능이 있다. 아이가 홍역에 걸려 발진이 생겼을 때 오징어의 염분을 먹이면 얼굴에 흉터가 남지 않는다.

큰 오징어 안에 있는 두골을 묵어골(墨魚骨) 혹은 오적골(烏賊骨)이라고 하는데, 위산과다를 억제하는 작용이 있어 위궤양의 지혈제로 쓰이기도 한다.

〈요리법〉 두골을 잘 씻어 염분을 빼내고 매일 1,2차례씩 물을 갈아주면서 1주일 정도 깨끗한 물에 담가둔다. 염분을 빼낸 뒤에 수분을 걸러서 햇빛에 말리고 이것을 숯불에 구우면 황금색으로 변하는데, 이것을 칼로 긁어 가루로 만든 다음 체에 친다. 다시 분말기에 넣고 감초를 넣은 후 곱게 간 가루를 하루 1g씩 먹는다.

이것을 몇 번 복용하면 위통이 가라앉을 뿐만 아니라, 궤양 부위도 낫는다.

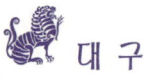
대구

대구는 생명력이 매우 강한 생선이기 때문에 예로부터 스태미너를 강하게 해주는 강정 식품으로 널리 알려져 왔다.

대구는 보통 요리법으로는 소화가 안 되므로 대구탕으로 끓여 먹으면 소화도 잘 되고 정력도 강해진다.

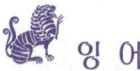 잉 어

잉어의 내장을 먹으면 남다른 강장·강정의 효과가 있다. 또 잉어는 태동(胎動), 부종 때나 신기가 허약할 때, 산후 젖이 부족할 때에도 효과가 좋다.

〈잉어탕을 만드는 법〉 먼저 잉어의 비늘을 깨끗이 제거하고 깨끗이 씻는다. 술 180cc에 붉은콩 50~60개, 대추 한 개, 생강을 약간 찧어 함께 넣은 것에 물 360cc를 붓고 한 시간 정도 끓인 뒤 후춧가루를 뿌려 먹는다.

또 잉어에 구기자를 약간 넣고 푹 곤 뒤 간을 맞춰 먹기도 하고, 하수오(何首烏)를 삶은 물에 잉어를 넣고 양념해서 먹기도 한다. 구기자나 하수오도 강력한 보정(補精) 약재이다.

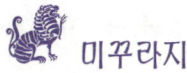 미꾸라지

정력이 감퇴된 사람들이 미꾸라지탕을 먹으면 효과 만점이다. 또 미꾸라지탕은 빈혈로 안색이 좋지 않은 사람, 식욕이 없는 사람, 술을 너무 많이 마셔서 간장이 쇠약해진 사람들에게도 큰 효과가 있다. 그리고 피로에 지쳐 정신이 맑지 못한 남자가 여러 번 계속해서 먹으면 성교 불능의 고민을 거뜬히 해결할 수 있다.

〈미꾸라지탕 끓이는 방법〉 살아 있는 미꾸라지를 식용유 2, 3방

울을 떨어뜨려 씻어서 모래를 제거하고 수건에 싸서 문지르면 그
특유의 냄새가 제거된다. 그런 다음 배를 가르고 내장을 빼내는데,
이때 주의할 점은 뼈가 없으면 맛도 덜하고 효과도 떨어지므로 뼈
는 반드시 남겨두어야 한다.

솥에 기름을 두르고 가려낸 뼈를 약한 불에 볶아 꺼낸 다음 다
시 고기를 볶는다. 이때 물기가 있으면 기름을 많이 써야 하고, 그
렇게 되면 냄새가 남아서 맛이 좋지 않으므로 물기를 없게 한다.
미꾸라지 고기를 다 볶았으면 다시 뼈를 넣고 술 270cc나 물
540cc를 붓고 생강 한 쪽을 넣어 중불에 끓인다.

어느 정도 끓으면 유백색으로 변하는데, 원래의 양에서 반 정도
남았을 때 위에 뜬 기름을 떠내고 뼈와 고기를 덜어내어 소금으로
간을 맞추고 후춧가루를 뿌려서 마시면 된다.

한 번 마시는 양은 미꾸라지 5, 6마리가 적당하다.

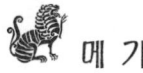 메 기

메기는 영양가가 풍부한 식품으로 빈혈·신장병 등에 효과가
있다.

보통은 매운탕을 해서 먹지만, 강정 효과를 높이기 위해서는 검
은콩과 함께 삶아 먹는 것이 좋다. 이때 비린맛이 싫으면 메기의
내장을 빼버리면 비린 맛이 나지 않는데, 머리 부분은 강정 효과
가 있는 부분이므로 절대 떼어내면 안 된다.

〈요리법〉 검은콩을 약 5시간 정도 물에 담가 불려서 물이 빠지
도록 놓아둔다. 달구어진 솥에 기름을 두르고 메기와 생강 한두
쪽과 건져둔 검은콩을 넣고 다시 물 한 그릇을 붓고 푹 끓인다.

콩이 연해지면 메기의 향이 콩 속으로 스며들어 맛있는 요리가 되는데, 먹을 때는 소금과 조미료로 간을 맞춘다.

검은콩은 뇌의 기능을 활발하게 촉진시켜 주는 작용을 하므로 머리를 많이 쓰는 사람이나 수험생에게 좋다.

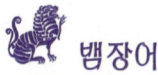
뱀장어

예로부터 아이들과 환자에게는 뱀장어를 먹이지 말라는 말이 있듯이, 뱀장어는 정력 강화의 일등 식품이다.

뱀장어는 소화가 잘 되는 단백질이 많고, 대부분이 고급 불포화 지방산이어서 식욕을 증진시키고 말초혈관을 강화시켜 준다. 또한 뱀장어의 살 100g 속에는 비타민 A가 하루 필요량보다 더 많이 들어 있다.

뱀장어는 양기를 돋우고 폐병·풍습마비(風濕痲痺) 등을 제거하고, 허리와 다리를 따뜻하고 튼튼하게 해주며, 대하증·음부소양증 등에도 효과가 있다.

뱀장어를 구울 때 될수록 양념과 기름이 불에 떨어져 연기를 내게 하면 그 연기가 뱀장어를 감싸서 맛이 더욱 좋아진다.

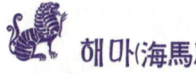
해마(海馬)

해마는 암컷이 수컷의 뱃속에 있는 알집주머니에 알을 까면 수컷은 20여일 정도 품고 있다가 알이 깨어나면 나 몰라라 하고 도망친다. 탄생과 동시에 홀로 남겨진 새끼 해마는 자신의 생명을 스스로 지켜야 하고, 먹이도 스스로 찾아야 하기 때문에 교묘한 위장술이 필요하다.

그래서 암컷은 누런색이고 수컷은 푸른색이지만, 약물로 시판되어 쓰이는 해마는 딱딱한 껍질을 벗겨낸 것이기 때문에 흰빛을 띠고 있다.

해마에는 큰 것과 작은 것이 있는데, 큰 것을 해룡(海龍)이라 하고, 작은 것을 해저(海蛆)라 한다.

이 해마는 기혈이 순환되지 못해서 통증을 일으키거나 뱃속에 응어리가 있거나 고질성 외과 질환의 치료에 쓰인다. 또한 대단한 흥분성 강정제이므로 정력에 효과가 크다.

임산부가 진통이 약해 출산이 어려울 때도 해마가 좋다.

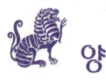 양

양의 간은 보혈·강장 식품으로, 양의 콩팥은 피로 회복과 강정 식품으로 잘 알려져 있다.

또 양의 콩팥은 최고의 호르몬 식품으로 비만증과 당뇨병 환자에게 적합하다. 중국에서는 콩팥을 건조시켜 강장제로 쓰기도 했다.

〈요리법〉 깨끗이 씻어 바깥부분의 얇은 피를 제거하고 잘게 잘라 뜨거운 물에 데쳐 물기를 제거한 다음, 마늘·생강·파를 다져서 넣고 참기름·식초 등을 넣어 잘 섞어 버무려 먹으면 된다.

양의 콩팥을 2mm 정도로 잘라 깨끗이 씻은 후 물기를 제거하고 참기름·파·마늘·생강·돼지 신장을 함께 넣고 2, 3분 동안 재빨리 볶아서 먹으면 강정의 효과가 크다.

또한 양의 고환은 강정 식품으로 유명한데 남성에게 효능이 있을 뿐 아니라, 여성의 수태력에도 도움을 준다.

〈요리법〉 먼저 양의 고환을 깨끗이 씻어 물기를 없앤 다음 잘 게 썰고, 마늘 두 쪽, 생강 3g을 잘게 다진다.

솥에 기름을 두르고 고환을 볶으면서 마늘과 생강 다진 것을 넣 으면 독특한 냄새도 제거되고 요리가 완성된다.

또 양 고환 40g(4개), 녹용 40g, 토사자 40g, 파극천 30g, 회향 20g을 잘 섞어 솥에 넣고 찐 다음 맑은 날 햇빛에 말리고, 다시 찐 다음 다시 한번 말려서 과즙기를 이용해 가루로 만들어 숯불에 건조시킨다.

이 가루에 꿀을 섞어 살균한 다음 냉각시켜서 병에 넣어 밀봉하 여 냉장고에 보관했다가 1년 정도 지난 후 꺼내서 그냥 먹거나 뜨 거운 물에 타서 먹기도 한다.

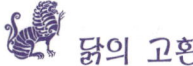
닭의 고환

닭의 고환은 우수한 강정 식품의 하나로 인정받고 있다. 닭 고환 의 껍질을 벗겨내면 그 속은 흰색인데, 고환에는 성호르몬이 들어 있어서 계속 먹으면 뛰어난 효능이 입증된다.

또한 닭 고환에는 피부 보호 작용도 있어서 여성들에게 좋다.

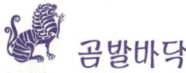
곰발바닥

곰발바닥이나 표범의 태아, 코끼리 코 요리 등은 중국 요리의 대 표적인 것들로 알려져 있다.

곰발바닥 요리는 예부터 8가지 진미 중의 하나였는데, 그리 흔한 음식이 아니어서 큰 부자들만이 먹을 수 있었다.

곰발바닥은 일반적으로 오른쪽 발바닥이 왼쪽 발바닥보다 더 좋다고 한다.

<요리법> 곰발바닥에 진흙을 발라 불에 구워 털을 뽑은 후 끓는 물에 삶아서 약 2, 3일 동안 물에 담가 놓아 연하게 팽창시켜서 가죽을 벗겨낸다.

이것을 약한 불에 삶았다 식히기를 세 번 정도 반복한 다음에 푹 끓이는데, 끓일 때는 닭고기와 돼지고기를 넣고 8, 9시간 정도를 끓여서 물처럼 부드러워진 상태가 되었을 때 먹으면 된다.

돼지의 귀

돼지의 귀는 매우 맛있는 음식 중의 하나인데도 별로 알려지지 않아서 먹는 사람이 적은 편이다.

돼지는 귀를 항상 움직이기 때문에 연골이 아주 발달되어서 씹히는 맛이 매우 좋고, 또한 칼슘이 풍부해서 강정 식품으로서의 효과가 뛰어나다.

고양이

중국 요리는 황제의 정력을 위해 만든 것이라는 말이 있다. 예를 들어 오리의 고환으로 만드는 봉자선태(鳳子仙胎), 곰발바닥과 자고새 요리인 웅장자고, 고양이 통찜인 금전표리(金錢豹狸), 개구리

밥주머니와 은버섯 수프인 설이호구(雪耳虎扣) 등이 그것이다.

예로부터 고양이 고기는 정력제로 애용되어 왔다. 고양이를 부대 속에 넣어 물 속에 넣고 익사시킨 후 손으로 뜯어 요리하는데, 이 때 때려잡거나 칼로 고기를 도려내면 맛도 떨어지고 약효도 떨어진다고 전해진다.

민간에서는 고양이의 태반(胎盤)을 '묘포의(猫胞衣)'라고 해서 정력제 및 노화방지 등에 쓰여지고 있다. 묘포의에는 태반 호르몬이 함유되어 있어서 고기보다는 정력제로서의 가치가 있는 것으로 여겨진다.

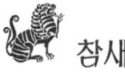 참새

참새나 메추라기와 같은 작은 새의 머리는 강정 효과가 매우 크다.

〈요리법〉 부리와 날개를 제거하고 깨끗이 씻어 물기를 없앤다. 마늘즙을 섞은 술에 담가서 독특한 냄새를 제거한 다음 중간 온도의 기름에 먼저 튀기고 나서 다시 불을 낮추어 튀기면 황금색으로 변한다.

이것을 꺼내서 즉시 양념을 치고 머리부터 먹으면 효과가 있고, 수박이나 호박의 씨를 같이 먹으면 효과가 더욱 크다.

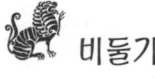 비둘기

요리에 쓰이는 비둘기는 사육된 비둘기라 통통하고 영양의 풍부

하다. 비둘기는 털이 길게 자랐을 때 강정 효과가 가장 좋다.

비둘기를 찌면 정액이 나오는데, 정욕 감퇴나 정력의 효과를 즉시 보고 싶은 사람은 고기와 함께 비둘기의 정액을 먹으면 곧 효과가 나타난다.

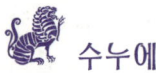 수누에

수누에라는 것은 고치를 깨고 나온 누에를 말한다. 강정의 왕이라는 수누에를 갈아서 꿀과 섞어 먹으면 반드시 그 효과를 얻을 수 있고, 또 그 효과가 오래 지속된다.

강정 효과를 높이는 비방은 수누에 10마리, 음양곽(양이 잘 먹는 풀)100g, 쇄양(鎖陽) 100g, 파극천(巴戟天) 100g, 해마(海馬) 3마리, 차전자(車前子 : 이뇨제) 8g을 섞어 술에 담가 짜낸 후 건조시키는 과정을 세 번 반복한 뒤 꿀을 섞어서 냉장고에 넣어두었다가 반년 후에 매일 1, 2숟갈씩 먹으면 그 효과가 매우 크다.

해구신(海狗腎)

해구는 물개를 말하고, 신이란 음경을 말한다. 즉, 해구신이란 물개의 음경이다.

원래 물개의 음경은 평상시에는 하복부의 피부 속에 묻혀 있다가 발기될 때만 배꼽 부위로 빠져나오므로 《동의보감》에서는 '울눌제'라고도 한다.

물개는 2, 3개월간 먹이를 먹지 않고도 하루 7, 8회씩 짝짓기에만 전념할 수 있을 정도로 그 정력이 뛰어나다.

반드시 술에 하룻동안 담갔다가 종이에 싸서 약한 불에 구워 잘게 썰어서 쓰거나, 은그릇에 넣고 술에 끓여서 써야 효과가 있다.

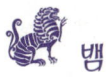 **뱀**

예부터 뱀은 껍질을 벗으므로 회춘을 뜻한다고 믿었고, 땅 속에서 생겨나므로 새로운 생명의 출산으로 믿기도 했다.

그리스 신화에서는 뱀을 거대한 힘의 상징으로 여기기도 했다. 크로노스가 우라노스의 페니스를 돌도끼로 잘라버리자 그 상처에서 땅으로 흘러내린 핏자국에서 뱀 비늘이 뒤덮인 거인족(Giant)이 탄생했다는 신화가 있다. 또 바다의 신 포세이돈의 아들 트리톤이 뱀의 몸을 하고 있었다고 한다.

역(易)을 만들었다고 알려진 중국의 복희(伏羲)는 인두사신(人頭蛇身)으로, 인류의 시조라 일컬어지는 여와(女蛙)와 깊은 포옹을 하고 있는 그림이 지금도 숭배의 대상이 되고 있다.

(1) 구렁이 : 몸길이 1.5~1.8m로, 몸빛이 누렇고 무늬는 없는데 머리에 '왕(王)'자가 새겨져 있다. 회를 쳐 먹기도 하고, 삼미회(三味會)라 하여 얼룩구렁이 · 파란구렁이 · 독사를 산 채로 잘라 국화꽃을 뿌려 기름에 튀겨 먹기도 하며, 용호채(龍虎菜)라 하여 구렁이와 고양이를 섞어 요리를 해 먹기도 한다.

살코기는 풍비(風痹), 즉 신경통 · 류머티즘 · 관절염에 효과가 있다. 쓸개는 눈을 밝게 하고, 회충에 의한 복통, 피를 쏟는 이질에 쓴다.

(2) 살모사 : 몸길이 70cm로 엷은 회색이며, 축면에 암회색의 얼

룩얼룩한 무늬가 있다. 머리는 삼각형이며, 머리 꼭대기에 큰 비늘이 있고, 난태생으로 몇 마리의 새끼를 초여름에 낳는다. 일명 복사(腹蛇)·섬사(蟾蛇)라고 한다.

살모사술을 복주(腹週)라 하는데, 산 채로 병에 넣고 물을 부어 밀봉해 5, 6일 후가 되면 오물이 다 떨어지고 탈분(脫糞)되어 깨끗해진다.

이때 다른 병에 옮기고 소주를 부어 2, 3개월 뒤에 복용한다. 강력한 정력제로 알려져 있으며, 악창(惡瘡)에도 좋다.

살모사의 살코기는 심복통(心腹痛)을 다스리며, 대변 하혈증에도 좋다. 껍질을 태워 악창이나 뼈의 화농증에, 쓸개는 치질에 외용하며, 뼈는 태워서 가루내어 이질에 쓴다.

(3) 누룩뱀 : 먹구렁이를 말한다. 일명 오사(烏蛇)라 하며, 오초사(烏梢蛇)·흑화사(黑花蛇)·오봉사(烏峰蛇)·청사(青蛇) 등 여러 이름으로 불린다. 등에 삼릉(三稜)이 있고 높기 때문에 검척오사(劍脊烏蛇)라고도 한다. 칠흑 같은 바탕에 까만 점이 많고 몸길이는 1m 정도이다.

살코기는 신경통·중풍·반신 불수·소아마비·피부병 등에 효과가 있어서 약용으로 가장 많이 쓰인다.

껍질은 태워서 초에 개어 입술 헌 데 바르고, 쓸개는 삼씨 기름에 개어 치질에 바르며, 귀가 멍멍한 데는 지방을 솜에 싸서 외용한다.

(4) 복살모사·벽비 : 복살모사는 눈이 작고, 코와 눈 사이에 오목한 곳이 없다. 신경성·출혈성의 맹독을 지니고 있다. 또 살모사 종류 중에 벽비(碧飛)가 있는데, 도끼 머리에 눈이 튀어나왔고, 이빨은 거치(鋸齒)이고, 수컷은 적자색이며, 암컷은 청흑색이다. 사람

을 보면 화살처럼 덤벼들고, 살인력이 강하다.

겨울잠을 잘 때 강한 열기가 올라와 멧돼지가 이를 알고 덤벼들어 잡아먹는다. 그래서 이것을 세 마리만 먹으면 겨울 추위를 모르고 잘 지낼 수 있다고 하는 것이다.

(5) 토회사(土蛇) : 몸빛은 흙빛이며, 사람을 보면 머리를 곧추세우고 덤벼든다. 수컷이 상처를 입으면 암컷으로 하여금 상처에 소변을 보게 해서 고친다고 한다. 임질과 치질에 효과가 있다.

(6) 건비사 : 모든 뱀들은 코가 밑으로 향하였으나 이 뱀은 코가 위로 향해 있으며, 출혈성·요혈성 맹독을 갖고 있다.

머리·꼬리에 독이 더 심하므로 중간만 취해 살코기를 술에 담가 쓴다. 신경통·반신 불수·류머티즘에 좋다.

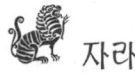 자라

(1) 자라 쓸개와 자라 알 : 《소아 위생 총미론방》에 '별혈전환'이라는 처방이 있다. 호황련을 자라피에 하룻밤 담갔다 쓴다고 나와 있다. 소아의 만성 소모성 질환으로 오후나 밤에만 열이 후끈 달아오르는, 이른바 조열 증상에 효과 있는 처방이다.

《현대 실용 중약》에는 자라피가 결핵성 조열 증상에도 좋고, 골관절 결핵에 유효하다는 임상 보고가 있다.

자라피에 신피지 호르몬 등을 가해 근육 주사하면 불과 3회 시술로 환부의 동통·종창이 사라지고 결핵성 누공이 아물며, 골관절 운동 장애가 눈에 띄게 개선된다는 것이다.

또 《주후론》에는 중풍으로 입이 비뚤어진 구안와사, 즉 안면 신경 마비증에 자라피를 환부에 바르면 좋고, 《본초강목》에는 눈이나 입술을 실룩거리고, 근육 경련이 일어날 때 외용한다고 했다. 또 《본초강목》과 《약성론》에는 탈항에 자라피를 바르면 좋다고 했다.

자라알은 약간 짭짤하고 다소 한랭한 성질로, 이른바 음허 상태에 의해 발병한 증상에 쓴다. 정력 쇠약·부인 요통·소아 설사 및 만성 장염의 설사 등에도 신효하다.

(2) 자라피 술 : 일본에서는 자라의 간은 시력 보호제로, 알은 부인 요통에 쓰며, 껍데기는 정력제로 쓴다. 그리고 자라피 술을 즐겨 먹는데, 자라피술을 강력한 강정제로 귀하게 여기고 있다.

자라 한 마리에서 30~40g의 피가 나오는데, 이 피에는 철분·단백질·칼슘·비타민 등이 많이 들어 있다. 특히 다른 동물에 비해 혈청 중 칼슘이 가장 많은 것이 특징이다. 정력 부족에 큰 효험이 있으며, 빈혈·체력 허약자에게도 좋다.

(3) 자라 살코기 : 자라는 육식성으로, 물밑 진흙 속에 숨었다가 지나가는 고기들을 습격하여 잡아먹고 산다. 그러므로 거의 물 속에서만 살 뿐 좀처럼 뭍에 오르지 않는다. 그러나 산란할 때만은 물가의 뭍에 오르는데, 이때가 대략 5~7월경이다.

자라는 맛좋기로 소문난 식품이며, 영웅호걸의 호색 식품으로 알려져 왔다. 중국 주나라 시대에는 좋은 자라를 제때 황제에게 바치는 '별감'이라는 관직까지 있었다고 한다.

(4) 자라 머리 : '별감'을 잘게 썰어 솥에 넣고 물과 함께 3~5차례 각질이 다 풀릴 때까지 끓여 조리는데, 한 차례씩 끓일 때마다 백반 가루를 조금씩 넣는다.

이렇게 해서 풀어지고 조려진 것을 여과하여 건더기는 버리고 맑은 즙만을 취하여 은근한 불로 가열하면서 계속 휘저어 농축시켜 조청처럼 만든 것이 곧 갖풀이다. 이를 '별감교'라고도 한다.

갖풀은 각종 만성 질병 등으로 몸이 허약해져 일어난 조열증을 다스린다. 또 치질·치액으로 통증이 심하거나 요통·월경폐색·각종 출혈성 질환·빈혈·어혈·폐결핵·간 기능 허약·자율신경 실조증 등에도 효과가 있다. 자음보혈 작용이 '별감'보다 강하다.

한편, 자라의 머리는 훌륭한 약재로 쓰인다. 남자의 귀두부 통증, 여자의 음부 종창 및 탈음 등에 신효하다. 또 탈항에도 응용된다.

(5) 자라 등딱지 : 자라는 남자들에게는 물론 여자들의 대하증(냉증)·봉루(峰瘻)라고 하는 부정기적인 자궁 출혈증·종양, 그리고 갱년기 장애 조열증·만성 소모성 미열증 등에 좋다.

(6) 자라의 약용 요리 : 자라알은 소금에 절여두었다가 습한 종이로 여러 겹 싸서 잿불 속에 묻어 익힌 다음 종이를 제거하고 먹는 방법도 있다. 소아는 1~2개, 어른은 3~5개 식전에 먹으면 건강에 매우 좋다고 한다.

살코기를 질그릇에 담고 황기·구기자·황정 등의 한약재를 각각 고기의 10분의 1분량만큼 같이 넣고 끓여 먹기도 하는데, 이것은 땀이 많이 나는 비만 체질의 정력 쇠약에 특히 좋다.

말벌집

말벌집을 봉방(蜂房) 또는 노봉방이라고도 하는데, 말벌의 집뿐 아니라 땅벌의 집까지 약으로 쓰인다. 말벌의 집은 잿빛 또는 밤색으로 한쪽은 반듯한 육각형 구멍이 나 있고, 다른 한쪽의 윗부분에는 검정색 꼭지가 달려 있다.

대개 지름이 5~10cm쯤 되는 둥근 모양이지만, 유통되고 있는 대부분의 것들은 불규칙하게 부스러져 있다.

말벌의 집과 땅벌의 집은 매우 비슷하나 땅벌의 집이 조금 작아서 지름이 4~5cm이다.

노봉방의 효능은 다음과 같다.

첫째, 풍습성 류머티즘에 효과가 있으며, 간질이나 어린이 경기 같이 그 원인이 풍에 있는 질병에 좋다.

둘째, 혈액 응고를 촉진하고 이뇨 작용을 하므로 각종 출혈성 질환이나 부종 등에 응용할 수 있다.

셋째, 종양을 흐트러뜨린다. 따라서 유방암·식도암·위암·간암·폐암·피부암·인후암 등 각종 암질환에 응용할 수 있다.

넷째, 동통을 진통시켜 준다. 예컨대 치통에 노봉방 끓인 물로 양치하면 효과가 있다. 이때 세신(細辛)이라는 한약을 배합하여 양치하면 더 좋고, 내복해도 된다.

다섯째, 소염 작용을 한다. 급성 유선염에는 노봉방 끓인 물로 씻거나 온습포하거나, 혹은 볶아 가루낸 것을 1회 3g씩 4시간 간격으로 복용한다.

여섯째, 피부병을 다스린다. 버짐에는 선퇴(蟬退)·전갈과 배합하여 복용하고, 피부 소양증에는 노봉방 끓인 물에 망초라는 약을 썩어 그 물로 도포한다.

일곱째, 혈압 강하 작용을 한다.

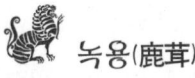 녹용(鹿茸)

녹용을 일명 '용'이라고 한다. 녹은 중국어로 6월을 상징한다. 즉, 6월에 사슴의 뿔이 자라는데 그 모양이 용용(茸茸)하다고 해서 녹

용이라고 한 것이다. 숫사슴의 갓 자란 뿔이 아직 각질화되지 않아서 조직이 연하고 털이 고루 덮여 있는 것이 바로 녹용이다.

채취 시기가 늦어져서 뿔의 조직에 칼슘이 침착하여 각질화되어 단단해지고 털이 없어져서 번들거리면 녹각이다. 물론 녹용 중에서도 매화녹용과 같은 것은 털이 없고, 녹각 중에서도 육모각은 털이 있다. 막 돋아난 뿔은 혈액으로 충만해 있기 때문에 혈용(血茸)이라고 하는데 무척 빨리 자란다.

녹용에는 인산칼슘·탄산칼슘·단백질 등이 풍부하게 함유되어 있고, 발육과 성장 촉진 작용이 있다.

또 발기 불능·불임증·신경쇠약·병후 회복·허약 체질, 허리와 무릎의 무력증, 귀가 먹먹하거나 눈이 침침하고 어질어질할 때, 또는 여성의 부정기적 성기 출혈, 그 밖에 대하증이 심할 때에도 큰 효과가 있다.

이외에도 녹용은 조혈 기능을 자극하며 혈구의 생성을 늘리고 골수 세포를 늘리는 작용이 있다.

외과적 창상시에 신생 조직을 촉진하고 골절의 유합을 촉진하며, 콜레스테롤에 의한 간 조직의 GOT 활성 감소를 회복시켜 준다. 그 밖에 간장을 비롯한 장기 조직의 대사촉진 작용이 매우 크다.

녹용에는 강력한 진통 억제 효과, 항근육 피로 회복 효과, 부신 아스코르빈산 함량 증가, 척추 신성 효소 활성 증가, 신경 진정 작용 등이 있으며, 보혈 강장제로 생장 발육 촉진 및 신체 활력 증강 효력이 크다.

따라서 어린이에게 녹용은 매우 좋다. 그러나 고열이 있는 어린이에게 녹용을 먹이면 뇌압을 올려 뇌세포에 영향을 끼쳐 머리가 나빠질 수가 있다.

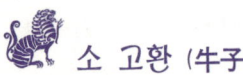 소 고환 (牛子)

정자 결핍성 남성 불임증에도 효과적이고, 악성의 해소병에 특히 좋다.

오가경(吳家鏡)은 《진보식료(進補食療)》에 다음과 같은 사례를 실었다.

'일찍이 한 사람이 해소 천식에 걸려 우자를 먹었던바, 이 질병의 발작 시기인 가을과 겨울을 무사히 넘겼다는 말을 들었다. 그런데 이 환자는 자기의 친척으로부터 이 경험담을 들어 알았다는 것이다. 그래서 이 사람은 소의 내장 등 잡고기를 파는 한 정육점에 예약을 해놓고 매일 아침 우자 하나씩을 구워 먹었더니 겨울철이 되어도 병증이 전혀 나타나지 않았다는 것이다.'

<요리법> 먼저 소 고환을 깨끗이 씻어 적당히 썰어서 소주를 적당히 붓고 약한 불에 3시간 정도 끓인다. 이때 술 양의 반 정도 되는 물을 타는 것도 좋으며, 먹을 때는 소금 등 갖은 양념을 해서 먹어도 좋다.

정력이 쇠하고 몸이 무겁고 소변이 잦으며, 허리와 다리에 힘이 없으면서 아플 때는 위와 같이 해서 먹으면 좋다.

말린 소 고환 600g에 산약·육종용·파극 각 150g을 넣고 가루 내어 꿀을 썩어서 오동나무 열매 크기의 알약을 빚어 매 식사 전에 50~70알씩 따끈한 술이나 혹은 술과 물을 반반 섞어 복용하는 방법도 있다. 복분자·원두충을 함께 섞어도 좋다.

3. 장수를 위한 양생법

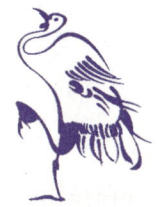

 노쇠 현상의 원인

노쇠란 현상의 원인으로는 여러 가지가 있다. 예컨대 오랫동안 사용된 온몸의 조직세포가 마찰·위축·경화·자가 중독을 일으켜 나이에 따라 차차 그 성능이 약해지는, 즉 퇴행변성을 나타내는 것이다.

노쇠 현상이 일어나지 않도록 작용하는 것은 체내의 각종 내분비 호르몬이며, 이 호르몬의 자극에 의해 온몸에 펼쳐 있는 여러 신경들이 흥분하여 신체의 활동이 영위되고 있다.

그러므로 노쇠 현상은 주로 호르몬을 제조하는 호르몬선의 기능이 쇠퇴하여 일어나는 것이라 할 수 있다.

 호르몬의 종류

호르몬의 종류에는 뇌하수체의 전·중·후의 삼엽(三葉) 호르몬과 뇌의 송과선(松果腺) 호르몬 및 남성의 고환 호르몬, 여성의 난포 호르몬, 후불(喉佛 : 후골)에서 나오는 갑상선 호르몬 등이 있다.

뇌하수체 호르몬은 모든 호르몬선을 통괄하며, 온몸의 기관에 협력하여 모든 신경에 활동력을 마련해 주는 역할을 한다. 고환 호르몬이나 난포 호르몬 및 갑상선 호르몬의 일부는 성(性) 신경에 관계하며, 그 밖의 온몸의 각 부분에 나누어져 신경 활동을 분담하고 있다. 본래 이 내분비 호르몬은 각각의 호르몬에서 만들어져, 혈액 속으로 들어가는데, 무형의 정신력인 것이다.

수의신경 영역(수족이나 폐의 신경)은 자기 마음대로 움직일 수 있으나, 심장·위장·신장·췌장과 부인과에 속하는 내장신경은 잠을 자는 동안에도 스스로 움직이고, 의지에 의해서 움직일 수 없으므로 자율신경이라고 한다.

자율신경은 호르몬의 자극에 의해 활동하므로 내장 활동이 약해지지 않도록 예방하려면 호르몬선을 작동시켜 내장신경을 자극하는 길밖에 없다. 호르몬을 만드는 선체의 활동력은 바로 혈액으로부터 나온다.

이 혈액은 쉬임없이 온몸을 돌아 각 조직이나 호르몬 선체에 병이 있을 때는 이를 낫게 해주고, 자양분을 공급하거나 노폐물을 처리하여 신진대사를 돕고 있다.

온몸의 활동은 거의 혈액에 의해 운영되고, 또 호르몬 선체도 혈액에 의해 길러져서 호르몬에 자극력을 주고 있으므로 노쇠란 혈액에 의한 것임을 알 수 있다.

노쇠 예방은 혈액 아시도시스를 막고, 혈액의 힘이 약해지지 않도록 하는 것이 선결문제다. 다음에는 혈액 안의 산소 공급이나 노폐물의 배설이 잘 되도록 적당한 운동이나 온몸 마찰 및 심호흡을 하고 혈액의 양분을 대주기 위한 식양법을 실시한다.

강한 혈액이 온몸에 펼쳐져서 활발히 작동하는 것은 바로 저항력이 강하다는 뜻이며, 또 저항력이 강할 때는 병이 일어나지 않는다.

 ## 노쇠 방지의 유명한 한약

인삼 1돈, 구기자 1돈, 음약곽 1돈, 하수오(새박뿌리) 1돈을 3홉의 물에 달여 2홉으로 만든 것을 하루에 2홉씩 3번 나누어 먹는데, 소나무씨 1돈, 복령 1돈을 섞으면 더욱 좋다.

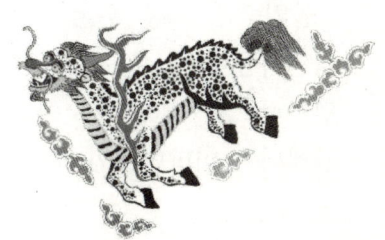

4. 성급히 수술을 서두르지 않아도 될 병

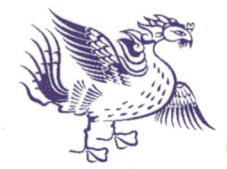

외과수술을 해야 할 때 위급한 병 외에는 다시 한번 다른 의사에게 진찰을 받아보고 하는 게 좋다. 그런데 아래의 부인병은 수술을 하지 않고서도 낫는 방법이 있다.

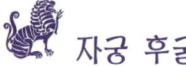 자궁 후굴

이 병으로 부인과를 찾으면 대개는 수술을 권하는데, 수술을 하면 자궁 인대가 다시 늘추어져서 자궁이 뒤엎어진다.

그러므로 수술보다도 부인병에 대한 뜸이나, 배꼽의 염구를 한 다음, 척추골을 펴서 앉은 자세로 개선해 나가면 된다.

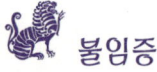 불임증

불임증은 자궁 후굴·자궁 발육 부전·수란관 폐색·자궁 내막염·자궁 근종·난소 난종 등 여러 가지 병에 의해서 일어나므로 일반적으로 말하기는 어려운 일이지만, 흰꽃 이질풀에는 임신에 관계되는 비타민 E가 다량 함유되어 있으므로 이를 이용하면 임신

하는 사람이 매우 많다.

특히 단식을 한 다음, 흰꽃 이질풀을 달여 먹으면 대개는 임신한다.

불임으로 결과가 나오면 대개 발육 부전이나, 자궁 후굴의 진단을 내려 수술을 권유하여 수란관 통기나, 내막 과파 수술을 하는데, 이 수술이나 호르몬 주사로 임신하는 확률은 매우 적다.

즉, 이러한 병이 생기는 원인은 자위 행위나 임질 또는 결혼 후 움직이지 않고 앉아서 일하면 자궁이 후굴되거나 폐색되기 때문이며, 활발한 노동을 하는 부인은 이 병에 걸리지 않는다.

만일 수술을 했다고 해도 직업이나 하루하루의 동작을 바꾸지 않는 한 다시 재발하고 만다.

황포(해초의 일종) 요탕을 한 달 정도 계속해도 피돌림이 잘되어 임신하게 된다.

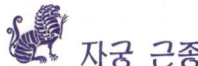 자궁 근종

이 병은 그 근종(근육 종기)이 딱딱한 것과 연한 것이 있다. 연한 것은 수술할 필요가 없으며, 심계항진이 있거나 급격히 증대하는 것, 출혈이 많은 근종은 수술하는 것이 좋다.

오늘날에는 근종의 증대를 막는 주사도 있는데, 수술을 하지 않을 때는 흰꽃 이질풀의 복용, 단식 요법·지압 등을 꾸준히 시행하면 낫는다.

난소 난종

이 병은 난소에 물이 괴어 차차 커져서 배가 부풀어오르는 병이다. 수술을 하지 않고 단식으로 나을 수 있다. 어떤 중증이라도 대개는 한 번으로 깨끗이 치료되며, 재발 가능성이 없으므로 안심하고 실시하기를 권한다.

 ## 전간(간질병)

최근에는 머리 수술을 하여 치료하기도 하지만, 전간 수술은 시험 단계에 불과하며, 수술했다고 해서 반드시 낫게 된다는 보장도 없다.

즉, 전간이 오늘날 의학으로서는 절대 불치의 병이라고 할 수 있으나, 단식 요법으로 확실히 낫는다.

 ## 위궤양 · 십이지장궤양

이 병에서 유문 협착(위에서 창자로 나가는 구멍이 좁아진 것)인 경우, 출혈이나 하혈이 그치지 않을 때나, 통증 또는 암의 의심이 있을 때는 수술이 필요하지만, 보통의 궤양이면 수술을 않고서도 요법으로 낫는다.

최근에는 배꼽의 염구를 실시, 위장 전체의 영양력이 활약하여 궤양증은 물론 일체의 만성 위장병이 완치되었다.

결명자 종자 약20g, 흰꽃 이질풀 약 20g을 물 3홉의 물에 달여

2홉으로 만들어서 1일 3회로 나누어 식전에 꾸준히 복용하는 것이 좋다.

온몸 마사지와 뜸을 실시하고 식양생을 한 다음, 매일 식후 배를 300번 정도 쓰다듬어 주면 위궤양은 물론 십이지장도 낫는다.

또 입이 헐어 식사를 제대로 못할 때는 결명자를 짙게 달여 입 안에 머금는 일을 하루에 5~6회 정도 반복하면 통증이 깨끗이 나으며, 입 안의 궤양이 나으면 위의 궤양도 낫는 것은 당연한 일이다. 이상을 1년 동안 계속하면 깨끗이 낫는다.

단, 위산 과다만은 단식 요법이 아니면 잘 낫지 않는다. 그러나 단식 중에 큰 출혈을 일으키는 일이 있으므로 주의해야 한다.

이 병이 주사를 맞고 나으리라는 생각은 큰 잘못이다. 의학만능 의식에 젖은 사람들이 치료방법을 잘못 선택하여 생명을 잃는 것은 정말 안타까운 일이다.

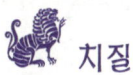 치질

치질에는 난치의 치루가 있는데, 이것은 대개 수술을 하지만, 몇 번이나 잘라내어 누공이 남아 근치하기가 힘들다.

항문 주위염도 나중에는 치루로 되고, 탈항이나 내치핵도 통증이 되거나, 출혈 및 창자가 튀어나와 고생하는 일이 많다.

치질은 본래 울혈로부터 생기는 일이므로 항문 부근이나 음부를 자기 손으로 지압하고, 생강탕을 만들어 항문 부근을 따뜻하게 한 다음 난유를 바르면 혈액순환이 왕성해져서 어떤 치질도 깨끗이 낫는다.

변비가 치질의 원인이 되는 일도 있으므로 변비가 잘 낫지 않는

사람은 결명자 분말을 복용하는 것이 좋다. 어떤 약보다도 효과가
뛰어나다.

 ## 치질의 출혈

내치핵이 있을 때 대변을 보면 출혈되는 일이 많다. 소량의 출혈
은 난유를 스포이트로 주입시키면 치질도 낫고 출혈도 그치지만,
다량의 출혈이 있을 때는 빨리 입원해야 한다.

 ## 축농증

축농증은 수술을 해도 재발하는 경우가 많다. 그러나 단식 요법
을 실시하면 대개는 완쾌되므로 수술 전에 단식하는 것이 바람직
하다. 단식을 하면 머리도 상쾌해지고 기억력도 증진되므로 여러
방면에서 좋다.

 ## 편도선

편도선은 수술하고도 잘못하면 출혈을 하거나, 신장병을 일으키
는 경우가 많다. 즉, 수술한 곳에 균이 침투해 혈행성(血行性)으로
신장에 들어간다.

그러나 목에 매일 2~3회씩 마찰을 실시하여 혈액순환을 좋게
해주면 사간이 좀 걸리지만, 비대한 것이 없어지고 감기에도 걸리
지 않는다.

성화성의 편도선염으로 붉게 부어오를 때는 철랭광천으로 양치질을 하면 낫는다.

 아데노이드(adenoid)

아데노이드는 잘라내어도 신장병은 일어나지 않고 기억력도 좋아지므로, 될 수 있는 대로 빨리 잘라버리는 것이 좋다.

이 병은 인두에 테 모양으로 감겨져 있는 임파 조직이 증식하여 편도·인두 뒤쪽 벽이 비대해진 것이며, 코를 골거나 막히거나 하여 기억력과 사고력에 나쁜 영향을 준다.

만약 발육이 왕성한 어린이에게 이 병이 있으면 성적이 뒤떨어지는 결과가 생기므로 빨리 수술하여 절취해 버리는 것이 좋다.

 결핵성 관절염·탈저

병이 심할 때는 대개 다리를 절단하는 경우가 많다. 그러나 절단하지 않고 저항 요법으로 나은 예 또한 많다.

치료에 성공한 사례로, 필자가 잘 아는 사람이 관절염에 걸려 비관한 나머지 잠도 이루지 못할 뿐만 아니라, 식욕도 떨어져서 움직이지 못하게 되었다.

나는 이 환자에게 다음과 같은 치료 방법을 권했다.

첫째, 날씨가 좋은 날에는 매일 온몸을 새까맣게 타도록 일광욕을 실시하라.

둘째, 하루에 2회 습포를 하여 온몸이 빨갛게 되도록 마찰을 하고, 또 하루에 1번 정도 결명자를 달여 복용하여 위장을 튼튼히 하라.

셋째, 당분간 점심밥은 먹지 말며, 책도 읽지 않도록 하라.

넷째, 음식물은 한 번에 60번 이상 씹어 먹도록 하고, 하루에 2식을 이행하라.

그는 죽느냐 사느냐 하는 판국이었으므로 열심히 실행한 결과 3일째부터는 식욕이 증진되었고, 몸도 건강해져 무릎의 통증도 잊어버리게 되었다. 이리하여 20일째부터는 효력이 나타났고, 6개월째부터는 조금씩 걷기 시작하여, 마침내 1년 후에는 완쾌 되었다.

무릎 또는 팔꿈치의 급성 관절염으로 심하게 붓고 움직이지 못할 정도로 악화되었을 경우는 미꾸라지 요법을 병행 실시하면 효력이 있다.

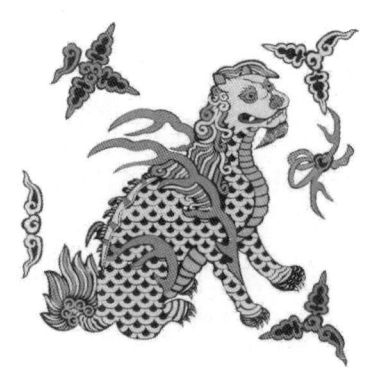

5. 큰 병의 징후가 보일 때

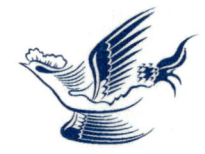

큰 병이 나타나기 전의 현상은 몸의 상태나 기분이 나빠지고 피로가 심해진다. 이때는 몸 속에 중대한 병의 원인이 생겨 병균이나 독소가 뱃속에 가득하게 된 것인데, 이것이 큰 병 출현의 잠복기에 해당된다.

환자나 가정에서는 이 시기를 놓치지 말고 우선 민간 요법으로 조기 간호를 한 다음 병원에 가면 어떠한 병이라도 경과가 좋을 뿐만 아니라, 큰 병으로 옮겨가기 전에 치료된다.

흔히 사람들은 이 조기 간호법을 모르기 때문에 이미 병균이 널리 퍼져서 사망하는 경우가 많다. 그 예로는 역리나 장염, 기타 여러 가지 전염병을 들 수 있는데, 특히 어린이에게 고열이 생겼을 때 가정에서 빨리 조기 간호를 한 후에 병원으로 가야 한다.

따라서 큰 병의 징후가 보일 때, 민간 요법으로 먼저 피마자 기름으로 설사를 시킨 다음, 매실 엑기스를 복용하면 간단한 간호로써 중증이 되기 전에 막을 수 있어 대개의 병은 완치시킬 수 있다.

일상생활에서 우리 몸의 이상을 빨리, 그리고 간단하게 파악하는 방법을 몇 가지 알아보기로 하자.

얼굴을 보는 경우에는 안색·입술·혀·눈·피부의 상태를 본다. 예를 들어 웬지 어두운 느낌이 드는 안색을 띠고 있으면 우선적으로 간장에 이상이 있다고 판단한다. 예컨대 2, 3일 노름이나 일로 해서 밤을 새웠을 때의 안색을 생각해 본다. 거무튀튀하면서도 파리한 빛깔을 하고 있을 것이다.

평소에 그런 안색이라면 우선 간장이 나빠졌다고 생각하면 틀림이 없다.

또 엷은 황색으로 윤택이 없는 경우에는 위장 등 소화기 계통의 병인 경우가 많다. 너무 심하게 안색이 변색되어 있다면, 즉시 의사의 진찰을 받아보는 것이 좋다.

입술을 관찰할 때도 얼굴과 같은 방법으로 하면 된다. 여름에 날씨가 좀 차가운 날, 바닷물에 들어가면 추위 때문에 입술이 파랗게 변한다. 입술이 그런 빛깔로 되어 있으면 주의를 해야 한다. 왜냐하면 입술에도 안색과 마찬가지로 간장의 상태가 그대로 나타나기 때문이다.

혀는 민감하게 몸의 상태를 나타내는 곳으로서 특히 위장의 상태를 잘 알 수 있는 부분이다. 예를 들어 혀가 두텁고 혀의 측면에 이빨 자국이 나 있으면 당분이나 탄수화물의 지나친 섭취로 신장의 상태가 나쁘다고 보아야 한다.

혀를 내밀었을 때, 자꾸만 혀가 떨리는 경우가 있다. 이러한 상태일 때는 당분이나 탄수화물의 과잉 섭취가 오랫동안 계속되어서, 스트레스 등으로 일어나는 소화기 계통이나 그 밖의 내장이 매우 악화되어 있을 가능성이 높으므로, 병명이 무엇이건 상당한 주의를 기울여야 한다.

또 혀에 거칠거칠한 느낌이 들지 않고 너무 매끄럽고 깔끔하다는 느낌이 들 때가 있다. 잘못 생각하면 건강한 것으로 오해하기 쉽지만 이것은 오히려 건강이 악화되어 있다는 증거이다. 소화기 계통은 물론이고 만성병이 있는 경우가 많다.

몸이 건강할 때의 혀는 어린아이의 혀와 같은 상태라는 사실을 기억해 두기 바란다. 어린아이의 혀를 한번 잘 관찰해서 그것을 참고로 하여 자기 혀를 살펴보면 알 수 있다.

눈의 경우에는 흰자위를 본다. 흰부분에 혈관이 떠올라 있으면 간장이 나빠진 상태이다. 눈이 피로한 상태와 혼동하지 말아야 한다. 또 혈관이 떠오른데다 그 끝에 점 같은 울혈이 있으면 폐 등 장기가 나빠져 있다는 증거이다.

술을 마신 다음날 거울을 봤을 때, 이러한 울혈이 흰자위에 나타나 있으면 내장의 상태를 확인해 보는 것이 좋다.

울혈의 빛깔에서도 구별이 된다. 예를 들어 빛깔이 엷고 희미한 느낌이 들면 최근에 내장의 상태가 나빠진 것이다. 반대로 빛깔이 진하고 밀착되어 있으면 상당히 오랫동안 내장의 병을 앓고 있다는 증거이다.

또 손바닥을 펼쳐서 피부의 주름을 본다. 손금이라고 말해지는 주름이 선명한 직선으로 되어 있지 않은 경우, 즉 점선으로 되었거나 희미하다면 위장이 나쁘다고 판단해도 된다.

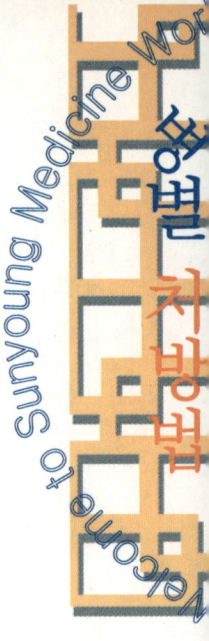

(쉽고 간단한 민간요법으로
병원을 찾아갈 형편이 어려울 때
응급요법이다)

제 4 편

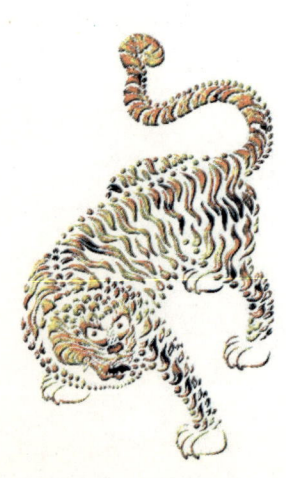

1. 각기병

정강이가 붓거나 마비되어 변통이 없어지는 것이 각기병의 특징이다. 심해지면 배와 입 둘레가 마비되고 동계(動悸)가 일어나는데, 마비 현상이 일어나는 것은 질이 좋지 않다.

그러나 매일 2회 정도 대변을 보게 되는 것은 그리 위험한 상태가 아니다. 그런데 각기는 변통이 매우 중요하므로 변통이 잘되지 않는 것을 그대로 두면 가슴까지 올라와 충심(衝心)이 되므로 대개 구제되지 못한다.

또 매일 자연적으로 변통이 되는 각기는 만성이므로 좋지 않다. 2년이나 3년이 지나도 낫지 않는 각기는 진짜 각기가 아닌 경우가 많으며, 이런 사람은 위장에 이상이 있으므로 혈압 또는 신장을 살펴야 한다.

각기는 비타민 B의 결핍에서 생기지만, 비타민 B를 복용해도 잘 낫지 않는 경우, 쌀겨나 팥, 싱싱한 채소 등 천연 비타민을 복용하면 낫는다.

병이 진행되면 비장근(腓腸筋)이 당겨 가슴이 아프거나 다리가 나른하여 운동 장애가 일어나 계단을 오르는 것이 부자유스럽게 된다. 그리고 밤에 비장근에 경련이 일어나거나 숨결이 가빠지고 가슴이 답답해지며 대변이 굳어지는 한편, 소변이 적어진다.

또한 병증이 더욱 심해져서 심장이 상하면 각기 충심을 일으켜 넘어지기도 한다. 이 병 중에는 임신 각기라고 해서 임신 중에 일어나는 각기도 있고, 각기에 걸려 있는 어머니의 젖을 먹고 걸리는 유아 각기도 있다.

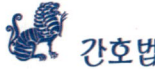

간호법

(1) 싱싱한 야채를 될 수 있는 한 많이 먹는다.

(2) 각기병엔 특히 변통이 잘 되어야 하므로 황마 20g을 물 1홉에 녹여 하루에 3번, 식사 한 시간 전에 복용하면 변통이 잘 된다.

또 대황 4g, 결명자 30g을 3홉의 물에 달여 하루 동안에 복용하면 앞에서 말한 황마보다 유효하며 위장이 튼튼해진다.

(3) 밥은 7분도 쌀을 이용하거나 보리밥을 먹도록 하며, 팥밥을 먹는 것도 좋다.

(4) 숨이 가쁠 때나 배까지 마비가 왔을 때는 외출해서는 안 된다. 또 가슴의 동계가 심하고 심장이 상한 증세가 있으면 누워 안정을 취한 뒤 의사를 불러야 한다.

(5) 매일 아침 냉수를 한 컵 마실 것, 식전에 매일 배를 가볍게 마찰할 것, 수족을 반대로 문질러 올릴 것, 음주나 부부 생활을 엄금할 것 등을 반드시 실행해야 한다.

각기병에 걸려 수년 동안 운동 장애가 일어났지만 동계는 없고 매일 변통도 잘 되어 별다른 지장은 없는 경우도 있다.

또 평소 때에는 매우 건강하지만 해마다 같은 증상이 반복되는 사람은 각기의 요법으로 잘 낫지 않는다. 이런 사람은 이 책의 각종 요법과 함께 온몸의 지압 요법을 실시하면 큰 효과를 볼 수 있다. 이를테면 다리의 신경중추인 척추신경을 자극하는 지압을 하면 혈액순환이 잘 되므로 낫는다.

 ## 특효를 나타내는 민간 요법

이질풀 30g, 결명자 20g을 4홉의 물에 달여 3홉으로 하여 하루에 3회 나누어 먹고, 별도로 팥 1홉을 익혀 하루에 3회로 나누어 먹으면 대개 10~15일 정도로서 낫는다.

변통이 좋지 않은 각기, 임신 각기 등은 다 낫는다.

(1) 습성 각기 : 〈복막염 편〉의 발뒤꿈치의 뜸을 3~7일 동안 실시하면 수기가 없어져 완치된다.

(2) 건성 각기 : 옆의 그림과 같이 양쪽 발바닥 셋째발가락이 붙은 부분의 가로 힘살의 복판에 매일 3번 뜸을 뜨면 대개 1~2회로 완치된다.

매일 변통이 잘 되고, 다리도 붓지 않는데도 손발이 결려서 잘 걷지 못할 때는 의사가 각기라고 진단하여 주사를 놓지만 잘 낫지 않을 뿐만 아니라 어떤 치료를 한다 해도 낫지 않는다.

이러한 환자는 단식 요법·카이로프락틱 요법·지압 요법을 써야 쉽게 낫는다.

습성이나 건성, 모두 생강즙과 겨자를 반반씩 합하여 천에 바른 다음 발 전체에 대어 마찰을 하고, 마를 때는 다시 갈

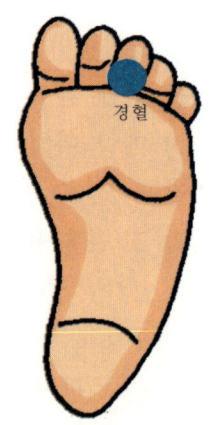
경혈

아서 마찰을 되풀이하면 낫는다.

또 살겨에는 비타민 B가 많이 들어 있으므로 한 스푼씩 하루에 여러 번 먹으면 어떤 약도 미치지 못할 만큼 특효가 있다.

그런데 혈각기(血脚氣)라는 각기병이 있다. 의사가 치료해도 계속 푸른 변이 나오면 앞에서 말한 결명자와 이질풀에 팥 요법을 실시하면 10일 정도로 깨끗이 낫는 경우도 있다.

각기병은 비타민 B의 결핍에 의해 일어나는 병이라고는 하나, 이 비타민 B의 요법으로써 근치되지 않는 사람도 있다. 그러므로 급성일 때는 결명자·이질풀·팥 요법을 함께 실시하면 거의 완치된다.

만성일 때와 단지 마비증세인 각기병에는 카이로프락틱·지압·생강·단식 요법 등으로 낫는다.

그 밖에 다음과 같은 민간 요법이 있다.

(1) 율무 2홉, 현미 1홉으로 죽을 끓여 매일 조석으로 1~2주 먹으면 특효가 있다.

(2) 팥을 생가루로 만들어 분겨가루와 2 : 1 비율로 섞어 볶아서 1일 3회 끓인 물에 한 숟갈씩 타서 10일간 복용하면 특효가 있다.

(3) 인동풀을 포대에 넣어 목욕물에 우려내어 입욕하면 특효가 있다.

(4) 박(동과)의 껍질을 말려 달여서 마시거나 요리해서 1일 2회 1주일 정도 복용하면 낫는다.

(5) 인동꽃 20근을 고급 술 1되로 약간 데운 다음, 1~2개월 병뚜껑을 잘 막고 보관하면 인동주가 되는데, 이것을 매일 소주잔으로 1잔씩 장기간 복용하면 낫는다.

(6) 피마자 100~200알과 석산(수선과 석산)의 뿌리 2개를 넣고 찧어서 헝겊에 깔고 두 발바닥에 붕대로 감아 10시간쯤 지나면 물기가 대소변으로 나오는 특효가 있다. 시간이 지나도 효과가 없으면 중지하도록 한다.

(7) 질경이(차전초)를 매일 달여서 차 대신 마시면 특효가 있다.

(8) 우렁이를 삶거나 태워서 장기간 먹으면 특효가 있다.

(9) 무를 달여서 1일 2회 한 그릇씩 장기 복용하면 효과가 있다. 그냥 무즙을 마셔도 좋다.

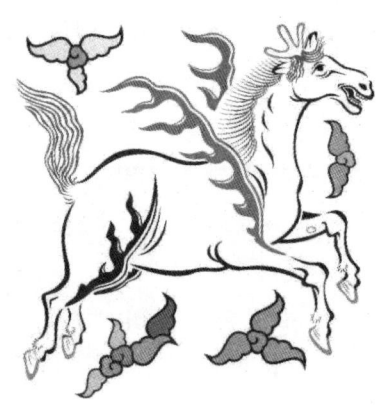

2. 간장병

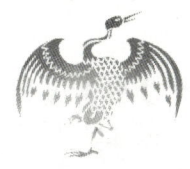

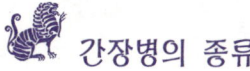

간장병의 종류

(1) 간경화증

간장병 중 가장 많은 것이 간경화증이다. 이 병은 간장이 굳어져 작아지며, 위장에 장애가 일어나 토혈하는 수도 있고, 배에 물이 괴는 등 여러 가지 증세가 나타난다.

원인으로는 술을 비롯해 신것이나 자극성 있는 것을 많이 먹거나 그 밖에 매독·결핵성 복막염·간장 기생충·콜레라·티푸스·말라리아 등 전염병에 의해서 일어난다.

별로 통증은 없지만 황달·치질 등을 일으키고, 식욕이 떨어져 혀가 희어지고, 위 부분이 팽압·중압되기도 한다. 중증이 될 때까지는 별다른 자각증이 없으므로 전문가가 아니면 잘 알 수가 없다.

배에 물이 괴어 부종이 생기면 중증을 일으킨 것인데, 복막염이나 신장병과 구별이 잘 안 된다.

(2) 술과 간장과의 관계

술의 주성분은 위장에서 흡수되어 문정맥에 모인 다음, 제일 먼저 간장으로 이동한다. 즉, 알코올의 거의 반은 간장을 통과한다고 해도 틀림이 없다.

간장은 당분의 분해·저장뿐 아니라, 췌장이나 위와 창자에서 오는 독성의 해소 작용, 담즙의 분비, 기타 여러 가지 중요한 일을 한다. 그러나 이 곳에 흡수성이 강한 알코올이나 자극이 강한 음식물 따위가 들어와서 일을 방해하게 된다면 간장에 큰 영향이 끼치게 됨은 말할 나위가 없다.

위궤양 증상이 없는 사람이 갑자기 다량의 토혈 또는 복막염을 앓고, 신장병이 없는 사람이 배에 물이 괴면 매우 당황하지만, 이때는 먼저 간장의 경변에 의심을 해보는 것이 좋다.

이것은 간장의 문정맥이 막히기 때문에 위장의 정맥에 울혈하고 그 압력이 높아져서 마침내 위장의 혈관이 파열하거나 물이 새어 나와 고이기도 하는 것이다.

이 토혈이 생기기 직전에는 심한 빈혈이 일어나 위 부분을 압박한다. 그리고 배에는 피가 모여 문정맥을 방해하기 때문에 머리 쪽으로 가는 피가 줄어 뇌빈혈을 일으킨다.

이때는 즉시 누워 머리와 다리를 따뜻하게 하는 한편, 배의 혈액을 아래위로 보내는 간호를 하면 혈관의 파열을 막을 수 있다.

배에 물이 생길 때는 복수에 대한 간호, 설사가 있을 때는 매실 엑기스를 복용한다.

(3) 간장 종양

간장 울혈·간장 농양, 그 밖의 여러 가지 간장병 때문에 간장이 크게 붓거나 변비·통증을 일으킬 때는 복수(腹水)·설사·오한·발열 등이 있고, 가끔 황달도 동반한다.

농이 생기면 고열이 나며 통증이 있고 식욕이 없어져서 치료가 곤란하다.

모든 간장병에는 복수와 설사가 있으며, 그 설사는 쉽게 그치지 않는다. 이때 매실 엑기스를 복용하면 설사와 복수가 그치기도 한다.

어떤 간장병이든지 석총식(石塚式) 우약을 만들어 간장 부분에 바르고, 결명자와 이질풀을 복용하면 2~3일 만에 효력을 본다. 복수가 생길 때는 아주까리 요법을 실시하면 효력을 본다.

(4) 간장암

간장암은 대개 위암·자궁암·유암 등으로부터 시작되는 일이 많다. 증상은 간장 농양과 거의 같다. 그리고 악액질이 나타나 치료하기 매우 힘든 병이다.

그러나 간장암은 앞에서 말한 바와 같이 많은 병을 수반하고 있으므로 무엇보다 당황하지 말고 치료를 해야 한다.

(5) 간장 매독

이 병은 유전 또는 독성의 감염에 의해서 일어나며, 간장 부분의 통증·복부팽만·설사가 일어난다.

 간장병의 간호법

첫째, 육류·달걀·우유 등과 같은 단백질·지방류는 좋지 않으므로 야채·두부·죽·매간 등의 담백한 음식물이 좋다.

변비가 생기면 더욱 곤란하므로 결명자나 대황으로 통변이 잘 되도록 해야 한다. 간장이 부어 통증이 있을 때는 생강탕으로 습포를 한 다음, 석총식 우약을 바르면 낫는다.

둘째, 복수가 생길 때는 아주까리·꽃무릇 등의 요법과 발바닥의 뜸을 하며, 결명자와 접골목 20g 정도를 가하여 달여 먹고, 설사가 생길 때는 매실 엑기스를 복용한다.

어떤 종류의 간장병에도 결명자와 이질풀을 각 20g(암이면 갯상추 12g, 가름 열매 5개)을 3홉의 물에 달여 2홉으로 만들어서 하루 동안 복용하면 각종 비타민·칼슘·철분·인·나트륨을 섭취하게 되어 매우 좋다.

셋째, 단식 요법(1주일)을 2회 정도 실시하면 암 외의 병은 대개 낫는다.

간장은 수술하여 잘라낼 수 없다. 만일 생강탕과 우약으로 낫지 않을 때는 단식 요법을 실시하라.

(1) 간장병의 예방과 건강법

간장은 소화액의 배설, 독소의 분해, 당분의 신진대사 등 우리 몸에 있어서 대단히 중요한 구실을 하는 곳이다. 가장 중요한 영양분은 비타민 B군으로서 이것이 부족하면 체내에 여러 결함이 일어난다.

내장뿐만 아니라 손톱의 모양이 변하거나 당뇨병·혈압·폐결핵·피부 등에도 나타난다. 내장에 들어온 혈액은 모두 간장을 통과하여 심장에 들어가므로 혈행이 나빠지면 간장에 많은 지장을 일으킨다.

그러므로 온몸 마사지를 하여 피돌림을 좋게 하고, 이 책의 베네트식 운동법 중 간장 건강법을 실행하면 장수한다.

(2) 간장의 건강 운동법

① 똑바로 누운 상태에서 양쪽 손가락을 오른쪽 옆배(갈비뼈 아래쪽)에 댄 다음, 오른쪽 가슴을 향하여 갈비뼈 위를 문질러 줌과 동시에, 갈비뼈 밑에 있는 간장을 누르며 문질러 올라간다.

양쪽 무릎을 굽혀 세워 배의 힘살을 늦추어 준다(간장은 오른쪽 옆배의 갈비뼈 밑에 있다). 50회 이상 실시한다.

② 오른손을 놓고 몸을 오른쪽으로 눕힌 다음, 양쪽 무릎을 조금 굽히고 간장을 양쪽으로 약간 밀어낸다. 왼손으로 오른쪽 옆배부터 갈비뼈 밑을 누르듯이 마찰한다. 이것은 간장의 아랫면을 마찰하는 일인데, 30회 이상 실시한다.

③ 왼쪽으로 눕고 오른손을 주먹 쥔 다음, 간장 부분을 두드린다. 그리고 오른쪽 갈비뼈 아래에서 시작하여 아래위 전면을 50회 이상 두드린다.

이 간장 부분을 두드리는 마찰법은 건강상 매우 중요하며, 온몸에 영향을 준다.

 민간 요법

(1) 간염
① 용담 뿌리
만성 간염 및 황달에 0.3~1.5g을 달여 마시면 효과가 있다.

② 우렁이 볶음

황달은 간장의 질병으로 인해 혈액 속에 이상이 생겨 나타나는 것으로 눈의 흰자위와 피부가 모두 노랗게 된다. 황달을 포함한 간장병에 있어 한방은 효과적인 처방을 많이 가지고 있는데, 그 중 하나가 우렁이 볶음이다.

우렁이는 약성이 차고 맛이 달며, 간장의 염증성 열을 식혀주고, 아울러 간장을 보호하는 역할을 한다. 인진쑥은 소염·심장 기능 강화·체내 독소 배출에 효험이 있으므로 우렁이와 함께 복용하면 황달 증세를 개선시키는 데 매우 유용하다.

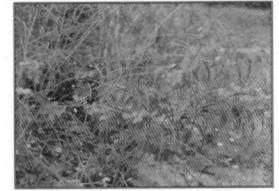

③ 결명차

결명차 씨 5~6g을 1회분 기준으로 달여서 1일 2~3회씩 5~6일 복용한다.

결명자

④ 고삼

고삼뿌리 1~3g을 1회분 기준으로 달여서 2~3회씩 5~6일 복용한다. 복용 중에 신경초와 인삼을 금한다. 임산부는 신중히 사용한다.

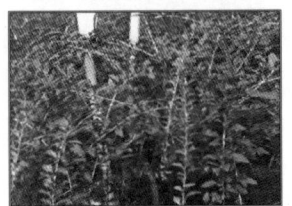

⑤ 구기자나무

구기자나무 뿌리 또는 열매 4~8g을 1회분 기준으로 달여서 1일 2~3회씩 10일 이상 복용한다.

구기자 나무

⑥ 국화

국화 온포기 또는 꽃 4~6g을 1회분 기준으로 달여서 1일 2~3회씩 1주일 정도 복용한다.

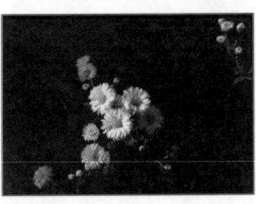

국화

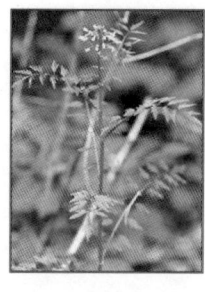

⑦ 냉이

냉이 뿌리 8~12g을 1회분 기준으로 가루내어 1일 2~3회씩 1주일 정도 따뜻한 물에 타서 복용한다.

⑧ 민들레

냉이

민들레 뿌리 10~15g을 1회분 기준으로 달이거나 생즙을 내어 2~3회씩 10일 이상 복용한다.

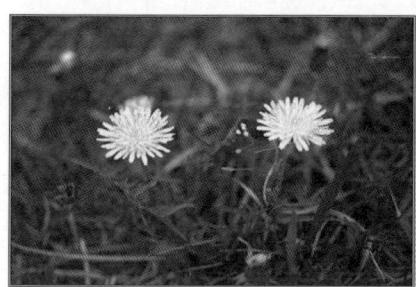
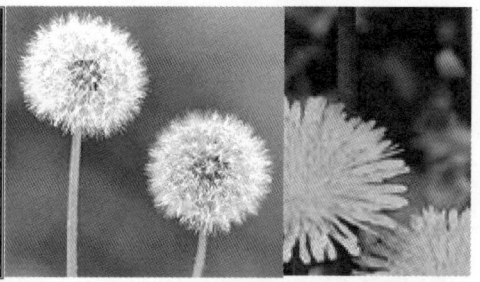

⑨ 수양버들

수양버들 온포기 8~10g을 1회분 기준으로 달여서 1일 2~3회씩 1주일 정도 복용한다.

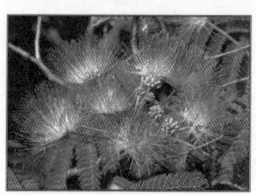

⑩ 신경초

신경초

신경초 뿌리 5~7g을 1회분 기준으로 달여서 1일 2~3회씩 1주일 정도 복용한다.

⑪ 알로에

알로에 온포기 20~30g을 1회분 기준으로 달여서 1일 2~3회씩 10일 이상 복용한다.

⑫ 애기똥풀

애기똥풀 온포기 1.5~3g을 1회분 기준으로 달이거나 생즙을 내어 1일 2~3회씩 10일 이상 복용한다.

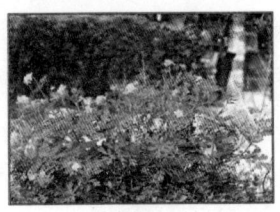

애기똥풀

(2) 간경변증

① 녹즙

간에 이상이 생기면 피로감이 제일 먼저 온다. 또한 명치끝의 불쾌감, 식사 후의 팽만감 등이 있는데, 간의 병은 제때에 치료하지 않으면 더 큰 병으로 진행되어 치명적인 상태까지 가기 쉽다. 이러한 간 기능 회복에는 녹황색 채소가 매우 좋다.

당근에는 당분과 비타민을 비롯한 많은 영양소가 함유되어 있으며, 시금치는 오장의 기를 잘 통하게 해주고 술독을 풀어주는 작용을 한다.

간 기능의 본질적인 회복은 정확한 진단과 그에 따른 올바른 식이 요법이 관건이다.

② 잉어

1kg 정도 되는 잉어의 내장을 꺼내고 삶은 팥 50g을 그 안에 넣고 실로 꿰매어 솥에 넣고, 국을 끓여서 양념하여 먹는다. 잉어와 팥은 이뇨작용, 부기를 내리는 작용 등이 있다.

③ 옥수수수염·질경이

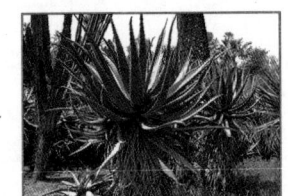

옥수수수염 50g, 질경이 10g을 물에 달여 하루 3~4번에 나누어 먹는다.

옥수수수염·질경이는 이뇨작용, 부기를 내리는 작용이 있다. 비교적 오랜 기간 먹어도 부

알로에

작용이 없으므로 몸이 허약한 사람에게도 마음놓고 쓸 수 있다.

④ 가물치

내장을 꺼내고 그 속을 마늘로 채워 실로 꿰맨 다음, 종이로 싸서 진흙을 두툼히 발라 구워서 먹는다. 가물치·마늘은 강한 이뇨작용, 부기를 내리는 작용 등이 있다.

(3) 담낭염

① 감초

뿌리 6g을 300~400cc의 물로 절반 이하가 될 때까지 진하게 달여 한 번에 마신다. 급격한 복통으로 진통제가 필요한 경우에 사용한다.

② 부추

생뿌리와 잎을 갈아 으깨고 초를 쳐 볶은 것을 헝겊에 싸서 환부를 데운다.

(4) 담석증

① 냉이

그늘에 말린 냉이 10~15g을 500~600cc의 물로 절반이 될 때까지 달여 하루 3회로 나눠 마신다.

② 율무

껍질째 열매 20g을 달여 차 대신에 마신다.

③ 매실 장아찌

매실 장아찌 1개에 생강즙을 조금 넣고 뜨거운 엽차를 부어 마시면 아픔이 경감된다.

④ 곤약

곤약을 끓는 물로 데워 두꺼운 헝겊으로 서너 겹 감아 아픈 곳에 댄다.

⑤ 백작약

백작약 20g, 감초 12g을 물에 달여 하루 2~3번으로 나누어 아침·점심·저녁 사이에 먹으면 경련성 아픔을 멎게 한다. 백작약·감초는 작약감초탕이라고 하는데, 평활근의 경련을 푸는 작용이 있어 담석증에서 오는 경련성 통증을 멎게 한다.

⑥ 금잔화

금잔화 15~20g을 물에 달여 하루 3번에 나누어 식후에 먹으면 작은 담석을 녹이며 큰 담석을 밖으로 내보내는 작용을 한다.

⑦ 울금

울금·감초 각각 10g, 백반 16g을 부드럽게 가루내어 한 번에 3~4g을 하루 3번 먹어도 좋다.

⑧ 겨자

진통작용이 있다.

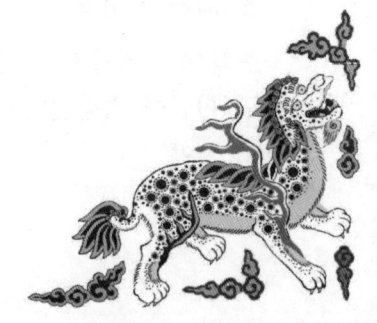

3. 감기

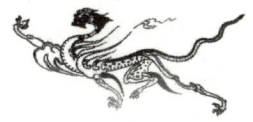

감기는 만병의 근원이 되고 건강이나 장수에도 큰 영향을 끼친다는 사실은 누구나 알고 있지만, 오늘날에는 의약만능 사상에 젖어 약만 먹으면 해결된다고 생각하여 약 이외의 이학적(理學的) 요법이나 간호의 방법을 지나치고 있다.

 ## 감기에 대한 학설(유행성 독감은 별도)

피부는 한랭의 자극을 받으면 혈관을 수축하여 체내 온도를 보호하려는 조절 기능을 한다. 동시에 체내에서는 산화작용(연소 작용)을 왕성하게 해서 체온을 높이려고 하는데, 이것을 제1차 피부 반응이라 한다.

다음에는 반동작용에 의해 앞에서 수축한 혈관이 확대되고 속으로 움츠러 들어간 혈액을 피부 바깥쪽의 혈관으로 밀어낸다. 이를테면 바깥에서 따뜻한 실내로 들어갈 때는 얼굴이 붉어진다. 즉, 이런 반응을 제2차 피부 반응이라 하며, 이 2차 반응을 빨리 일으키는 사람은 감기에 잘 거리지 않는다.

이를테면 이 반응을 빨리 일으키는지 또는 일으키지 않는지에 따라 감기의 진단을 할 수 있다. 그러므로 인위적으로 피부를 단련시켜 이 2차 반응을 일으키도록 하면 감기에 걸리지 않는다.

감기는 다리와 목에서 걸리기 쉽고, 바이러스 감염이나 선잠을 자거나 위장병이 있는 사람, 배가 고플 때, 빈혈인 사람 등도 감기에 걸리기 쉽다.

 감기에 걸리는 이유

기후가 바뀌는 환절기마다 한 번씩 감기에 걸리는 사람은 주로 선병질적인 사람이거나 피부 저항력이 약한 체질이다. 피부의 단련이 되지 않았기 때문에 온도가 변할 때마다 자극과 반응의 조절기관이 당황하여 급변에 응하는 방위동작이 원활하지 못하기 때문이다.

혈관의 조절이 잘 되지 않으면 감기에 걸리므로 평소 이에 대한 단련을 충분히 해야 한다.

 감기의 5분 예방법

적극적인 예방법은 연중 냉수마찰이나 일광욕으로 피부의 저항력을 강화시킨다. 이것을 실천하면 감기는 물론 호흡기 계통의 병은 잘 걸리지 않는다.

평소 이러한 건강법을 실행하지 못한 사람은 감기 조짐이 보일 때 등뼈의 고랑에 네 번 정도 머리에서부터 허리까지 수건을 놓고, 손바닥으로 마사지하고, 또 주먹으로 두드린 다음 마찰한다.

마찰할 때는 손바닥이나 등줄기가 빨개질 정도로 힘을 넣어야 한다. 이것을 감기의 5분 요법이라 하는데, 때를 놓치지 않고 실시하면 백발백중 낫게 되지만, 발열한 다음에는 소용이 없다.

민간 요법

(1) 기침이 심할 때의 한방 요법

고대로부터 내려오는 유명한 한방약으로 '마행석탕'이 있다.

마황 4돈 4푼, 행인 1돈 8푼, 감초 1돈 8푼, 석고 4돈 8푼을 물 2홉 5작과 달여 1홉 5작으로 만들어 1일 3회 복용하면 깨끗이 낫는다(천식에도 좋다).

(2) 기침에는 무씨를 볶아 가루로 만들어 한 스푼씩 1일 여러 번 따뜻한 물(설탕물)과 함께 복용하면 잘 듣는다. 무씨는 오래된 것일수록 좋다.

그 밖의 민간 요법으로는 다음과 같다.

① 파의 흰뿌리

흰뿌리 부분에는 발한을 촉진하여 해열하는 성분이 다량으로 함유되어 있으므로 여러 가지 요리법으로 많이 취하는 것이 좋다. 파를 넣어 끓인 따끈한 된장국을 먹고 따스한 잠자리에 들면 특히 잘 듣는다.

② 생강차

생강 반 근을 잘 씻어 주전자에다 잠길 정도의 물에 넣고 약한 불로 1시간 정도 달인 후 수시로 마시면 좋다. 이때 귤껍질 말린 것이나 대추가 있으면 적당히 넣어 같이 달이면 더욱 좋다. 특히 목감기나 오한에 좋으며, 양약과 함께 복용해도 부작용이 없는 전통 민간 요법이다.

③ 배즙

크고 잘 익은 배 한 개를 수저로 가운뎃부분을 파낸 후에, 배 속을 조금씩 긁어서 배즙을 만들어 낸다. 껍질이 5mm 정도 남을 때까지 속을 긁어낸 후, 꿀을 적당히 섞어 약한 불로 은근히 고은 뒤 수시로 복용한다.

특히 기침 감기에 효과가 있고, 오래된 해소·천식에도 효험이 있다.

④ 깻잎

깻잎을 달여서 복용하면 발한이 촉진되고, 가래·기침이 없어지는 효과를 볼 수 있다.

⑤ 자소엽

자소엽 4g, 인삼 4g, 계지 4g, 시호 2g, 감초 2g에 물 한 대접을 붓고 중불로 30분 정도 달여 식후에 하루 2~3회, 2~3일 정도 복용한다.

⑥ 귤껍질

피로 회복에 많이 사용되는 귤껍질을 한방에서는 '진피'라고 하는데, 위를 보호하고 체력을 보강하는 약재로 쓰인다.

10g 정도의 귤껍질을 채썰어 생강·대추 약간씩을 넣고 물 두 대접을 부어 끓여 하루 3번 식후 복용한다.

몸을 덥히는 생강과 대추를 가미한 귤피차는 겨울철 감기나 일반적 피로에 큰 도움을 준다.

⑦ 죽엽

죽엽 4g, 검정콩 4g, 도라지 4g, 오미자 2g, 생강 3쪽에 물 한 대접 반을 붓고 반으로 줄 때까지 달여 하루 2~3회 식후, 3~4일 복용한다.

감기가 발생하면 목이 붓고 몸에 추위가 오며, 두통이 생기고 기침을 하는 경우가 있다. 이럴 때 죽엽, 즉 대나무잎을 사용하면 좋은 효과가 있는데, 죽엽에는 해독과 소갈, 그리고 인후통을 없애주는 작용이 있다.

⑧ 말린 지렁이

말린 지렁이 3~4마리와 비파나무잎 1잎에다 3홉(540cc)의 물을 달여서 1일 3회에 나누어 복용하면 해열 효과가 있다.

⑨ 말린 메뚜기

말린 메뚜기 20~30마리를 잘 삶아 약간 짤 정도의 식염을 가미하여 취침 전에 작은 컵으로 1잔 정도 음복하면 감기로 인한 쉰 목소리에 좋다.

또 말린 메뚜기 30마리에다 묵은 벼 1포기를 잘 씻은 다음에 3~4홉(600cc)의 물로 잘 삶아서 음복하면 기묘한 효력이 있다.

⑩ 말린 쑥

말린 쑥을 헝겊주머니에 넣고 한 번 삶아서 우러나온 진한 즙을 목욕탕 물에 넣고 목욕하면 몸을 보온하게 되어 좋다.

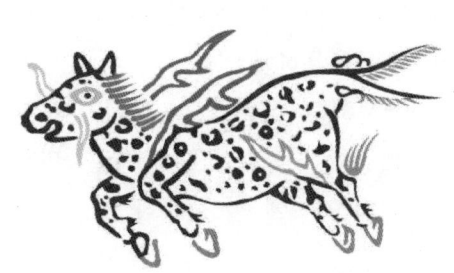

4. 갱년기 장애

대개 46~47세의 여자들은 월경과 임신 기능이 중지된다. 이처럼 초조(初潮) 이래 35~36년 동안 계속했던 난소 호르몬의 혈행 생리 조절이 갑자기 변하므로, 몸에 익숙해질 때까지는 신체에 갖가지 장애가 일어난다. 이것이 바로 갱년기 장애이다.

이 증상은 사람에 따라 다르며, 또한 아무런 변화도 없는 사람도 있다. 그러나 대개의 부인들은 두통·귀울림·신경통·상기(피가 머리로 몰려 얼굴이 붉어지고 두통·귀울림 등이 일어나는 현상), 어깨가 뻐근함, 변비·불면증 등이 일어나는데, 모두 신경성이므로 그리 걱정할 필요는 없다.

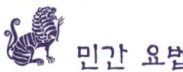 민간 요법

(1) 결명자·이질풀·뽕나무 가지를 잘게 잘라 약 20g씩 4홉의 물에 달여서 차 대신 복용한다.

온몸의 지압을 실시하는 것도 좋고, 견디기 곤란할 때는 10일 동안 단식을 하면 깨끗이 낫는다. 또는 이질풀만으로 효력이 있고, 호르몬 주사도 한때의 진통에 잘 듣는다.

(2) 폐경 후 얼굴이 누렇게 되고 정신이 피곤할 때 단삼(丹蔘)과 흑설탕을 달여 매일 저녁 1회씩 복용한다.

단삼은 쓰고 약간 온화하며 심장·간장의 경락을 통하게 한다. 혈액순환을 순조롭게 하고 엉킨 것을 없애주며, 정신을 안정시키고 마음을 진정시켜 준다. 또 고름을 배설하고 아픔을 진정시키는 등의 효능이 있다.

월경 불순·생리통·폐경·자궁 출혈, 이슬이 흐르고 피가 엉켜서 나는 복통, 마음이 초조하여 잠을 자지 못하는 증상, 악창으로 부은 독 등을 치료한다.

흑설탕은 달고 온화하며, 간장·비장·위의 경락을 통한다. 위를 보양하고 간장을 완화시켜 주며, 혈액순환을 순조롭게 하고, 엉킨 피를 풀어지게 하는 효능이 있다. 심장·폐·대장열이 허약하거나 그리고 이질을 앓으며 오로가 잘 통하지 않는 것을 치료한다.

음혈이 부족하여 폐경하고, 얼굴이 약간 누렇게 되고 정신이 피곤하고, 또 머리가 어지럽고 귀울림이 들릴 때에도 이 처방을 쓰면 혈액순환을 순조롭게 하고 엉킨 것을 풀어지게 하며, 피에 영양을 공급하고 여성의 생리를 고르게 한다.

(3) 폐경이 되어 아랫배가 차고, 가슴이 초조하고 괴로우며 구역질을 할 때 등나무 가루를 따뜻한 술로 1일 1회씩 복용한다.

등나무 가루는 쓰고 달고 온화하며 심장·비장의 경락을 통한다. 혈액순환을 순조롭게 하고 근육을 풀어주며, 가래를 삭이고 피를 생기게 하는 효능이 있다. 또한 허리와 무릎이 시큰하고 아프며 저린 증상, 중풍·월경 불순·폐경 등을 치료한다.

술은 혈액순환을 순조롭게 하고, 경락과 맥락을 잘 통하며 찬기와 가래를 없어지게 한다.

월경기나 산후에 혈실(血室)이 열리고 풍기와 찬기에 감염되면 폐경이 된다. 또 아랫배가 차고 가슴이 초조하여 괴로우며 구역질이 날때 이 처방은 경락을 따뜻하게 하고 찬기를 흩어지게 하며 혈액순환을 순조롭게 하고 가래를 삭인다.

(4) 폐경으로 우울하고 초조해지며 가슴과 위 속이 붓고 아플 때 꼭두서니 뿌리를 달여 1일에 9~12그램씩 복용한다.

꼭두서니 뿌리는 쓰고 차가우며 심장·간장의 경락을 통한다. 혈액순환을 원활하게 하고 피를 멎게 하며, 여성의 생리를 고르게 한다. 또 경락과 맥락을 잘 통하게 하고 기침을 멎게 하며 가래를 삭이는 효능이 있다.

피를 토하고 코피가 나는 증상, 피오줌과 피똥을 누는 증상, 자궁 출혈·폐경·타박상, 엉킨 것이 쌓여서 붓고 아픈 증상 등을 치료한다.

기가 쌓이고 피가 엉키면, 간기가 막혀 피가 잘 통하지 않아서 정신이 우울하고 초조해지며, 자주 화를 내고 가슴과 위 속이 붓고 아프다. 또 아랫배가 이따금씩 부어오르고 양쪽 옆구리도 붓고 아프다.

이럴 때 이 처방은 혈액순환을 순조롭게 하고 엉킨 것을 풀어주며, 기를 잘 통하게 하고 맺힌 것을 통하게 한다.

(5) 폐경으로 얼굴에 화색이 돌지 않고, 피곤해지고, 아랫배가 아플 때 익모초와 흑설탕 60그램을 물에 달여 1일 2회씩 복용한다.

익모초는 맵고 쓰고 차가우며 심장·간장의 경락을 통한다. 혈액순환을 순조롭게 하고 가래를 삭이며, 여성의 생리를 고르게 하고, 물을 잘 나가게 하는 효능이 있다.

월경 불순·난산, 태의가 나오지 않거나 해산할 때 피를 많이 홀려 빈혈증이 생긴 증상, 폐경, 피가 엉켜서 나는 복통 등을 치료한다.

병균이 쌓이고 막혀 맥락이 잘 통하지 않음으로써 경혈이 아래로 흐른다. 이때는 폐경이 되고, 얼굴이 화색이 돌지 않으며, 피곤해지고 아랫배가 차고 아프다. 이럴 때 이 처방은 혈액순환을 순조롭게 하고 생리를 고르게 한다.

(6) 폐경으로 머리가 어지러우며 귀울림이 들리고 팔다리가 찰 때 당귀와 넘나물 뿌리 15그램을 돼지고기와 함께 푹 삶아서 먹는다.

당귀는 달고 맵고 온화하며 심장·간장의 경락을 통한다. 피를 보양하고 피를 따뜻하게 해주며, 여성의 생리를 고르게 하고 통증을 진정시키는 효능이 있다.

월경 불순·폐경 복통·자궁 출혈·빈혈증으로 나는 두통·등창·부스럼·타박상 등을 치료한다.

넘나물 뿌리는 달고 평하다. 피에 영양을 보충하고 간을 편안하게 해주며 소변이 잘 배설될 수 있도록 한다. 또 부기를 가라앉히는 효능이 있다. 머리가 어지럽고 피를 토하며, 코피가 나고 목구멍이 아픈 증상 등을 치료한다.

비장·신장에 양이 허약하고 혈해(血海)가 공허하면 폐경이 된다. 폐경이 되면 얼굴빛이 누렇게 되고 머리가 어지러우며 귀울림이 들린다. 또 팔다리가 차다. 이럴 때 이 처방은 피에 영양을 공급하고 여성의 생리를 고르게 조절한다.

그 밖의 민간 요법은 다음과 같다.

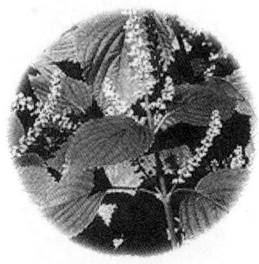

차조기

① **차조기잎**

칡뿌리와 차조기잎 각 10g을 물에 달여 2번에 나누어 식후에 먹는다.

② **형개이삭**

형개이삭을 약간 볶아서 가루내어 한 번에 8~12g씩 하루 2~3번에 술에 타서 먹는다.

③ **녹용**

녹용 3~4g을 1회분 기준으로 달여서 1일 1~2회씩 3~4일 복용한다.

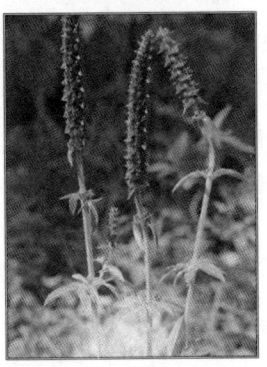

형개

④ **민들레**

민들레 온포기 또는 뿌리 12~15g을 1회분 기준으로 달이거나 생즙을 내서 1일 2~3회씩 10일 이상 복용한다.

⑤ **적하수오**

적하수오 뿌리 4g, 지황 8g을 1회분 기준으로 달여서 1일 2~3회씩 1주일 이상 복용한다.

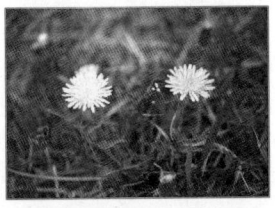

민들레

⑥ **지모**

지모 뿌리 4~5g을 기준으로 달여서 1일 2~3회씩 1주일 이상 복용한다.

⑦ **흑염소**

흑염소 1마리를 잡아 고기는 볶아먹고 뼈는 고아서 복용한다. 십전대보탕을 넣고 고아 먹으면 더욱 효험이 있다.

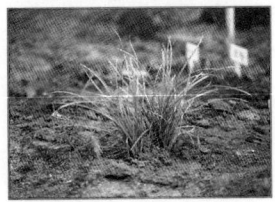

지모

5. 결핵병

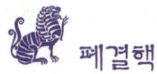 폐결핵

폐병 환자일 경우 매일 생강 마찰을 하여 혈행을 좋게 하고, 백혈구를 증식시키며, 육류나 달걀과 같은 산성 식품을 많이 섭취하는 한편, 채소와 과일 등을 먹어 혈액의 산성화를 막는다. 누워서 움직이지 못하는 사람은 배의 마사지나 복식 호흡, 수족 운동을 하면 신진대사가 잘 되어 건강해진다.

교토의 고시마(國島) 의학박사가 설립한 저항요법 병원에서는 대소변의 변기까지 옆에 두고 몸을 움직이지 않게 하여 폐를 안정시키고, 수족의 운동과 복식호흡으로 배의 운동을 시키며, 또 온몸에 냉수마찰을 실시하여 환자를 치료하고 있다.

이 병원과 이 책과는 아무런 관계가 없으나, 요법면에서 우연하게 일치하고 있을 뿐만 아니라, 치료 성과가 매우 좋기 때문에 유명하다.

(1) 각혈과 간호법
결핵 환자가 각혈을 할 때는 매우 놀라고 낙담하는 일이 있으나,

각혈한다고 해서 병이 심한 것도, 사망하는 것도 아니다.

각혈성 결핵은 비교적 완쾌하기 쉽다. 각혈은 혈압이 높을 때 나오며, 심한 기침, 과격한 운동, 음주, 타인과의 논쟁, 심한 목욕, 불면 등이 원인이 된다.

각혈할 때는 편안한 자세로 안정을 취하며, 한 컵의 물에 한 스푼의 소금을 타서 먹고, 얼음으로 가슴을 차게 해서 조용히 누워 있으면 자연적으로 그치지만, 안 되면 좌우 허벅지 윗부분을 고무관이나 끈으로 단단히 맨다. 맥이 약간 뛸 정도로 하고 20~30분 지난 다음 천천히 끈을 푼다.

그리고 연뿌리 마디(전후 약 3~5cm 정도)를 4~5개 찧어 그 즙을 짜서 매실초(梅實酢)를 넣어 먹으면 된다. 또 말린 연잎을 한 주먹 끓여 먹어도 된다.

주의할 점은 말이나 운동을 하지 않으며, 더운 음식물을 먹거나 환자가 흥분하지 않도록 해야 한다.

(2) 가래를 받는 항아리

20배의 석탄수나 크레졸을 항아리에 넣어두어 거기에 환자의 가래를 받는다. 반드시 뚜껑이 있는 것을 사용하고, 가래는 불에 태우거나 화장실에 버려야 한다.

(3) 민간 요법

① 결명자 20g, 흰색 이질풀 20g, 율무 열매 20g을 3홉의 물로 끓여 2홉이 되면 하루 종일 복용한다.

이 약은 독소를 해소시키고, 영양의 신진대사를 높여 날로 쇠약해 가는 몸을 보호해 주는 효력이 있다.

② 일주일에 2~3회씩 뱀장어의 생피나 간을 먹는다.

③ 매실 엑기스를 계속 복용하면 폐결핵·늑막염 등의 미열이 사라진다. 기침이 날 때도 이 매실 엑기스를 한 시간 간격으로 복용하면 깨끗이 나을 뿐만 아니라, 위장 속의 이상 발효를 막아 식용을 증진시킨다. 위산과다 중에도 매실 엑기스는 식물이기 때문에 다른 지장이 없다.

최근 일본의 히로사키(弘前) 대학 세균학부의 연구 결과 매실 엑기스에는 페니실린 이상의 항균성이 있다는 사실을 발견했다. 그러나 다른 물질과 혼합하면 약의 효력이 없어지기 때문에 각자 가정에서 만드는 것이 가장 안전하다.

④ 뱀약, 살무사와 능구렁이로 담근 뱀술, 뱀가루 등은 임파선이 붓거나 미열·식은땀 등 몸이 매우 쇠약할 때 좋다.

(4) 배꼽의 소금뜸

배꼽에 소금을 놓고 뜨는 뜸은 폐병이나 늑막염뿐만 아니라, 출혈이 없는 만성 위장병, 기타 적리·역리·장카타르와 같은 급성병에도 좋다. 그리 뜨겁지 않기 때문에 열이 있는 사람이나 어린이도 할 수 있다.

단 위궤양이나 십이지장궤양의 출혈이 있는 사람, 또는 월경이 있는 사람에게는 실시하지 않는다.

이 뜸 때문에 폐병이나 늑막염에 의해 식욕이 떨어진 사람이 창자의 흡수력이 왕성해지고, 또한 식욕이 생겨 폐병이 낫기도 했다(〈뜸요법〉편 참조).

(5) 성행위는 금물

성욕에 의해 흥분된 신경은 많은 피로를 불러일으키는데, 억제하지 못할 때는 모든 노력이 수포로 돌아간다.

학설에 의하면, 1회의 정액 사출량 5g은 상당한 혈액을 잃는 것과 같다고 한다. 그뿐 아니라 성행위에 의해 온몸의 신경계통에 미치는 영향은 매우 크다.

그런데 여자에게는 그리 큰 영향은 없으나, 남자는 저항력이 급격히 감퇴되는 한편, 체온이 오르게 된다. 그러므로 이 귀중한 정력을 쏟아버리는 것은 아까운 일이라 아니할 수 없으므로 잠시 눈을 감고 심호흡을 여러 번 되풀이하면 망상이나 잡념이 없어지고 발분했던 성욕도 가라앉는다. 그리고 성서 같은 책을 읽거나 독경을 하는 것도 좋다.

(6) 폐병 환자가 알아야 할 점

폐병은 배에서부터 낫는다고 하면 믿을 사람이 적을 것이다.

입맛이 있고 배가 쉬이 고프게 되는 사람은 대개 낫는다. 그 까닭은 신진대사와 혈액순환에 관계되어 있기 때문이다. 그러나 안정을 위해 가만히 누워만 있어서 소화가 잘 되지 않아 소화제를 먹으면 흡수가 되지 않으므로 소용이 없다.

그러므로 배 마사지나 복식 호흡, 배꼽의 소금뜸, 온몸 마사지 등이 필요하다.

또 일광 요법은 완쾌에 가까운 회복기에 실시하는 마무리 작업이므로, 가벼운 일을 할 때까지 절대 실시해서는 안 된다. 그러나 배꼽의 소금뜸이나 손발의 삼리뜸은 미열이 있어도 실시하면 좋다.

(7) 각혈을 하면 폐병이 잘 낫는 이유

초기에 각혈을 하는 환자는 폐의 병롱(病籠 : 침윤된 부분)이 비교적 좁고도 깊어서 혈관이 파열되기 쉬운 상태에 있으며, 각혈을 하지 않는 환자의 폐는 병균이 침입한 부분이 얕고도 넓다.

열이나 기침·식은땀 등의 결핵 증상이 나타날 때 이 병롱이 넓으면 넓을수록 현저하게 나타나므로 각혈을 하는 사람은 각혈을 하지 않는 사람보다 폐의 침윤이 가벼울 때가 많다.

그런데 이것은 어디까지나 초기에 대한 것이고, 병이 진행된 후에 나타나는 각혈은 폐조직이 붕괴되어 공간이 생기는 시기에 나는 일이 많으므로 좋은 현상이라고는 할 수 없다.

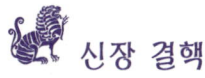 신장 결핵

신장병은 반드시 단백질이 나오며, 결핵성이 아닌 신장병에서도 단백질이 나온다. 그러나 폐결핵·늑막염·카리에스와 같은 병을 앓은 일이 없는 신장병은 결핵성이 아니다.

신장 결핵의 소변은 대개 흐리며, 이 소변을 끓여 2~3방울의 식초를 떨어뜨려도 흐린 것이 없어지지 않는 것은 단백질이 있기 때문이다. 또 소변이 맑아도 끓일 때 희게 흐려지는 경우가 있는데, 이 속에 식초를 넣어 흐려진 것이 없으면 단백질이 아니다.

신장 결핵은 소변 속에 나오는 일도 있고, 한쪽 배에 둔통(鈍痛)이 있는 사람도 있다. 대개 배뇨시 요도가 아프고, 소변 속의 결핵균을 증명할 수 있는 것은 병이 많이 진전되었을 때이며, 거의 자각 증세도 고통도 없다.

폐나 늑막·카리에스 등의 경력자가 소변 속에 단백질이 나오면 일단 신장 결핵으로 의심해 볼 필요가 있다.

신장 결핵 초기에는 일광욕·마찰·뜸 등을 철저히 실시하여 병의 진전을 막으면 그대로 가라앉게 되므로 별다른 수술을 하지 않아도 된다.

이 병은 통증이 없기 때문에 방심하여 저항 요법을 게을리한 나머지 병이 진전하여 5~6년 내에 사망하는 일도 많다.

저항 요법을 열심히 실시하지 않으면 병의 진전을 막을 수 없으므로 초기에 나쁜 신장을 수술하는 것이 가장 안전하다. 수술했다고 완치된 것이 아니므로 수술 후에 그대로 방치해 두면 반드시 다른 신장까지 침해되어 조만간 생명을 잃는다. 그러므로 수술했다고 해서 절대 안심하지 말고, 될 수 있는 대로 일광욕을 열심히 하고, 뜸을 한 달에 7일간 뜨도록 한다.

(1) 민간 요법

접골목·결명자 각각 20g에 옥수수수염 4g과 3홉의 물에 달여 1홉으로 만들어 하루 동안 복용한다.

소변이 흐릴 때 오랫동안 복용하고 짠 음식은 상관 없으나 달걀·겨자·고추 등은 피한다.

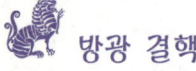 방광 결핵

신장 결핵에 수반되거나 방광에 생기기도 한다. 증상은 신장 결핵과 비슷하지만, 배뇨 끝에 농성의 흐린 소변이 2~3방울 나오고, 아랫배가 아플 때 소변에 단백질이 나오는 일이 많다.

처방에는 앞에서 설명한 신장 결핵의 약이 좋으며, 질경이·삼백초를 12g씩 섞어 달여 먹고, 뜸은 신장 결핵의 방법과 같이 하면 좋다.

 신장 결핵과 방광 결핵의 뜸

방광 결핵은 대저·폐유·신유·삼초유·상요·기해 등의 경혈에 뜸을 매일 15회씩 뜨면 좋지만 격일로 떠도 상관없다.

그러나 신장 결핵은 한 달에 7일간 뜸을 떠야 하며, 이를 실시하면 백혈구의 힘이 증대하여 결핵균의 활동이 약해지므로 병의 진행이 중지된다.

 고환 결핵

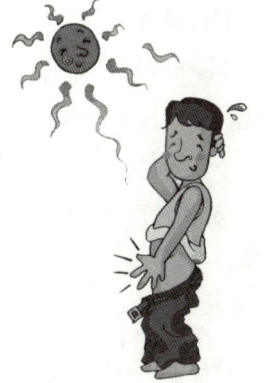

대개 부고환에 결핵균이 붙어 고환이 부어서 곪는다. 수술을 한 후 일광욕이나 온몸 마사지를 하여 저항력을 기르는 것이 가장 좋다.

민간 요법은 다음과 같다.

(1) 뱀장어
검게 구운 뱀장어와 마늘을 볶아 분말로 한 것을 혼합하여 장복하면 효과가 있다.

(2) 개구리
살아 있는 빨간 개구리 내장을 제거한 후, 1마리분에 대하여 물

엿 5홉을 가하여 약한 불에 삶아 졸인 것을 10일분(1일 3회)으로 나누어 복용한다.

(3) 자라

자라 1마리의 생피(1일분)를 1회로 복용한다.

(4) 연근

연근즙 한 잔에 매초를 약간 가하여 매일 복용한다.

(5) 저근백피 · 오가피

저근백피 20g, 오가피 20g, 정종 1컵과 물 한 대접을 붓고 30~ 40분 정도 달여 하루 3번씩 3~4개월 정도 장복한다.

(6) 마늘

마늘은 결핵 환자의 체력을 높이는 데 가장 좋은 식품으로서 조리를 하거나 생으로 먹는다.

(7) 파류

파는 마늘 다음가는 영양과 살균력을 지니고 있으므로 되도록 많이 먹도록 한다.

(8) 호두

호두에는 단백질 2.85%, 지방 59.2%, 함수탄소 3.2% 등이 함유되어 있어 대단히 영양가가 높은 것으로 결핵 환자에게 매우 적합한 식품이다. 다만 과식에 주의해야 한다.

(9) 당근

당근은 정기를 불어넣는 영양 식품인데, 되도록 생으로 먹는 것이 좋다.

당근과 다시마 · 무 · 우엉, 작은 생선류를 함께 삶은 것도 권장할 만하다.

(10) 참깨
참깨는 도한을 방지하고 힘을 불어넣는 것으로 껍질째 먹는다.

(11) 모과나무
열매(모과) 15~20g을 1회분 기준으로 달이거나 환제 또는 산제로 하여 1일 2~3회씩 10일 이상 복용한다.

(12) 박하
온포기 8~10g을 1회분 기준으로 달이거나 환제 또는 산제로 하여 1일 2~3회씩 10일 이상 복용한다.

(13) 뽕나무
뿌리 4~6g을 1회분 기준으로 달이거나 환제 또는 산제로 하여 1일 2~3회씩 10일 이상 복용한다. 산뽕나무도 같은 효험이 있다.

(14) 시금치
온포기 또는 뿌리 30~35g을 1회분 기준으로 달이거나 생즙을 내어 1일 2~3회씩 20일 이상 복용한다. 또는 국을 끓여 평소보다 많은 양을 20일 이상 거르지 않고 먹는다.

(15) 율무
알곡 25~30g 또는 뿌리 5~6g을 1회분 기준으로 1일 2~3회씩 20일 이상, 알곡은 볶아서 가루내어 차로 하거나 죽같이 고아서 복용하고 뿌리는 달여서 복용한다.

(16) 이질풀
온포기 8~10g을 1회분 기준으로 달여서 1일 2~3회씩 10일 이상 복용한다.

(17) 자귀나무
나무껍질 또는 뿌리껍질 5~6g을 1회분 기준으로 달이거나 산제로 하여 1일 2~3회씩 7~10일 이상 복용한다.

(18) 작약

뿌리 5~7g을 1회분 기준으로 달이거나 환제로 하여 1일 2~3회씩 10일 이상 복용한다.

(19) 질경이

온포기 6~8g을 1회분 기준으로 달이거나 환제 또는 산제로 하여 1일 2~3회씩 10일 이상 복용한다.

(20) 갈대

뿌리 20~25g을 1회분 기준으로 달이거나 생즙을 내어 1일 2~3회씩 10일 이상 복용한다.

(21) 결명차

결명차 잎 또는 열매 5~6g을 1회분 기준으로 달이거나 환제 또는 산제로 하여 1일 2~3회씩 20일 이상 복용한다.

(22) 구기자나무

잔가지나 뿌리 5~8g 또는 열매 5~6g을 1회분 기준으로 달이거나 환제 또는 산제로 하여 1일 2~3회씩 10일 이상 복용한다.

(23) 도라지

백도라지 꽃 또는 뿌리 8~10g을 1회분 기준으로 달이거나 환제 또는 산제로 하여 1일 2~3회씩 10일 이상 복용한다.

(24) 독사

4마리를 달여서 1사발을 1회분 기준으로 1일 2~3회씩 2일 정도 복용한다. 또는 산제로 하여 1스푼을 1회분 기준으로 소주 1잔으로 입가심한다. 이런 요령으로 1일 2~3회씩 나머지를 복용한다.

6. 경풍

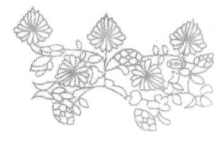

경풍은 뇌가 침해되어서 경련을 일으키는 병으로, 뇌병에 걸릴 소질이 있는 어린이에게 잘 일어난다. 다른 병을 앓는다 해도 중병을 앓거나 고열이 생기면 이 병이 일어나기도 한다.

증세는 눈을 치뜨며, 이를 다물고 주먹을 쥐고 떨거나 아래위로 움직이고, 얼굴과 입술의 색깔은 보랏빛으로 변한다. 맥박은 가늘고도 일정하지 않으며 비교적 늦다.

또한 숨쉬기가 고르지 못하는데, 어린이뿐만 아니라 어른도 중병을 앓는다.

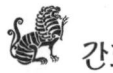 간호법

(1) 열이 높은 환자는 얼음 베개와 주머니로 머리를 식힌다. 이는 경풍 예방에 미치는 영향이 크므로 반드시 실시해야 한다.

(2) 경풍이 일어날 때는 제일 먼저 벨트를 풀어 자연스럽게 숨을 쉬도록 유도하고, 앉거나 등을 두드리면 안 된다.

(3) 얼음 주머니를 가슴 밑 심장부에 대어 열을 식히고 글리세린 관장을 하면 대개는 낫지만, 이후에도 잘 낫지 않을 때는 가슴과

장딴지에 겨자를 붙이고 발이 차지지 않도록 주의한다(〈겨자 및 글리세린 관장〉편 참조).

(4) 숨이 막힐 때는 젖은 손수건으로 가슴 앞부분을 가볍게 두드리며, 그래도 안 될 때는 인공호흡을 한다.

(5) 자칫 혀를 깨물 우려가 있으므로 천조각을 이 사이에 끼우고 경풍이 정지되면 얼음 조각·우유·커피 등을 조금씩 먹도록 한다.

(6) 경풍 후 구토하기도 하므로 대비를 철저히 하고, 걱정이나 당황하지 않도록 한다.

 ## 어린이의 급간(急癎)

경풍과 비슷하여 구별하기가 어렵다. 회충·변비, 이가 날 때, 열병의 초기, 그 밖의 뇌병이 있는 어린이에게 잘 일어난다. 증상이나 간호 방법도 경풍과 큰 차이가 없으므로 피마자 기름으로 설사를 시킬 필요가 있다.

 ## 민간 요법

(1) 엄지손가락으로 목덜미를 세게 누르면 경풍이 멈춘다. 우선 환자를 옆으로 눕히고 한 손을 벌려 양 관자놀이를 누른 다음, 다른 손 엄지손가락으로 후두부의 목덜미쪽 옴팍한 곳을 누른다.

이곳은 목덜미의 뜸을 뜨는 곳이며, 실험상 매우 효과가 있다.

(2) 범의귀[虎耳草]의 잎 10장 정도를 소금과 함께 찧어 그 즙을

먹으면 경풍이 멈춘다. 범의귀는 이 풀을 금은초라 하여 경풍에 가장 효력이 있다.

(3) 바람과 열이 뭉치고 쌓여 경기가 나타날 때 석창포를 짓찧고 여과하여 그 즙을 생강즙과 섞어 2~3스푼 먹는다.

석창포는 맵고 약간 온화하며 심장·간장·비장의 경락을 통한다. 정신을 맑게 하고 가래를 삭이며, 가스를 순조롭게 통하게 하고 혈액순환을 원활하게 한다. 또 바람을 없애주며 눅눅한 기를 내보내는 효능이 있다.

(4) 풍기가 뭉치고 팔다리에 경련이 일어날 때 수선화 꽃을 말려서 가루로 만들어 설탕을 약간 섞어서 달인 후 먹는다.

수선화는 바람을 쫓아내고 열을 내리며, 혈액순환을 순조롭게 하고 여성의 생리를 고르게 하는 효능이 있다. 경풍·월경 불순 등을 치료한다.

(5) 입 부위에 경련이 일어나 입을 꼭 다물고 열지 못할 때 오매로 치아를 닦아낸다.

오매는 시큼하고 온화하며 간장·비장·폐·대장의 경락을 통한다. 풍기를 없애주며, 진액을 생기게 하고, 기생충을 제거하는 효능이 있다.

(6) 열이 몹시 나고 경풍이 일어나며 초조하고 불안해할 때 우황을 곱게 가루 내어 꿀을 섞어 먹는다.

우황은 쓰고 달고 차가우며, 신장·간장의 경락을 통한다. 마음을 깨끗하게 하고 가래를 삭이며, 담즙이 잘 흐르게 하고 놀라는 것을 진정시키는 효능이 있다.

열병으로 정신이 어지러운 증상, 간질병으로 발작하는 증상, 어린아이가 경기로 경련을 일으키는 증상 등을 치료한다.

(7) 열이 나서 얼굴이 뻘겋게 되고 잠을 이루지 못하며, 불안해할 때 웅담에 젖을 섞어 먹는다.

웅담은 쓰고 차가우며, 간장 · 담 · 비장 · 위의 경락을 통한다. 열을 내리고 경련을 진정시키며, 눈을 밝게 하고 살충하는 효능이 있다. 어린아이의 발작병 · 정종 · 치질 · 악창 등을 치료한다.

 ## 비파잎 요법

어린이의 소화불량 · 위장 카타르 · 영양실조 · 자가 중독 · 간질 등의 병에는 비파의 잎을 구워 배 전체와 등뼈 양쪽을 쓰다듬은 다음, 비파잎을 잘게 썰어 주머니에 넣고 이것을 배에 대고 천으로 매놓으면 위장이 활동이 잘 되어 빨리 낫는다.

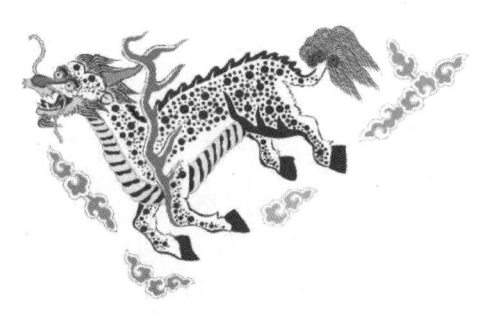

7. 고혈압·졸증·동맥경화증·저혈압

오늘날의 복잡한 생활환경이나 직업상의 과로로 인해 혈압이 상승하여 위험수위에 다달았어도 자각증세나 고통을 별로 느끼지 않으므로, 그 예방법을 모르고서 마침내 졸중(뇌일혈과 중풍)이 돌발하여 생명을 잃는 경우가 많다.

이 병은 불가항력적인 것과는 달리 그 예방법이 있으므로, 평소 실천하면 그 효과를 볼 수 있다.

 ## 졸증 예방과 고혈압 치료법

이 병은 매독이나 요독증 이외에는 대개 혈압을 내림으로써 구제된다. 그런데 현대의학으로는 졸중을 완전히 예방할 수 없고, 또 현대 의료기로써 치료할 수 있다는 사람도 대개는 사망한다.

졸중은 혈압이 갑자기 높아져서 머리의 혈관이 파괴되는 것이다. 혈압이 220~230 이상 오를 때, 또는 이하의 혈압에서도 두통이나 귀에 소리가 날 때는 뇌압이 높아진 상태이므로 피를 조금 빼고 2주 정도 단식하면 혈압은 차차 내린다.

혈압은 2~3개월 후에 다시 올라가는 사람도 있으나, 다시 한번 단식하면 졸중은 다시 일어나지 않는다.

단식은 보통 사람들이 손쉽게 고혈압을 내리게 하는 요법인 동시에 동맥경화증을 근본적으로 낫게 하지만, 오래 계속하지 않으면 효과가 없다.

그런데 이 졸중 예방법은 구급 예방법인 동시에 꾸준히 계속하면 완전한 예방법이 된다.

뇌일혈이나 졸중은 발병 즉시 무채(말린 것) 한 주먹 정도를 달여 한 잔 정도 복용하면 좋다.

(1) 졸중 소질

졸중 소질은 위축신·당뇨병·동맥경화증·매독·비만증·머리 부분에서 오기 쉽다. 그리고 목이 짧은 사람, 머리가 벗겨진 사람 등은 졸중 소질이 농후하여 경계를 필요로 하는 체질이다.

(2) 졸중 발작의 징조

태풍이 불기 전에는 저기압이 생겨 구름이 모이는 것처럼, 졸중 발작 1~2일 내지 4~5일 전에는 반드시 전조가 있다. 졸중은 먼저 혀가 굳어지고, 손과 발이 가벼운 마비 증상으로 쉽게 알 수 있지만, 대개는 매우 경미하고 서서히 오므로 민감하고 조심스러운 사람이 아니면 자각하지 못한다. 또한 수면 중에 발작하는 일도 많다.

따라서 2~3일 전에 기분이 이상하거나, 머리가 무겁고 귀에서 소리가 났다든지, 현기증이 생기거나 흥분하여 잠을 이루지 못하는 일이 있을 때 졸중 소질이 있는 사람은 무엇보다 혈압을 재야 한다.

(3) 혈압 조절

식초·귤·매실초·구연산·매실 엑기스 등을 복용하면 혈압이 내려간다. 이 요법은 도쿄 대학의 아카야(秋谷) 박사의 연구 발표에 의한 것이며, 확실한 가정 요법이다.

① 쌀로 빚은 식초(황산·염산 등이 섞여 있지 않은 것)를 하루 50g을 3회 나누어 복용한다.

② 구연산은 하루 5g을 3회 나누어 복용한다.

③ 매실초는 하루에 50g을 3회로 나누어 복용한다.

④ 매실 엑기스는 하루에 5g을 3회로 나누어 복용한다.

동맥경화의 경우, 온몸의 혈관벽에 지방의 콜레스테롤이나 석회질이 달라붙어 혈관이 굳는 원인이 되므로, 오랫동안 단식을 하면 이 지방이 연소되어 혈관이 연해지고 탄력성이 다시 생긴다.

1회의 단식으로 혈압이 120까지 급강하하는 것은 혈관신경의 진정 때문에 일어나며, 다시 단식하면 올라가도 앞의 위험수위까지는 도달되지 않는다. 단식으로 다른 병도 낫게 되는데, 이는 마치 장티푸스를 앓고 있는 사람은 헐었던 창자의 섬모가 다시 소생하여 병이 나은 후 건강체가 되는 것과 같다. 따라서 단식 중 에너지 공급원이 되는 지방이나 근육이 대신 쓰이는 동안은 위험하지 않다.

그러나 단식 중 간식, 단식 후 과식, 심한 운동, 노동·걱정을 하여 신경을 상하게 할 때는 다리에 부종을 일으키고 식욕이 떨어져 회복이 늦어지므로 단식에 실패한다.

특히 단식 후에 야채식을 위주로 하지 않거나, 단백질을 극도로 제한하지 않을 때는 다시 혈압이 상승한다.

그런데 영양의 근본 재료가 되는 음식물을 끊고 어찌 병을 낫게 할 수 있느냐고 단식을 부정하는 과학자나 임상가들은 단식 후 강한 부활작용이 있음을 모르기 때문이며, 3개월 동안 땅 속에서 동면생활을 하고도 건강을 유지하는 동물이 있다는 사실을 잊고 있는 것이다.

단식뿐만 아니라 혈압을 조절할 수 있는 기능으로는 어혈흡압 요법이 있다. 부항기를 피부에 흡착시키면 근육조직 안에 출혈을 일으키며, 그 출혈은 순환혈액의 작용에 의해 단백질이 되어 다시 흡수되므로 온몸의 혈관 속 총 혈량이 감소되고, 강한 흡압 때문에 혈관벽에 미치는 삼투압이 경색하여 혈관을 유연성으로 만들기 때문에 혈압이 낮아진다.

그런데 동맥이 경화되어 있지 않은 신경성의 혈압 항진증은 이 어혈 요법만으로서는 효과를 보지 못하는 경우가 많으므로 단식 요법과 함께 실시하면 고혈압도 낮아진다.

(4) 졸중 체질과 졸중을 일으키지 않는 체질

졸중 체질은 태어날 때부터 머리카락이 붉고 가늘며, 신장병은 걸리기 쉽지만, 감기와 결핵병은 잘 걸리지 않으며, 건강한 편이고 머리가 잘 벗겨진다.

이런 사람은 한 번 매독(유전)의 혈액 검사와 소변의 단백질 검사를 한 후 양성이면 매독에 대한 치료를 해야 하는데, 이를 완치하지 않으면 혈압이 낮을 때도 졸중을 일으킬 수가 있다.

졸중을 일으키지 않는 체질은 주로 선병질 체질자로서 70~80세가 되어도 백발은 생기지만 머리가 벗겨지지 않는다. 감기와 결핵은 걸리기 쉽지만 동맥경화증이나 졸중은 걸리지 않는다.

또 혈압이 높아져도 대부분 신경성의 혈압 항진증이며, 졸중은

일으키지 않으며, 간혹 협심증·안저출혈이나 녹내장에 걸리는 일
이 있다.

또 이런 체질의 고혈압인 사람은 최고 혈압과 최저 혈압(맥박)의
차가 많고, 올랐다 내렸다 하는 혈압 동요의 폭이 넓으나, 졸중은
일으키지 않는다.

(5) 내장 혈관의 동맥경화증

머리의 혈관이 굳어지지 않고 작은 혈관이 굳어져 파열해서 내
장 출혈의 졸중을 일으키지만, 표면에 나타나지 않으므로 잘 모른
다. 그러므로 머리카락이 검고 혈압이 높은 사람이 사망하는 것은
신장이나 간장에 출혈이 된 경우가 많다.

(6) 졸중과 비슷한 뇌연화증

뇌의 혈행(血行)이 일부가 폐쇄되어, 그 혈관의 지배하에 있는 말
초 부분이 연화한 상태, 즉 뇌혈관이 혈전(血栓)·전색(栓塞) 등에
의하여 폐색(閉塞)되어 생긴다.

(7) 민간 요법

시습을 복용하면 낫는다는 말은 예부터 내려오며, 여러 사람들이
이를 실증하기도 했다.

이 병의 초기에는 혼수상태에 빠지므로 정신이 들면 실시하는
것이 좋다.

의사들은 변통이 좋지 않을 때 시습을 먹이는 것은 해롭다고 하
여 이를 허락하질 않지만, 그러나 완쾌한 사람을 찾아가서 조사해
본 결과 최근에는 졸중에 걸린 의사들이 시습을 복용하는 예가 많

았다. 그리고 발작 후 2~3년이 된 사람도 뚜렷한 효과가 있었다.

또 변비가 생길 때는 결명자 30g, 대황 4~7g과 4홉의 물에 섞어 3홉 정도로 달인 후 하루 동안 계속 먹으면 된다.

이 병은 한 번 걸리면 2~3년 안에 대개 재발하지만, 이 시습을 먹고 나은 사람은 재발되지 않는다.

시습과 무즙을 각각 20cm3씩 하루에 2~3회 공복시 먹는다. 7일 간 계속 복용한 후, 7일 동안 쉬는 일을 꾸준히 계속한다. 그 밖의 민간 요법은 다음과 같은 것들이 있다.

① 콩

콩 한 되에 호두 5개를 넣고 가루로 만들어 따근한 물에 한 숟가락씩 하루 세 번 복용한다. 이때 콩은 검정콩을 쓰는 게 좋고, 호두는 딱딱한 겉껍질만 까고 알맹이에 덮인 껍질은 그대로 이용해야 한다.

② 염소

중풍으로 허약해진 몸에는 염소 밥통 1개에 멥쌀 2홉과 후추·파 생강을 넣고 죽을 쑤어 먹으면 효과가 있다.

③ 백부자

중풍으로 눈과 입이 비뚤어졌을 때 백부자 10g, 홍화 10g, 방풍 15g을 함께 달인 물에 전갈 가루 2g을 넣고 고루 저어 하루 두 번에 나누어 마시면 특효가 있다.

④ 수오골계

수오골계 1마리에 파 흰뿌리 한 줌 가량을 썰어 넣고 끓여서 공복에 즙만 마신다.

⑤ 비단 개구리

비단 개구리 50마리 정도를 잡아 내장을 제거하고 말린다. 개 쓸개도 역시 말리는데, 개구리 50마리분에 개 쓸개 1개 비율로 가루를 만들어 찹쌀로 쑨 풀에 개어 녹두알 크기로 환약을 만들어 두고 하루에 세 번, 한 번에 10알씩 장기 복용한다.

⑥ 조협

중풍으로 눈과 입이 비뚤어지면 조협 250g을 보드랍게 가루 낸 후 한 번에 20~30g을 오래 묵은 식초에 개어 반죽처럼 만들어 환처에 붙인다.

입과 눈이 오른쪽으로 비뚤면 오른쪽 얼굴에 붙인다. 약이 마르면 자주 갈아 붙인다. 일반적으로 6~10일 붙이면 정상으로 돌아온다. 조협은 쥐엄나무의 익은 열매를 말린 것이다.

⑦ 무

무 생채를 현미에 섞어 압력밥솥으로 밥을 지은 다음, 그늘에 말린 차조기잎으로 만든 가루를 쳐서 먹으면 매우 효과가 있다.

⑧ 새우

새우 1근에 생강 · 파 · 된장을 함께 끓여 먹는다.

⑨ 문어

문어 큰 것 한 마리를 잘게 썰고 여기에 수삼(4년근 이상 된 것) 한 뿌리, 대추 10g, 밤 10g을 같이 넣어 물 두 되에 달여 반으로 줄어들면 매일 식전에 한 잔씩 마신다.

⑩ 피마자씨

중풍으로 눈과 입이 비뚤면 피마자씨 15g, 빙편 2.5g을 한데 짓찧은 후 물로 반죽하여 환부에 붙인다. 눈과 입이 오른쪽으로 비뚤면 왼쪽 얼굴에 붙이고, 왼쪽으로 비뚤면 오른쪽 얼굴에 붙이되

정상으로 몸이 회복될 때까지 붙인다.

⑪ 잉어

잉어 3~4근짜리 한 마리에 인삼 4년근 이상된 뿌리와 목화씨 12g을 함께 넣고 푹 고아 먹는다.

⑫ 솔잎

솔잎 20ml 가량을 잘게 썰어서 헝겊주머니에 넣고 900ml 가량의 청주로 반 냥이 되도록 달여 작은 잔으로 1시간씩 마시면 효과가 있다.

(8) 반신불수는 저항 요법으로

졸중으로 반신불수가 되었어도 증상이 가벼울 때는 자연적으로 회복되지만, 손발을 움직이지 못하는 중증인 경우 오늘날의 과학 요법으로는 치료 불능이며, 식사는 물론 대소변과 기침까지 타인에게 의지해야 한다.

특히 신경과민이나 맹렬한 신경통을 동반하는 경우도 있어 환자 자신은 물론 온가족이 고통을 받으며, 사망하는 날만 기다리게 되는 비참한 생활을 2~3년 지속한 후 마침내 종말을 고한다.

본래 이 반신불수는 관절이나 뼈·근육에는 이상이 없고, 다만 뇌에 운동신경중추가 출혈에 의해 압박되어 신경 전도력이 마비되는 것이므로, 발병 후 1개월이 지나면 다리와 손의 단련 등을 실시하는 저항 요법은 열심히 실행하기만 하면 반드시 효과를 본다.

그런데 오늘날 과학에서는 고작 전기 요법이나 안마 정도에 그침으로써 몸이 고목처럼 타폐위축(墮廢萎縮)하여 마침내 자연 쇠약으로 사망하는 사례가 많다.

그러므로 여기에 다리와 손의 단련 방법을 소개한다. 먼저 다리

단련법을 살펴보면, 겨드랑이 높이의 양쪽 기둥에 대막대기를 걸친 다음, 방석을 둘러싼 건강한 겨드랑이에 끼고 걸으면, 처음에는 아프지만 시간이 지나면 훈련이 되어 걷는다.

다음에는 타인의 어깨나 지팡이에 매달려 걷고, 조금 나으면 통행이 없는 밤중에 오르막길을 걷는 훈련을 하면 손발 말초부의 운동이나 자극이 뇌에 반사되어 마비된 신경이 반 이상 부활한다.

손의 단련법은 천장에 굴레식으로 만들어 매달은 다음, 대나무로 손잡이를 만들어 올리고 내리는 운동을 하면 된다. 이 단련법을 3천 번이나 한 사람도 있다.

또 환자가 손아귀에 호두 열매를 쥐고 손가락으로 비비면 손과 손가락이 차차 움직인다. 그런데 대개 걷는 것만을 열심히 실시할 뿐, 손 운동을 소홀히 하는 경향이 있는데, 이 둘을 함께 병행하는 것이 좋다.

(9) 최근의 실례

어떤 회사의 중역이 졸도한 후, 눈도 뜨지 못하고 몸을 가누지도 못하는 중증이었으나, 제일 먼저 다리와 배에 어혈 요법을 실시하였더니 한쪽 다리가 따뜻해지고 통증을 느끼기에 무리하게 부축해서 일으켜 다리 운동을 실시하였다.

7일째는 자기 스스로 걸었으며, 손의 운동도 기구를 만들어 실시한 결과, 마침내 자력으로 걷게 되었다.

처음에 어혈 요법을 실시하니 예측한 바대로 회복이 뚜렷했다. 이 사람이 만일 의학 요법만을 믿고 있었다면 비참한 최후를 맞았을 것이다. 이 중환자가 불과 2개월 뒤에 걷게 된 실례는 기적도 우연도 아니다.

(10) 언어 장애를 치료하는 법

언어 장애는 혀와 입 둘레의 근육신경 마비이므로, 입 둘레에서 양쪽 귀밑에 걸친 뼈와 이 뿌리가 있는 위턱이나 아래턱을 자기 스스로 힘주어 지압하고, 입을 벌리고 혀를 내민 다음, 다시 혀를 당겨 넣고 입을 다무는 운동을 계속하면 마비된 신경이 풀려 차차 말을 하게 된다.

이틀을 한 사람은 혀의 출입이나 입의 개폐를 빠르게 몇 십 번 실시한다. 또 베네트식의 안면 마사지와 함께 후두 결핵의 뜸을 반 달 정도 뜨는 것이 좋다.

그러나 이 강력한 운동을 실행하는 데는 주의할 점이 있다. 이 강력 운동은 졸중을 발작하여 반신불수가 되고부터 50대인 사람은 1개월 후, 60대는 약 2개월 후에 실행한다.

혈압이 발병 당시보다 내려가지 않을 때는 운동 중에 발작하기도 한다. 발병 후에 한 번 단식하고 실시하는 것이 안전하며, 단식이 되지 않을 때는 어혈 요법을 하면서 혈압이 오르지 않도록 한다. 그러나 운동을 하지 않으면 언어 장애나 반신불수가 재발한다.

(11) 중풍의 명구

양쪽 발바닥 정중앙 앞쪽(1cm 떨어진 곳)에 3회 정도 뜸을 뜨면 매우 좋고, 또 고전 비법에 양쪽 발바닥의 정중앙에 3회 실시하며, 양쪽 엄지발가락 끝에 또 3회를 하면 매우 좋다고 한다. 이 뜸은 머리의 혈액을 아래쪽으로 유도하는 합리적인 요법이 되며, 발바닥에 겨자를 바르는 이치와 같다.

(12) 민간 요법

① 솔잎을 씹어 먹으면 중풍이 치료된다는 것은 옛날부터 전해오는 말이다. 푸른 솔잎 20g을 잘게 썰어 주머니에 넣고 술 5홉에 섞어 달여서 2홉 반으로 만든 것을 조금씩 먹으면 좋다.

또 고전 비법에는 종려나무의 잎 한 주먹을 잘게 썰어 누에똥 12g과 감초 소량을 물 1되를 섞어 달여 4홉으로 만들어 복용하여 머리에 땀을 내면 좋다. 이 솔잎이나 종려나무 잎은 테레빈이나 유산질(乳酸質)이 굳어진 동맥관을 완화시킨다.

이 병에 술은 금물이지만 반량 이하로 달일 때는 알코올 성분이 거의 증발되기 때문에 별다른 해가 없다.

② 중풍으로 말을 잘 못하게 될 때는 콩을 엿처럼 될 때까지 삶아 입에 넣어 조금씩 먹는다.

③ 어혈흡압 요법을 2개월 동안 실시하면 중증도 대개 낫는다. 반신불수도 걷게 되고 혈압도 차차 내려가서 완쾌되는 사람이 많다.

동맥경화증 치료법

이 병은 증상과 진행 정도에 따라 다르겠으나, 계속 진행되면 뇌 일혈에서 협심증이 되고, 신장병이 있는 사람은 위축신 또는 요독증을 일으켜 병이 좋아지지도 나빠지지도 않지만, 최후에 협심증이나 심장 쇠약이 되어 사망한다.

그러나 이 병을 근치시킬 수 있는 어혈흡압 요법을 2개월 정도 실시하면 대개 치료된다. 이 요법을 실시할 수 있으면 뇌일혈의 온몸 지압을 철저히 실시한다.

혈압이나 변통은 식양생·운동·정신 상태 등의 영향에 의해서 크게 좌우된다.

단식 요법은 2~3회 되풀이하여 실행하면 200mmHg 이상의 고혈압이 반드시 30~40mmHg 정도 내려 위험 한계를 벗어난다. 그리고 단식을 하지 못하는 사람은 어혈흡압 요법이나 온몸의 지압을 하면 본래의 혈압으로 내려온다.

170mmHg의 혈압보다 더 내리도록 하기에는 어려우나 이것을 근치하려면 어혈흡압 요법이 가장 좋다. 더욱이 동맥경화는 대개 온몸의 모세혈관이 경화된 것이므로 병의 뿌리를 근절시킬 필요가 있다.

혈압이 한때 높아졌을 때에는 일시적인 완화 또는 유도법으로 주사를 맞거나 사혈을 하는 것도 유효하다.

의사의 약 중에도 요오드제와 같은 것이 있어서 이것을 오래 복용하면 근치된다. 하지만 이것은 혈관의 수축이나 확장 신경을 조절하여 혈압을 일시적으로 낮추는 것일 뿐이며, 약을 중지하면 다시 오르게 되므로 근치법이 아니다. 이 경화된 혈관을 연하게 해서 근치시키려면 어혈 요법·지압·운동 등으로 기계적인 신축성을 대주지 않으면 동맥이 연해지지 않음을 알아야 한다.

그러나 변비 때문에 혈압이 갑자기 상승하는 경우가 많은데, 매일 변통이 없을 때는 복부 동맥, 특히 대동맥의 혈관확장신경이 둔해지기 때문에 혈관이 줄어들어 다리 쪽으로 내려가는 혈액은 줄어들고 머리 쪽으로 올라가는 피는 불어나기 때문에 뇌혈압이 높아진다. 이때는 앞의 〈졸중〉편의 식양생이 필요하다.

또 혈압이 매우 높아졌을 때는 대황 8g, 전과 8g, 도인 6g, 목단피 8g, 망초 10g을 3홉의 물에 달여 1홉 반으로 만들어 하루에 3

회 나누어 복용한다.

이것은 한방의 비전약으로서 하루에 4~5회 설사를 하게 될 때는 대황과 망초의 양을 줄여 2~3회 설사를 시킨 다음, 그 후는 하루에 2회 정도 변통이 있도록 한다. 그리고 현미를 하루에 5홉 정도 먹는 외에는 일체 금지시킨 다음 2~3일 동안 절식을 하면 혈압이 본래로 내려간다.

그러나 고혈압인 사람은 목욕실이나 화장실에서 졸도하는 경우가 많으므로 반드시 수세식 변기를 사용하도록 하며, 만일 재래식 화장실을 사용할 경우엔 의자에 변기를 놓고 무릎을 굽히지 않도록 해야 한다.

허리와 무릎을 많이 굽히면 다리 쪽으로 흐를 피가 갑자기 상승하여 혈압이 높아진다.

또 목욕탕의 물은 너무 뜨겁게 하지 말고, 심장 부분을 물 속에 넣지 않도록 해야 한다. 이 조그마한 주의사항이 생명에 대한 중요한 문제를 야기시키므로 항상 조심해야 한다.

(1) 술과 과로

고혈압의 최대 원인은 술과 과로이다. 동맥경화가 있는 사람이 걱정을 하면 하루 사이에 혈압이 20~30mmHg까지 올라 두통·귀울림·상기, 어깨가 뻐근한 일 등이 일어난다. 이때는 위험하기 때문에 온몸의 지압을 실시하면 낫고 나쁜 증상도 없어진다.

그런데 술은 중지할 수 있으나 걱정은 그 원인을 제거하지 않는 한 매우 곤란한 문제이다. 걱정을 계속하는 한 병은 좋아지지 않는다.

혀가 조금 굳어지거나 입 둘레 또는 손과 손가락의 마비는 아직 뇌일혈이 일어난 것이 아니다. 이것은 뇌의 혈관이 수축하여 혈액 순환이 나쁘기 때문에 일어나는 것이다. 이때는 어혈흡압 요법이나 온몸의 지압을 실시하면 낫는다. 절대 얼음으로 식히지 않는 것이 안전하다.

그러나 혈압이 너무 높아도 졸중을 일으키지 않는 혈압 항진증(血壓亢進症)이 있다. 이것은 동맥관에 분포되어 있는 혈관수축 신경이 항진되기 때문에 일어나는 고혈압이며, 동맥관은 경화되어 있지 않으므로 혈압이 200mmHg 이상으로 되어도 졸중은 일어나지 않는다.

만일 뇌압이 높고 두통이나 귀울림이 일어나며 숨이 가쁠 때는 사혈을 하면 편안하다. 그런데 이 동맥경화증과 혈압항진증의 구분은 노련한 의사도 판단하기 곤란하므로 혈압이 200mmHg 가까이 될 때는 먼저 졸중의 예방을 실시해야 안전하다.

(2) 운동법

카이로프락틱 요법을 10분씩 아침저녁으로 2회씩 실시하고, 자강술 역시 계속 실시해야 한다.

(3) 신장성 고혈압

만성 신장병이 있으면 대개 동맥경화증을 동반하고 혈압이 높아져서 심장이 비대해진다.

또 처음부터 신장병이 아니더라도 혈압이 높은 사람은 마지막에는 위축신이라는 불치의 신장병에 걸린다.

이때의 혈압은 움직임이 적고 대개는 올라 있는 상태로 그대로 지속되는 사람이 많다. 신장의 혈관이 강화되어 있으므로 근치되

기는 어려우나, 연령과 체력이 적
당할 때는 단식 요법과 앞의 근치
법을 실행하면 낫는다.

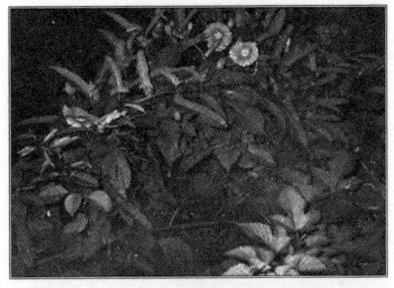

메꽃

(4) 민간 요법

① 메꽃

메꽃 8~10g을 1회분 기준으로
달여서 1일 2~3회씩 1주일 이상
복용한다.

② 모과나무

모과나무 열매(모과) 15~20g을
1회분 기준으로 달이거나 환제 또
는 산제로 하여 1일 2~3회씩 1주
일 이상 복용한다.

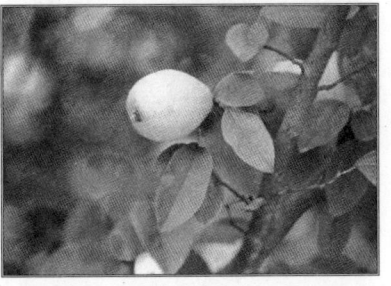

모과나무

③ 목련

목련꽃 봉오리 5~6g을 1회분
기준으로 달이거나 환제 또는 산
제로 하여 1일 2~3회씩 1주일 정
도 복용한다.

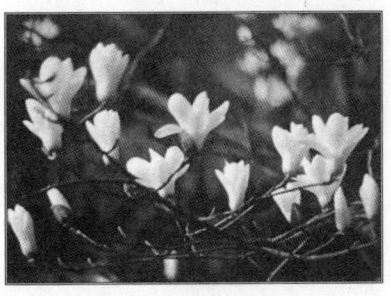

④ 봉선화

봉선화 씨 2~3g을 또는 뿌리

목련

4~5g을 1회분 기준으로 1일 2~3회씩 1주일 정도 복용한다.

⑤ 쇠무릎

쇠무릎 뿌리 8~10g을 1회분 기준으로 달이거나 환제 또는 산제
로 하여 1일 2~3회씩 1주일 정도 복용한다.

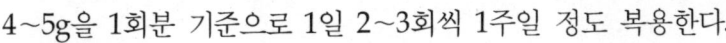

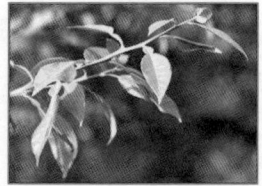

유자나무

⑥ 유자나무

유자나무 껍질 10~12g을 1회분 기준으로 달여서 1일 2~3회씩 1주일 정도 복용한다.

⑦ 으름덩굴

으름덩굴 줄기 5~7g을 1회분 기준으로 달이거나 환제 또는 산제로 하여 1일 2~3회씩 4~5일 복용한다.

⑧ 은방울꽃

은방울꽃 뿌리 3~4g을 1회분 기준으로 달이거나 산제로 하여 1일 2~3회씩 4~5일 복용한다.

⑨ 이질풀

이질풀을 온포기 8~10g을 1회분 기준으로 달여서 1일 2~3회씩 1주일 정도 복용한다.

⑩ 익모초

익모초를 온포기 7~8g을 1회분 기준으로 달이거나 생즙을 내어 1일 2~3회씩 4~5일 복용한다.

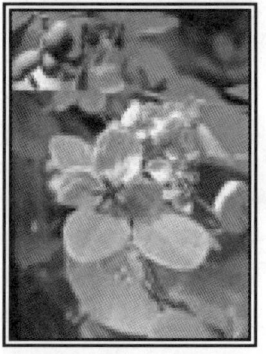

으름덩굴

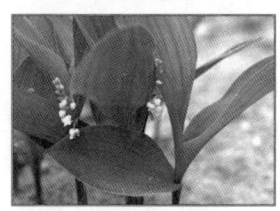

은방울꽃

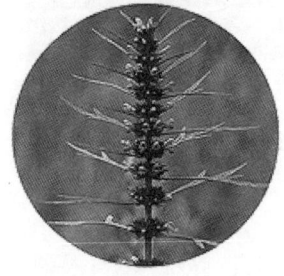

익모초

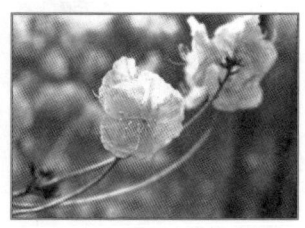

진달래

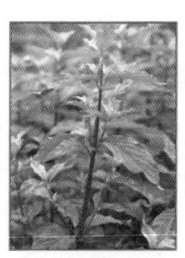

쇠무릎

⑪ 진달래

진달래꽃 또는 뿌리 4~5g을 1회분 기준
으로 달여서 1일 2~3회씩 1주일 정도 복
용한다.

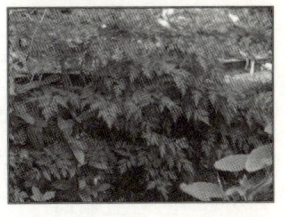

천궁

⑫ 천궁

천궁뿌리 5~7g을 1회분 기준으로 달이
거나 환제 또는 산제로 하여 1일 2~3회씩
1주일 정도 복용한다.

⑬ 칡

칡뿌리 35~40g을 1회분 기준으로 달이
거나 생즙을 내어 1일 2~3회씩 1주일 정
도 복용한다.

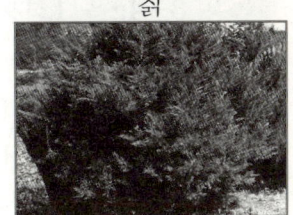

칡

⑭ 향나무

향나무 열매 또는 뿌리 12~15g을 1회분
기준으로 달여서 1일 2~3회씩 1주일 정도
복용한다.

향나무

 저혈압

저혈압은 동맥 안의 혈압이 내려가므로 심장이 약한 사람, 신경
과민인 사람, 맥박수가 적은 사람에게 많이 걸린다. 혈압이 낮은 사
람은 때때로 맥박이 결대하거나 또는 빨라지거나 늦어지지만, 걱정
할 정도는 아니다. 그러나 중대한 병의 원인이 되는 수도 있으므로
한번 의사의 진단을 받아볼 필요가 있다.

저혈압을 끌어올리는 데는 난유와 여러 식품 또는 주류도 유효하다. 그러나 심장에 중대한 병이 있을 때는 잘 낫지 않는다. 빈혈이 되어도 혈압이 내려가고, 비관하거나 신경쇠약이 계속되면 심계항진을 일으킨다.

(1) 민간 요법
① 구기자(나무)
구기자나무 잔가지나 뿌리 5~8g 또는 열매 4~6g을 1회분 기준으로 달여서 1일 2~3회씩 10일 정도 복용한다.
② 녹용
녹용 3~4g을 1회분 기준으로 달여서 1일 2회씩 4~5일 복용한다.
③ 화사(뱀)
화사 1마리를 달여서 1사발을 1회분 기준으로 1일 2~3회 나누어 복용한다.
④ 들깨
들깨 25~30g을 1회분 기준으로 1일 2~3회씩 15일 이상 생식한다.
⑤ 무
무씨 5~6g, 다시마 15g, 두부 반 모를 함께 넣고 끓인 물을 1회분 기준으로 10회 이상 공복에 복용한다.
⑥ 오수유
나무껍질 또는 열매 4~5g을 1회분 기준으로 달여서 1일 2~3회씩 1주일 이상 복용한다.
⑦ 참깨

참깨 15g, 좁쌀 한 움큼, 검정콩 10g을 1회분 기준으로 함께 볶아 가루내어 20일 이상 복용한다.

⑧ **호박**

호박씨 25~35g을 1회분 기준으로 달여서 1일 2~3회씩 10일 이상 복용한다.

⑨ **새우**

민물 새우를 달여서 매일 2~3회씩 1주일 이상 복용한다.

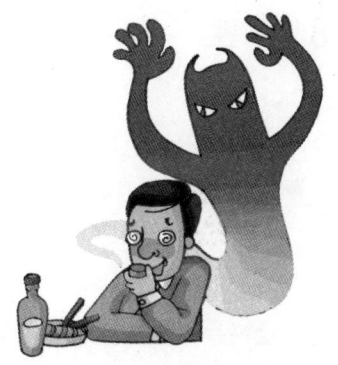

8. 구토

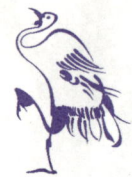

구토에는 악조(입덧)에 의한 구토, 뇌병처럼 신경반사에 의한 구토, 위궤양·위암·역리 등의 위장병에 의한 구토 등 크게 세 가지로 나눌 수 있다. 대자연의 섭리는 아주 묘해서 독소가 있는 음식을 먹으면 위신경은 이를 밖으로 토해 버린다.

어른은 위장을 상하지 않게 조절할 수 있는 능력이 있지만, 어린이의 경우는 이 능력이 없으므로 자연적으로 구토를 하게 된다.

구토는 병의 진단 및 간호 등에 중요한 관계가 있으므로 이에 대한 지식을 갖추어 놓아야 한다.

건강한 사람이 구토를 할 때는 별다른 주의가 필요 없으나, 뇌병 환자나 중풍 환자가 똑바로 누워 구토를 할 때는 이물질이 기관에 들어갈 염려가 있으므로, 아래나 옆 쪽으로 얼굴을 돌린다.

어린이에게 피마자 기름을 복용시킬 때는 가끔 토하는 일이 있으므로 미리 5~6장의 신문지를 준비해 놓는다.

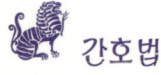 간호법

구토를 하는 원인에 따라 간호법이 달라지지만, 식중독 따위는

빨리 토해야 하므로, 손가락을 목구멍에 넣으면 쉬이 토할 수 있다.

(1) 소금 3스푼을 물에 타서 먹으면 구토를 하고, 또 남천잎 한 주먹에 소금을 넣어 같이 찧은 후 물을 조금 넣어 짠 즙을 복용하면 생선류의 중독 등은 토해진다.

(2) 입덧이나 뇌병·역리·위궤양 등의 구토기는 될 수 있는 대로 가라앉여야 하는데, 몸의 윗부분을 찬물로 식히고 찬 우유를 먹으면 진정된다.

(3) 남천잎은 구토를 하게 할 뿐만 아니라 구토를 진정시키는 효력이 있으므로, 남천잎 3장이나 열매 2알을 씹어 그 즙을 먹으면 구토기가 없어진다. 그런데 남전은 소량을 복용하면 구토기가 중지되나 많이 먹을 때는 반대로 구토를 하게 된다.

(4) 구토를 중지시키는 한방약으로는 복룡간(伏龍肝)이 있다. 이것은 소토 약 20g과 물 1홉을 약 반이 되도록 달인 다음 그 물을 먹으면 된다.

(5) 구토기는 있으나 토할 것이 없을 때는 해로우므로 사이다·우유·엽차·숭늉 따위를 먹어 토하게 할 필요가 있으며, 구토를 한 다음에는 물로 양치질을 하여 입 안을 깨끗이 하고, 엽차나 커피·숭늉을 조금 먹는다.

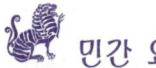 민간 요법

(1) 구열질이 나고 토할 때는 오매를 달여 복용한다

오매는 시큼하고 온(溫)하며 간장·비장·폐·대장의 경락을 통한다. 장부를 평안하게 하고 진액을 생기게 하며 입맛을 돋구는 효능이 있다.

비장과 위가 허약하거나 손상되어 구역질이 나는 경우, 식욕이
떨어지고 마음이 복잡하며 가슴이 답답해지는 증승에 유효하다.

(2) 위가 차가워져서 토할 때 쑥잎을 달여 마신다
쑥잎은 맵고 온화하며 비장·간장·신장의 경락을 통한다. 혈
기를 순조롭게 통하게 하고 추위와 습기를 쫓아버리며 경락을 따
뜻하게 해준다. 위의 원기가 허약하거나, 혹은 찬 병균에 감염되
어 음식물을 먹으면 토하고 손발이 얼음처럼 차가워지는 증상에
유효하다.

**(3) 비장과 위가 상해서 구토가 날 때 생강을 짓찧어 뜨거운 물
에 타서 복용한다**
생강은 맵고 온화하며 폐장·비장·위장의 경락을 통한다. 생강
은 구토를 멎게 하고 추위를 흩어지게 하며 바람을 쫓아낸다. 또
위를 따뜻하게 하며 땀이 나게 하는 효능이 있다.
바람과 추위에 감염되었거나 비장과 위가 손상되어 구역질이 나
고, 음식을 먹은 후 위 속이 편안하지 못하며 말할 수 없이 고통
스러운 증상에 유효하다.

(4) 몸이 허약하고 차가워서 토할 때 호두를 달여 복용한다
호두는 달고 온화하여 원기를 보충하고 피에 영양을 공급하며
건기를 없애준다. 또한 가래를 삭이고 폐를 온화하게 하며 장의
운동을 부드럽게 하는 효능이 있다.
몸이 허약하고 차서 기침을 하며 허리와 발이 붓고 아픈 증상,
탈장하여 아픈 증상, 이질에 걸려 피를 쏟는 증상, 직장 궤양 출혈

등의 증상에 유효하다.

또한 생강물을 복용하면 찬 기운을 없애고 위를 따뜻하게 하는 작용을 한다.

(5) 소화불량으로 구역질이 날 때 흰 무의 무청을 즙을 내어 끓인 물에 타서 복용한다

흰 무의 무청은 음식물을 소화시키고 기체를 순조롭게 내보내며 가래를 삭이며, 소변을 잘 배설하게 하는 효능이 있다. 소화불량, 구역질이 나고 토하는 증상, 위가 시큼하며 부풀어오르는 증상 등을 치료한다.

기쁨·노여움·슬픔·두려움·사랑·미움·욕심 등의 일곱 가지 감정으로 내상을 입어 병균에 감염됨으로써 비장과 위가 손상되어 체하거나 소화가 잘 되지 않는 경우에 위 속과 배가 가득하고 괴로우며, 배가 부풀어오르고 통증이 있는 증상에 유효하다.

9. 뇌막염과 유사 뇌막염

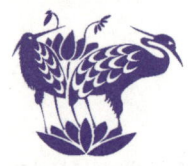

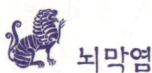 뇌막염

뇌막염은 어린아이에게 잘 걸리는데, 뇌수를 싸고 있는 연뇌막(軟腦膜)에 결핵균이 붙거나 농이 괴고 또는 물이 괼 때 생기는 병으로, 결핵성이 많다.

결핵성은 처음부터 뇌에 결핵균이 붙은 것이 아니라 장선(腸腺)의 결핵·폐결핵·늑막염·폐문선(肺門腺)에서 옮는 것이 대부분이다.

(1) 증상

결핵성 뇌막염은 처음에는 열도 낮고 천천히 옮으므로 보통 사람으로서는 판단하기가 매우 어렵다.

화농성인 것은 대개 갑자기 고열과 두통, 식욕 부진, 구토와 변비가 생긴다. 때때로 손발에 경련을 일으키며, 코피를 흘리고 머리의 숨구멍이 붓고, 이를 갈거나 목덜미의 힘살이 뻣뻣해진다.

병이 심해지면 눈동자가 위쪽으로 올라가 혼수상태가 되며, 경련을 일으키는 동안 이상한 소리를 내는 등, 이 증상이 계속되면 생

명이 오래 가지 못한다. 그러나 스트렙토마이신으로 완치될 수가
있다.

(2) 간호법

① 완쾌된 사람은 별로 없고, 만일 나았다 해도 정상적인 상태를
기대할 수 없으며, 별다른 치료법도 없어 그저 의사의 지시에 따
라 보호할 뿐이다.

초기에는 마늘 요법으로 구제된 사람도 있지만, 선병질 저항 요
법을 실시하여 미리 예방하는 게 필요하다.

② 대변이 잘 배설되지 않으면 많은 지장을 주므로 결명자를 많
이 달여 먹은 다음 관장시키는 것이 좋다. 변이 잘 통할 때는 대
황(大黃) 2g을 더하여 달여서 복용한다.

③ 실내를 조금 어둡게, 조용히, 광선이나 소리 등의 자극을 받
지 않도록 간호한다.

④ 마늘을 찧어 천에 고루 펴 바른 후 머리에 붙이면 심한 통증
을 느낀다. 30분 뒤에 뗀다.

 유사 뇌막염

최근에 밝혀진 병으로, 화장품에 섞여 있는 연독(鉛毒)이 모유를
통하여 갓난아기에게 중독되는 병이다. 그러나 우유나 연유로 양
육되는 어린이에게서는 좀처럼 볼 수 없다.

● 증상과 간호법

푸른 대변과 구토 등을 하고, 기분이 나빠 보이며, 얼굴이 창백

할 뿐만 아니라 두통을 일으킨다.

　머리 앞쪽에 있는 숨구멍이 붓거나, 손톱 색깔이 변하거나, 목덜미의 힘살이 뻣뻣해져서 아프게 되며, 그 밖에 일반 뇌막염의 증상과 비슷하다.

　예방법으로는 먼저 화장품(백분) 사용을 금지하고, 모유 대신 우유를 먹인다. 그리고 마늘 요법을 실시한 후 결명자를 달여 관장시키고, 또 머리를 차갑게 한다.

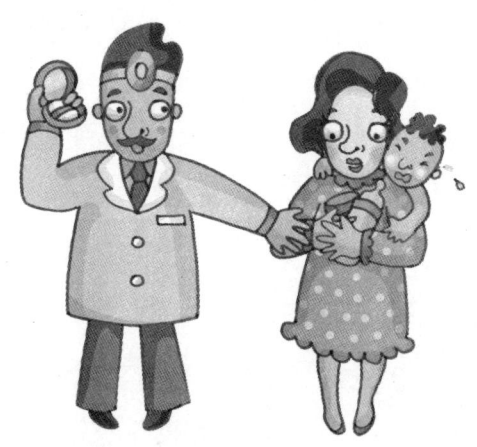

10. 뇌빈혈·뇌충혈

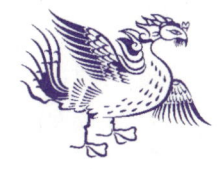

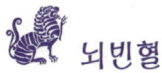 뇌빈혈

상처·해산·위장과 폐의 출혈에 의해 온몸의 혈액이 일시적으로 줄어들거나, 또 위장과 자궁의 병으로 혈액이 복부에 뭉치는 한편, 온몸의 피가 한쪽으로 몰려 머리쪽의 혈액이 부족하여 생기는 병이 뇌빈혈이다.

또 놀라거나, 크게 상처가 나거나, 더운 여름날 오래 서 있거나, 화장실에 앉았다가 급히 일어설 때에는 뇌의 가느다란 혈관에 마비가 생겨 피가 흐르는 길을 막기 때문에 뇌빈혈이 일어난다.

십이지장충이나 그 밖의 병 때문에 빈혈이 되기도 하며, 눈까풀과 입술에 핏기가 없는 것은 만성 빈혈로서 곧잘 뇌빈혈을 일으킨다.

• 증상과 간호법

급성일 때는 얼굴이 파래지고 눈이 흐려지며 식은땀이 나면서 기운이 없어진다. 입술이 보랏빛으로 변하여 한때 기절하기도 하고, 맥박은 빠르고도 가늘며, 구토를 한다.

만성은 1년 내내 두통과 때때로 현기증이나 잠이 온다. 이때는 우선 먼저 머리를 낮추고 눕힌 다음 심장 부분을 식히도록 하며, 기절했을 때는 가슴이나 발바닥을 솔로 마찰하고 솔에 암모니아수를 묻혀 냄새를 맡게 한다.

회복되면 따뜻한 커피에 소량의 포도주를 섞어 복용토록 한다.

주의할 점은 열이 있다고 해서 머리 부분을 무조건 차게 하면 안 된다. 오히려 따뜻하게 하는 게 좋다.

뇌빈혈은 뇌충혈처럼 머리에 피가 너무 많은 것과는 반대이므로 서로 혼동하지 않는 것이 중요하다. 이 병은 얼굴이 파랗게 질리는 것이 특색이다. 혼수상태가 될 때는 빨리 머리를 무릎까지 내려 피가 머리에 잘 돌도록 한다.

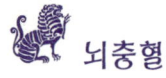 뇌충혈

뇌충혈은 앞 뇌빈혈과 반대로 머리에 혈액이 많으며, 혈량이 많아지는 것으로 혈액순환이 나빠져서 머리에 충혈하기 때문이다. 대주가(大酒家)·일사병·다혈성 등으로 피가 많은 사람이 한때 심한 흥분을 하면 일어나기도 한다.

만성 뇌충혈은 동맥경화증 또는 신장병이 있는 사람에게 일어나는데, 얼굴이 붉어지거나, 눈에 핏기가 있거나, 두통·귀울림, 관자놀이에 힘살이 서게 되기도 하며, 가끔 코피를 흘리는 일도 있다.

이때는 머리를 높게 눕히고, 머리를 얼음 주머니나 베개로 식히고 머리를 물로 씻는다.

일시적인 뇌충혈이면 황마(黃麻) 설사제를 먹인 다음 관장을 하여 통변을 시키면 대개 낫는다. 만일 코피가 흐를 때는 이를 급히 막지 않는 것이 좋으며, 술이나 커피, 그 밖의 자극적인 음식물은 금지해야 한다.

  만성은 고유의 지병에 의해 오는 것이므로 그 원인을 치료해야 한다.

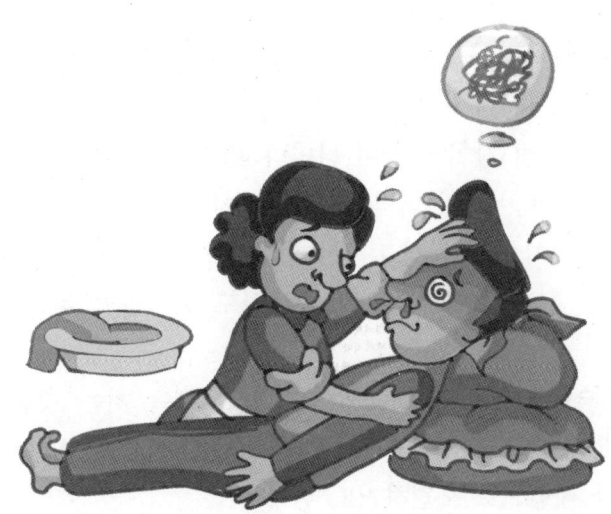

11. 유행성 뇌염(법정 외 전염병)

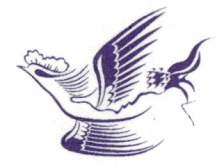

유행성 뇌염은 여러 가지 증상이 있지만 가장 첫 징조로 전신 권태·두통·요통·식욕 부진 등이 나타나는데, 점차 목이 붓고 기관지가 나빠지며 감기 증상이 나타나 40도 안팎의 열이 생긴다.

체온이 높은 데 비하여 맥박은 그리 많지 않으며, 눈까풀이 내려 앉아 의식은 차차 몽롱해지고, 계속 잠을 자게 된다. 소변이 저절 로 나오는가 하면, 소변이 방광에 꽉 차도 배설하지 못하는 경우 도 있다.

이 병이 주위에서 유행하고 있다면 잠을 계속 자는 것만으로써 도 알 수 있으나, 혼자 앓게 될 때는 의사도 진단에 혼란을 일으 켜 티푸스나 폐렴으로 오진하기도 한다.

열이 내려도 정신이 몽롱한 상태는 쉽게 낫지 않고, 또 나았다고 해도 여러 가지 마비증세가 남아서 말을 제대로 하지 못하거나 바 보가 되는 수가 있다.

3주 정도 지나면 불면증으로 변하고 온종일 여러 가지 말로 지 껄이거나 손발을 움직이는 등 이상한 짓을 한다.

• 간호법

잠을 자고 있을 때 무리하게 깨우는 것은 좋지 않다. 특히 혼수 상태로 잠을 자고 있을 때, 입 안에 약이나 음식물을 넣으면 잘못 폐에 빨려들어가 나쁜 영향을 주는 수도 있다.

이 병에 있어서 대소변이 나오지 않으면 절대 낫지 않는다. 여기에는 결명자가 가장 좋다. 결명자는 뇌에 대한 묘약이며, 대소변이 빨리 나오면 그만큼 빨리 낫게 된다. 열이 내리면 머리와 지압법으로 혈액순환이 잘되게 하고, 또 온몸 마사지를 하는 것이 좋다.

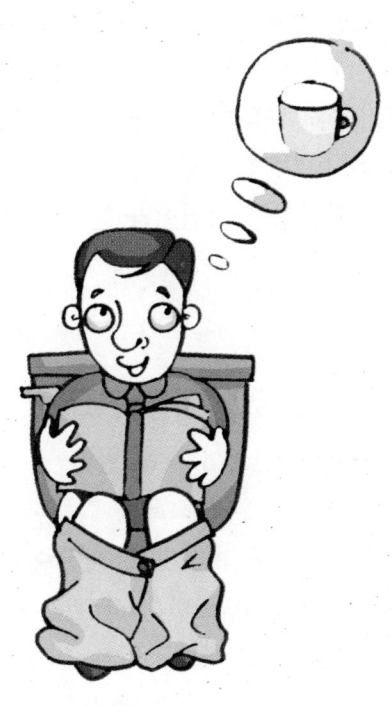

12. 늑막염

    폐나 심장을 보호하는 갈비뼈 속의 막을 늑막 또는 흉막이라 하며, 이 얇은 막이 붓거나 진무르는 것을 건성 늑막염, 그 늑막 사이에 액체가 괴는 것을 장액성 늑막염(漿液性肋膜炎) 또는 습성(濕性) 늑막염이라 하는데, 그 액체가 농으로 변할 때는 농흉(膿胸)이라고 한다. 이 세 가지를 통틀어 늑막염이라 한다.

    늑막염은 대개 폐렴이나 감기에 이어 발생하며, 가슴에 상처를 입고 일어나는 것을 외상성 늑막염이라 한다.

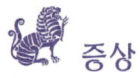 증상

    기침, 가슴의 통증, 마른 기침, 가끔 오한이 일어나고, 열이 38∼39도가 되기도 하며, 한번 걸리면 오래 간다.

    이 병에 걸리면 무엇보다 먼저 식욕을 잃는다. 식욕이 있는 늑막염은 쉽게 낫지만, 대개는 혀 표면에 흰 앙금이 끼거나, 저녁 무렵에 두통이 나서 몸이 고단하고 소변의 색깔도 붉게 변한다.

    물이 괴면 가슴 속이 허한 기분이 들어 스스로 진단할 수 있고, 심하면 심장이나 폐를 압박하게 되어 호흡곤란이 일어난다. 이 물은 주사기로 빼내어도 다시 괸다. 농이 괸 것은 보통 사람은 잘 모르지만, 이때는 열이 높고 또 변통이 심하다. 이 병을 앓은 뒤에는 폐결핵이나 복막염에 걸리기 쉽다.

 민간 요법

① 늑막염의 가정 요법 중 가장 중요한 것은 우습포이다. 이 우습포는 다른 어떤 방법보다 효력이 좋고, 건성이든 습성이든 대개 낫는다.

우습포를 하는 방법은 다음과 같다. 생강 40~50g을 으깨어 더운 물 5홉에 넣어 수건을 적셔 가슴에 대고 피부가 빨갛도록 약 20~30분 동안 실시한다. 수건이 차질 때는 자주 갈아준다. 그 후 우약을 만들어 가슴 전체에 대놓은 다음, 기름종이를 깔고서 다시 두꺼운 천으로 덮는다. 이렇게 하루 한 번씩 갈아준다.

② 결명자 15g, 이질풀 20g을 4홉의 물에 달여 2홉으로 만든 후 하루 동안 여러 번 복용한다. 이렇게 하면 위장과 피부의 저항으로 낫게 되므로, 또 식욕이 떨어지지 않는 한 열은 내린다. 그런데 오래되어도 미열이 있는 것은 폐가 나빠졌거나, 안정이 되지 않았거나, 위장이 나빠졌기 때문이다.

③ 선인장 즙을 먹는 것도 좋다. 이 선인장은 이뇨의 효과도 있다. 물이 괴는 늑막염에는 선인장 즙을 작은 컵으로 하루에 3잔씩 복용한다.

④ 마른 기침이 계속해서 나오면 병이 차차 나빠지므로 질경이 12g, 감초 2g, 백남천 4g을 달여 먹는다.

⑤ 석산과 아주까리 요법(〈신장염〉편 참조).

⑥ 특효가 있는 마늘뜸(〈뜸요법〉편 참조).

그 밖의 민간 요법은 다음과 같다.

1) 엽란(葉蘭)의 뿌리와 줄기 부분을 3cm 정도로 잘 썰어 그늘에 말려 가늘고 작게 만들어 10g의 물에 달여서 계속 복용하면 효과가 있다.

엽란의 뿌리는 늑막의 특효약이므로, 위의 방법 외에 뿌리를 분말화하여 콩 크기로 만들어 3~4알씩 1회분으로 매 식후에 복용한다.

2) 닭과 지네를 고아 먹으면 도한이 잡히면서 정력이 증강되며, 늑막염에도 효과가 있다.

3) 창포 뿌리 4~6g을 1회분 기준으로 달여서 1일 2~3회씩 1주일 정도 복용한다.

4) 하늘타리 덩이뿌리 8~10g을 1회분 기준으로 달여서 1일 2~3회씩 복용한다.

5) 황기 뿌리 15~20g을 1회분 기준으로 달여서 1일 2~3회씩 4~5일 복용한다.

6) 풀고사리(裏白) 말린 것을 적당히 달여 1일 3회 이상 2~3일간 차 마시듯 하면 낫는다.

7) 마늘 200g과 소주 1되, 설탕 200g을 병에 넣고 밀봉해서 3~6개월쯤 지나서 매일 한 잔씩 장복한다.

8) 율무 분말에 현미 적당량을 넣어 죽을 만들어 먹으면 특효가 있다.

9) 매실 풋것을 강판에 갈아 즙을 내어 이 액즙을 넓은 그릇에 담아 햇볕이나 열로 수분을 증발시키면 매실 엑기스가 되는데, 늑

막염으로 미열이 있거나 기침이 심할 때 콩알만하게 만들어 매일 3개씩 1~2주간 복용하면 특효가 있다.

10) 피마자 한 줌과 석산초(수선과 석산)의 뿌리 1~2개를 넣고 찧어서 양 발바닥에 붙여 붕대로 감고 10시간쯤 지나게 되면 물기가 대소변으로 나오는 특효가 있다. 시간이 지나도 약효가 없으면 중지하도록 한다.

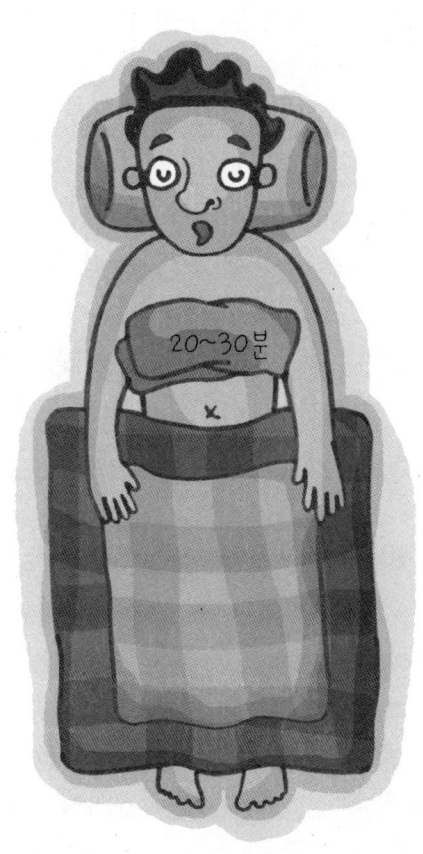

13. 단독(법정 외 전염병)

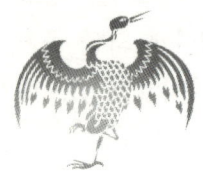

단독은 특종의 병균이 살갗의 튼 곳이나 상처, 또는 눈에 보이지 않는 상처의 점막으로 들어오는 창상(創傷) 전염병을 말하는데, 얼굴이나 머리에 발생하는 단독은 대개 중증이 된다.

한기가 들고 40도 정도의 열이 나며, 감염된 부위의 피부가 붉게 부어 아프다. 발병하는 곳은 일정치 않으며, 얼굴이나 머리에 생기는 것은 성년 여자에게 많고, 오래 가며, 어린이의 경우 얼굴에 생기지는 않지만 뇌막염을 일으킬 위험이 있다.

그 붉은 부분이 마침내 목을 거쳐 차차 아래쪽까지 내려가서 온몸에 퍼진다. 이리하여 상처가 생기면 매우 아프며 또 열도 높다. 뇌막염이나 중이염이 중증이 되면 곤란한 문제가 생기겠지만, 다른 병을 동반하지 않을 때는 사망하는 일은 별로 없다. 가벼운 증세일 때는 1~2주 정도의 요법으로 깨끗이 낫는다.

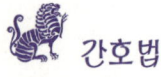 간호법

(1) 환자를 입원시키지 않고 집에서 치료할 때는 가족들과 격리시켜 전염되지 않도록 조치하며, 의사의 지시에 따라 얼음으로 머

리를 식히고, 유독성 음식이나 청량음료를 마시도록 하는 한편, 안정을 취한다. 이 병은 상처로부터 전염되므로 건전한 피부를 가진 사람은 잘 걸리지 않는다.

눈에 보이지 않을 정도의 작은 상처로도 감염되므로 간호하는 사람은 항상 손을 소독하고, 만일 손이나 발에 조그마한 상처가 있을 때는 요오드포름을 발라 충분한 소독 및 붕대를 감아 병균의 침입을 막아야 한다.

(2) 환자가 사용한 붕대나 그 밖의 물품은 충분히 소독하고, 필요 없는 것은 태운다.

(3) 붉은 선이 생긴 바깥에 요오드포름을 발라 놓으면 퍼지지 않는다. 반창고나 요오드포름만으로서는 붉은 선이 퍼지는 것을 막을 수 없으며, 이 붉은 부분이 넓어질수록 병은 심해진다.

(4) 의사는 환부에 이히티올이라는 검은 점약(點藥)을 바르며, 또 아연화 1푼에 봉밀 9푼 으깬 것을 바르기도 한다. 혈청이나 왁찐 주사도 있으나 이는 잘 듣지 않는다.

(5) 페니실린 주사나 술폰 아미드제를 복용하면 쉽게 낫는다.

 민간 요법

(1) 미꾸라지 요법

미꾸라지 껍질을 부은 부분 전체에 바른다. 얼굴에는 냄새 때문에 실행하기가 힘들고, 번져나가는 바깥쪽에 발라놓으면 더이상 번지지 않는다. 미꾸라지가 마르면 떼기가 힘들므로 마르기 전에 교체하는 것이 좋다.

(2) 게 요법

게의 즙을 환부에 바르거나 또는 게를 먹으면 효력이 있다. 게는 바다게나 민물게 다 좋다.

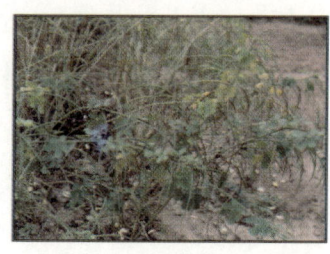

결명자

(3) 기타 요법

① 결명자

결명자를 짙게 달여 그 물을 수건에 적셔 환부에 6~7시간 계속 온찜질을 실시한다.

② 선인장 뿌리

상처가 붓고 가려우며 아플 때 선인장 뿌리를 찧어 붙인다. 선인장 뿌리는 쓰고 차가우며 심장·폐·위의 경락을 통한다. 기체를 잘 통하게 하고 혈액순환을 순조롭게 하며, 염증을 없애고 해독 작용을 한다. 또 고름을 배설하고 근육을 생기게 하며 열을 내리고 아픔을 진정시키는 효능이 있다.

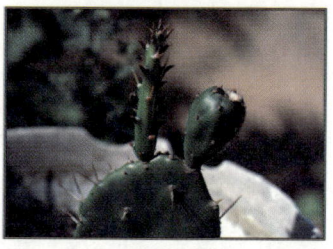

선인장

상처가 붉게 붓고 이따금씩 가렵고 아프고, 또 열과 오한이 나고 두통이 나며 입이 마를 때 유효하다.

③ 개구리밥

상처가 붉게 퍼지고 화끈거리며 아플 때 개구리밥을 태워 가루로 만들

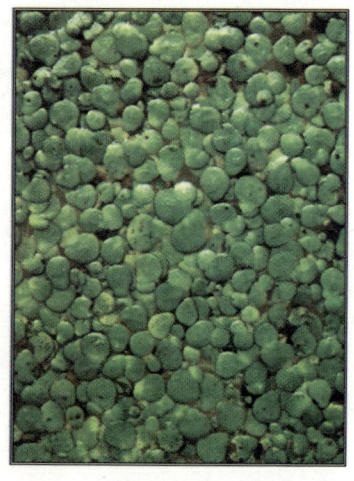

개구리밥

어 바른다.

개구리밥은 맵고 차가우며 폐의 경락을 통한다. 이 약은 땀을 흘리게 하고 바람을 쫓아버리며 물을 잘 통하게 한다. 또 열을 내리고 해독하는 효능이 있다. 단독·풍열로 생기는 두드러기·부스럼·버짐 등을 치료한다.

④ 생강

온몸이 화끈거리고 가려울 때 생강을 구워 말려 곱게 가루내어 꿀을 섞어 상처에 바른다.

생강은 맵고 온화하며 폐·비장·위의 경락을 통한다. 몸 속에 있는 나쁜 기운을 없애고 추위를 없애주며, 구토를 멎게 하고 가래를 삭이는 효능이 있다. 꿀은 열을 내리고 피부를 매끄럽게 하는 작용을 한다.

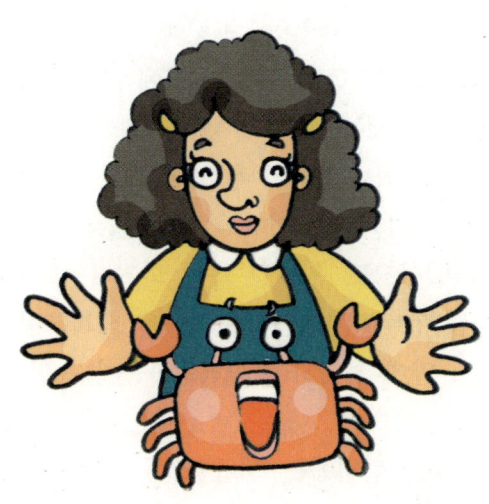

14. 담석증

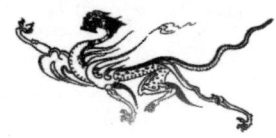

　담석증의 원인은 운동 부족이나 미식(美食)에 의한 것으로, 간장이나 담낭에 생긴 결석이 담도(膽道)라는 관을 지나 창자로 들어갈 때 심한 복통을 일으킨다.

　담석증의 생성 과정은 다음과 같다.

　야채·생선·조개류에는 다량의 석회분이 함유되어 있고, 이것이 혈액에 흡수되어 몸 속에서 소비되지만, 사정에 따라 필요 없게 될 때는 대사물이 되어 소변과 함께 몸 밖으로 나온다.

　석회분은 발육 시기의 어린이에게는 뼈·이·손발톱을 만들 때 다량 소비되고, 과격한 노동을 하는 사람에게는 골질의 마멸을 보충하며, 결핵병 환자에게는 석회 변성(石灰變成 : 결핵균에 의해 생긴 폐의 구멍 주위가 석회질로 단단히 변함)을 하는 데 필요하다. 이것은 건강체의 생리적 석회 대사이다.

　그런데 미식을 일삼고도 운동 부족이 되거나 대사 관계에 변동이 일어나는 불섭생(不攝生)이 계속되면 이 석회분이 체내에 남아서 혈관이나 조직 안에 침착하여 동맥경화증이나 결석을 일으키기도 한다.

　담석증을 일으키는 원인에는 담즙의 울적(鬱積)·담낭염·소질(素質 : 병에 잘 걸리기 쉬운 체질, 또는 특이 체질)·대사기관 장애

등이 있는데, 영양 및 운동 부족 때문에 석회분이 신진대사에 이상이 일어나 생긴다.

40세 이상의 부인, 특히 비만한 사람에게 많이 생긴다.

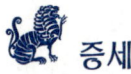 증세

오른쪽 가슴 밑 바깥쪽 일정한 곳이 자주 아프면 담석증으로 의심해야 한다. 통증이 심하면 어깨까지 결려 어느 곳이 아픈가 모를 정도로 위경련과 혼동될 때가 있으며, 구별하기도 곤란하다. 때에 따라서는 구토와 황달을 일으키는 일도 있다.

간호법

엑스레이로 검진하여 결석이 클 때는 수술을 받을 필요가 있지만, 초기에 제거시켜도 완치가 힘들다. 또 결석을 제거시켜도 그 원인을 치료하지 않는 한 결석이 차차 굵어지기 때문에 근치되지 않고, 이것을 그대로 둘 때는 생명까지 위험하다.

그러나 이 초기에 수술하면 조석 작용(造石作用 : 담석으로 만드는 작용)이 중지되어 그대로 근치되기도 한다. 담낭은 담즙을 담아놓는 역할을 하는 주머니로서 이것을 떼내도 별다른 지장이 없으므로 조석 작용의 근치를 위해 이 담낭을 제거시키는 수술을 하기도 한다.

내과적 요법으로는 십이지장 존데(qonde : 환자의 위나 십이지장에 직접 넣어, 영양물을 들어가게 하는 관. 카테테르)라는 고무관을 목구멍을 통해서 끼워 십이지장의 담관이 열려 있는 부분에 도달되었을 때, 황산 마그네슘이라는 설사제를 투입하면 담석이 유도되어 나온다. 이 요법은 효과가 좋기 때문에 오늘날 많이 이용된다.

이 병은 온몸의 대사 관계에서 기인되므로 온몸운동이나, 심호흡·냉수 마찰 등에 의해 결석을 제거하는 것이 중요하다.

황달은 담관에 결석이 생기거나 부어 담즙이 나오는 구멍이 막혀서 일어나므로 이 책의 〈황달〉을 참고하여 양생하는 것이 좋다. 혈액이 병을 일으키면 간장 전반에 걸친 병은 잘 낫지 않기 때문에 식양생·운동·일광욕 등에 각별한 관심을 두어야 한다.

변통이 나쁠 때는 치료가 매우 어려우므로 의사들은 카를스천염이라는 완하제(緩下劑 : 순한 설사약)를 복용시켜 담석이 나오도록 유도시킨다.

어른은 황산마그네슘을 하루에 15g씩 물에 녹여 복용하는 것도 좋다. 지방이 많은 음식과 술은 절대 금물이며, 격통이 일어나면 그 부분에 겨자를 바른다. 그 다음에 열습포 요법을 실시하면 결석이 유도되고 통증도 그친다.

 ## 단식 요법으로 근치

담석은 간장 안에 생기지만 간장을 수술할 수는 없고, 수술은 단지 담낭의 돌을 제거하는 일밖에 할 수 없으므로, 따라서 근본적인 치료는 할 수 없다.

또 조석 작용도 오늘날의 의학으로는 아직 모르며 치료법도 없지만, 단식 요법을 되풀이하면 간장 안의 나쁜 증세는 모두 없어지고 조석 작용도 멎는다.

이 병은 지방질과 비대한 사람에게 특히 많으므로 꼭 단식을 해야 한다.

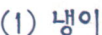 **민간 요법**

결명자와 흰꽃 이질풀을 각각 20g씩, 그리고 대황 4g 정도를 합하여 4홉의 물에 달여 3홉으로 줄어들면 복용한다.

통증이 심할 때는 대황을 빼고, 결석의 원인을 제거하려면 앞에서 말한 운동 요법을 꾸준히 실행해야 하는데, 단식 요법은 7일간 2~3회 실시한다.

그 밖의 민간 요법으로는 다음과 같은 것들이 있다.

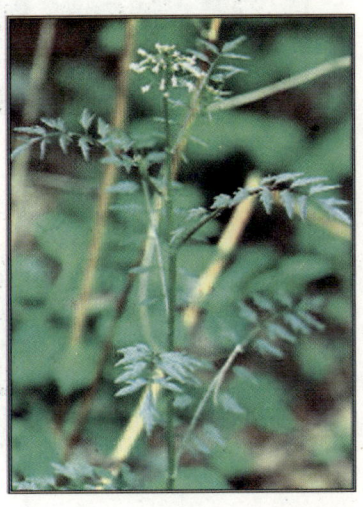

냉이

(1) 냉이
그늘에 말린 전초 10~15g을 500~600cc의 물로 절반이 될 때까지 달여 하루 3회로 나눠 마신다.

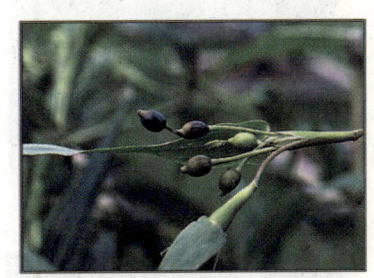

율무

(2) 율무
껍질째 열매 20g을 달여 차 대신에 마신다.

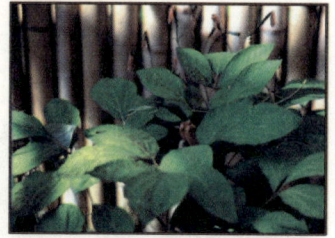

작약

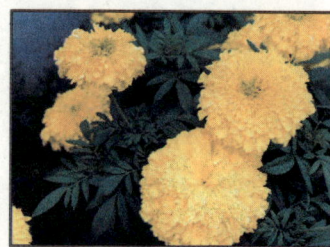

금잔화

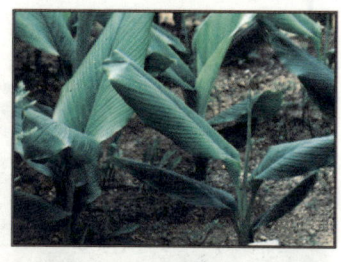

울금

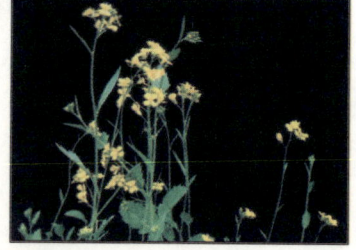

겨자

(3) 매실 장아찌

매실 장아찌 1개에 생강즙을 조금 넣고 뜨거운 엽차를 부어 마시면 아픔이 경감된다.

(4) 곤약

곤약을 끓는 물로 데워 두꺼운 헝겊으로 서너 겹 감아 아픈 곳에 댄다.

(5) 백작약

백작약 20g, 감초 12g을 물에 달여 하루 2~3번에 나누어 아침·점심·저녁 사이에 먹으면 경련성 아픔이 멎는다. 백작약·감초는 작약감초탕이라고 하는데, 평활근의 경련을 푸는 작용이 있어 담석증으로 오는 경련성 통증이 멎는다.

(6) 금잔화

금잔화 15~20g을 물에 달여 하루 3번에 나누어 식후에 먹으면 작은 담석을 녹이며 큰 담석을 밖으로 내보내는 작용을 한다.

(7) 울금

울금·감초 각각 10g, 백반 16g을 부드럽게 가루내어 한 번에 3~4g을 하루 3번 먹어도 좋다.

(8) 겨자

진통 작용이 있다.

15. 당뇨병

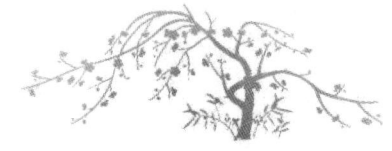

　단백질 과잉의 식사는 혈액 아시도시스를 일으켜 차차 쇠약해지고, 간에서 나오는 담즙과 췌장에서 나오는 인슐린의 협동작업이 약해지므로 온몸의 신진대사가 나빠져 자괴작용(自壞作用)으로 사망하는 사람이 많다. 그러므로 이 병은 잘못된 식사법을 즉시 중단해야 한다.

　당뇨병은 어떤 일정의 노동을 해도 낫고, 비만한 사람은 단식 요법을 실시해 치료한다. 이 병이 생기는 원인만 알면 단시일 내에 간단히 치료됨을 모르고, 또 알고 있다 해도 이를 믿지 못하여 실행하지 않음으로써 생명을 잃는 일이 많다.

 당뇨병이 생기는 원인

　췌장에서는 간장에서 나오는 담즙과 함께 음식물을 소화시키는 효소와 체내에 저장된 포도당을 분해 조절하는 인슐린이라는 호르몬이 분비된다.

　이 췌장에 병이 생기면 인슐린 호르몬과 효소에 이상이 생겨 체내 당질의 대사조절이 잘못되어 혈액 속에 포도당이 많아지며, 그

당분이 소변에 섞여 나온다. 즉, 췌장에 병이 생겨 인슐린 호르몬이 나오지 않기 때문에 당뇨병이 생기며, 대부분 유전에 관계된다.

따라서 유전 혈통이 있는 사람이 미식을 하고, 운동 부족인 상태에서 신경을 많이 쓰면 이 병에 걸린다. 또 비대한 사람에게 잘 걸린다.

 함수탄소의 신진대사와 사명

육류나 생선·달걀 등의 단백질과, 쌀밥이나 빵·고구마류 등의 전분질에서 얻어지는 함수탄소와, 지방류 중 함수탄소의 주축이 되는 것은 바로 쌀밥이다.

이 쌀밥을 먹으면 당뇨병은 더더욱 진전되어 문제가 크다. 이 병은 식이 요법으로 치료해야 하므로 그 양생법은 더욱 힘들다.

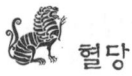 혈당

사람의 혈액 속에는 포도당이 다량 포함되어 있는데, 이것을 혈당이라 한다. 이 혈당은 인슐린이 글리코겐으로 분해시켜서 각 조직 속의 활동 연료가 되도록 하는 한편, 신장 위의 부신에서 나오는 아드레날린이라는 호르몬은 이 반대작용으로 글리코겐을 다시 포도당으로 되돌리려 하는 억제작용을 한다.

즉, 인슐린과 아드레날린 호르몬은 서로 결항(結抗)하여 균형을 취하므로, 인슐린이 안 나오면 조절 균형이 허물어져 혈액 속의 혈당량이 많아 소변으로 배설되는 것이다.

당의 인용력과 내당력

쌀밥을 어느만큼 먹으면 소변에 당분이 나오는가? 이를테면 갑이라는 사람은 쌀밥 200g 이상을 먹었을 때 당이 나오는 반면, 을은 250g 이상을 먹어야 당이 나오고, 또 조금만 먹어도 당이 나오는 등, 그 병의 경중에 따라 다르다.

이것을 당의 인용력(認容力)이라 하며, 식이 요법을 하는 사람에게는 중요한 내당력(耐糖力)이 된다. 따라서 이 병은 내당력이 없으므로 중증이 된다.

 ## 무가치한 식이 요법

당뇨병의 의학 요법으로는 식이 요법과 인슐린 주사밖에 없으며, 증세가 가벼운 환자라면 식이 요법으로 치료되지만, 심할 때는 별 효과가 없다. 인슐린 주사만을 오래 계속하면 결국엔 생명을 잃기도 한다.

종래에는 의사의 지시에 따라 분별 없이 육류나 생선 등 단백질을 많이 섭취한 결과 병은 더욱 심해졌고, 따라서 몸도 쇠약해졌다. 그러나 최근에는 중환자가 단백질을 많이 섭취하는 것은 좋지 않다고 밝혀졌다.

 ## 당뇨 혼수

당뇨병이 심해지면 혼수 상태가 된다.

그리고 이 당뇨병은 쌀밥을 주로 먹는 동양인보다는 육식을 하는 서양인에게 많이 일어난다.

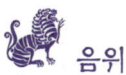 음위

 당뇨병이 심하지 않은 사람도 음위(陰痿 : 성교 불능증)를 일으키는 경우가 많다. 음위는 비만인 사람에게 많으며, 원인은 호르몬 작용으로 추측되지만 아직 확실한 것은 밝혀지지 않았다.
 아무튼 영양 실조가 되면 갑상선이나 부신(副腎)·고환 등의 호르몬 조절이 흩어지기 때문에 정력이 쇠약해져 음위가 된다. 이것도 식이 요법의 결함이다. 따라서 이 음위가 일어나면 식이 요법을 중지하고 무엇이든지 먹으면 낫는다.

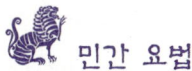 민간 요법

 결명자 20g, 이질풀 20g, 두릅 뿌리 12g을 함께 달여, 매일 차 대신 복용한다. 증상이 가벼워져도 3개월 이상 계속한다. 그리고 무엇이든 먹고, 적당한 운동과 일을 계속하면 낫는다.
 식이 요법은 병을 악화시킬 따름이지만, 가벼운 증세의 환자에게는 식이 요법을 실시해도 그리 심한 해는 생기지 않고 또한 그대로 나은 사람이 많다. 다시 말해서 당뇨병은 여러 가지 곡식으로 혼식을 하고, 하루 3시간 정도의 노동이나 운동을 하면 대개는 완치된다.
 쌀밥의 양과는 상관 없이 당이 나오는 사람, 계속 목이 마른 사람, 음식을 자꾸 먹고 싶어하는 사람 등은 중환자이므로 함수탄소가 적은 양배추·시금치·배추·파·미나리·무·호박·가지·죽순·토마토·당근·쑥갓·콩·두부의 비지 등을 먹는 한편, 운동을 하여 온몸의 저항력을 강화시키면 점차 몸 안의 당은 줄어든다.

(1) 보리나 현미로 식생활을 바꾸고 야채를 주식으로 하면서 단 것, 기름진 것을 피한다. 특히 산성 식품을 먹지 말아야 한다.

(2) 의이인(율무)을 분말로 해서 현미와 적당히 섞어 죽을 만들어 먹으면 특효가 있다.

(3) 무잎사귀 말린 것을 우려내어 그 물로 입욕을 하면 효과가 있다. 특히 가려울 때 좋다.

(4) 두릅의 근피·수피를 응달에 말려 1일 15~20g씩 달여서 식 후마다 복용하면 특효가 있다.

(5) 토끼고기를 고기량의 2배 되는 물로 달여서 그 물을 5~10일 정도 마시면 특효가 있다. 특히 소갈을 느끼는 데 특효약이다.

(6) 배를 강판에 갈아 즙을 내서 꿀을 가미하여 차 대신 마시면 특효가 있다. 특히 소갈이 심할 때 즉효가 있다.

(7) 녹두로 죽을 만들어 식사로 하든가, 녹두만 삶아서 따끈한 물을 차 대신 마시면 특효가 있다.

(8) 양배추의 푸른 겉잎을 잘게 잘라 헝겊으로 즙을 짜내어 1회 에 1컵씩 매일 3회씩 마시는데, 장복하면 특효가 있다.

(9) 난초의 잎사귀 60g을 물로 1되로 달여서 차 대신 마시면 좋다.

(10) 나팔꽃(매꽃)의 잎, 줄기 20g을 물 3홉 정도로 달여서 1일 3 회로 나누어 마시면 효과가 있다.

(11) 호박을 넣고 장을 끓여서 매일 먹으면 효과가 있다.

(12) 솔잎을 찧어서 즙을 내어 가끔씩 마셔도 좋다.

(13) 무화과의 열매를 응달에 말려서 1일 2~3개씩을 물 1~2홉

으로 졸여서 1~2주일 마시면 특효가 있다.

(14) 산머루(山歸來) 뿌리 말린 것 5돈쯤을 잘게 썰어 물 3홉을 붓고 2홉으로 달여서 마신다(1회량). 머루는 한약방에서 토복령(土茯苓)이라 한다.

 ### 단식을 하면 왜 당뇨병이 낫는가?

당뇨병 식이 요법의 목적은 함수탄소의 신진대사를 제한시키는 한편, 쌀밥을 먹지 않음으로써 췌장을 휴식시키고, 그때 병을 치료하려는 것이다.

췌장은 인슐린 호르몬 분비 외에 취액이라는 소화액을 내므로 모든 기관이 정지상태는 아니지만 단식을 하면 소화기관이 다 정지하므로, 식이 요법으로 낫지 않는 당뇨병도 단식하면 낫는다.

단식을 하면 내장을 지배하는 교감신경이 크게 활약하여 위장이나 간장이나 치유기관(治癒機關)이 작동하기 때문에 소화기병은 대부분 다 낫는다.

또 당뇨병의 원인 중의 하나인 혈액의 산독증(酸毒症 : 아시도시스)이 없어져 알칼리로 변한다.

16. 두통

　두통은 여러 가지 병에 의해서 일어나지만, 단순한 습관성 두통과 신경통 및 자궁이나 위로 인해 발생하기도 한다.
　그러나 대개는 진찰을 받지 않고 혼자 스스로 치료하는 일이 많다. 이 두통에 있어서는 원인을 분석하여 치료하는 것이 가장 좋다. 그러나 보통 사람으로서는 그 원인을 알 수 없으므로, 당장 급한 대로 대증요법(對症療法), 즉 약을 먹어 일시적으로 치료하는 것이 보편적이다.
　여성의 편두통은 대개 그 사람의 소질 때문이라고 알려져 있다.
　두통의 증세에 따라 치료하는 방법은 아래와 같다.

　1) 얼굴색이 붉고 뇌에 충혈이 되어 일어나는 두통은 베개를 높이 하고 머리를 식히며, 변비에 의한 두통은 관장을 한 뒤 변통을 한 다음 카를스천염 12g 정도를 복용하여 배를 편하게 하는 것이 좋다.

　2) 불면 · 히스테리 · 전염병의 전구기 · 신장염 · 감기에는 대개 두통이 일어난다. 이 경우에는 온몸 또는 두부에 마사지를 하는 것

이 좋고, 무를 썰어 머리에 대고 차게 하면 효력이 있다.

3) 키니네는 극약이기 때문에 보통 사람은 구하기 힘들지만 단순한 두통일 때 1회 0.1g 정도 복용하면 잘 낫는다. 이 약은 커피 성분에서 추출한 것으로 커피를 짙게 달여 먹어도 효과가 있다.

4) 부인병에 의해 심한 두통을 앓는 사람의 경우에는 그 원인이 되는 병을 고치지 않으면 낫지 않는다. 우선 피마자 기름으로 설사를 시키는 일이 가장 빠르다. 대개의 두통이나 치통은 2~3회 실시하면 그치지만, 심할 때는 설사제를 먹고 관장을 한다.
또 편두통이 있을 때는 따뜻한 엽차에 소금을 섞어 스포이트를 이용하여 콧구멍 안을 씻으면 낫기도 한다.

5) 반듯하게 누워서 무즙을 2~3방울 코속에 떨어뜨리면 웬만한 두통은 낫는다.

6) 이 책에 설명한 두부 지압법을 10분 정도 실시해도 두통은 쉽게 사라진다. 또 밤에 잠을 이루지 못할 때도 이 지압법을 실시하면 효력이 있다.

 민간 요법

두통에는 원인에 따라 열성·한성·혈압성 등 여러 가지가 있는데, 원인이 여러 가지인만큼 그 치료방법도 여러 가지가 있다.
한방에서는 두통을 치료하기 위해 국화를 사용하는데, 이는 국화

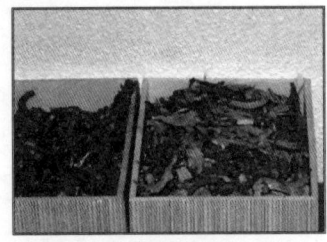
고본

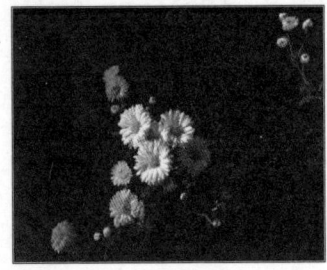
국화

꽃에 혈압강하·해열·소염 작용이 있어 두통이나 눈의 충혈 등에 좋은 효과가 있기 때문이다. 아울러 고본을 함께 처방하면 빠른 치유를 볼 수 있다.

(1) 재 료
국화꽃 250g, 고본 50g, 설탕 400g, 소주 35도 1.8ℓ 1병

(2) 만드는 법
① 국화꽃 250g을 깨끗이 씻어 물기가 없도록 하여 썬다.
② 여기에 고본 50g과 설탕 400g을 넣고 소주 1병을 붓는다.
③ 1개월간 서늘한 곳에서 보관한다.
④ 헝겊으로 걸러낸다.

(3) 하루 한 잔씩 복용.

17. 말라리아(학질 : 법정 외 전염병)

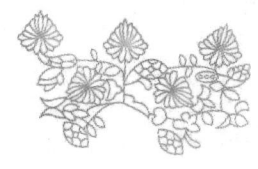

　말라리아는 플러스모디움(plaqmqdium)이라는 극히 작은 원생동물의 기생충이 학질 모기에 의해 사람의 피속에 감염된 병이다.

　증상은 한기가 들어 떨고, 40도 이상의 열과 두통이 일어난다. 3~4일 만에 발작하기도 한다.

　병원체인 말라리아 원충은 모기 주둥이로부터 사람의 피속(적혈구)에 들어가 번식하며, 번식이 끝나면 적혈구에서 혈액 속으로 나오게 되는데, 이때 심한 발열이 생기고 일정 시간이 지나면 그 병원충이 다시 적혈구 속으로 들어가 번식을 한다.

　이 번식한 병원충이 혈액 속으로 나오기 전에는 발열이 생기지 않는데, 이 1회의 순환에 요하는 시간은 병원충의 종류에 따라서 다르다.

　즉, 1회의 순환에 4시간 요하는 것은 3일째에, 72시간을 요하는 것은 4일째에 발열하며, 48시간인 것이 이중으로 전염되면 매일 열이 나게 된다.

간호법

열이 내려갈 때까지는 안정하고 음식물도 소화가 잘 되는 것을 먹도록 한다. 열은 3~4시간 지나면 저절로 내려간다.

바로 다른 사람에게 전염되는 것이 아니므로 철저한 소독이 강조되지 않지만, 의복이나 침구 등은 때때로 햇빛에 쬐어 소독하고, 땀이 스며든 속옷은 자주 갈아입도록 한다.

민간 요법

(1) 키니네 외에는 다른 치료약이 없다. 키니네는 이 병의 특효약으로서, 1g을 3회로 나누어 식후 30분에 복용하면 된다.

(2) 그늘에 말린 수국잎을 20g 달여 하루에 3회씩 4~5일 계속 복용하면 발병이 그치고, 또 12g을 1홉의 물에 달여 5작으로 만든 것을 밤 사이에(해가 진 다음) 밖에 둔 다음, 이튿날 아침 해가 뜨기 전에 한 번에 복용하면 대개 낫는다.

(3) 병원을 빨리 찾아가 치료를 받는 방법이 좋다. 민간 요법은 병원을 찾지 못할 경우를 대비한 처방이다.

18. 모발의 병

 독두병(대머리병)

머리카락이 차츰 빠져 대머리가 되는 병인데, 증세가 약하면 다시 머리카락이 나지만, 심하면 머리 전체가 벗겨지기도 한다. 더욱 발전하면 눈썹이나 음모까지도 빠지는데, 병의 원인은 확실하지 않지만 병균의 기생이나 신경성 때문이라고 한다.

요즘은 시중에 시판되는 약을 바르고 20일 정도 지나면 머리카락이 다시 난다고 하지만, 사실 머리카락이 빠진 후 일정한 시기가 지나면 저절로 나는 성질이 있으므로, 그것을 이용한 것에 지나지 않는다.

(1) 민간 요법

겨의 기름은 살균력이 강할 뿐만 아니라 피부를 자극하여 모발을 다시 나도록 한다. 그러므로 매일 환부에 2~3회 정도 문질러 바르면 특효가 있다.

겨의 기름 짜는 법은, 밥그릇에 창호지를 바르고 둘레를 실로 단단히 맨 다음, 바늘로 많은 구멍을 뚫어 놓는다. 그 위에 쌀겨를 가득 올려놓고, 또 쌀겨 꼭대기에 숯불 2~3개를 올려놓으면, 겨가

타는 동시에 기름이 아래로 떨어진다. 그러나 겨에 붙은 불이 종이에 옮겨 붙기 전에 그릇을 빼내야 한다.

겨의 기름 2 : 포르말린 2 : 원청(芫靑) 팅크 2 : 알코올 5의 비율로 섞어 문질러 바르면 더욱 효력이 있다.

원청은 옛날부터 털이 나는 약으로서 전해져 온다. 원청이나 포르말린은 극약이기 때문에 구하기는 힘이 들지만 묽게 해서 사용하면 위험이 없다.

그리고 단식 요법을 2주간 실시하여 나은 예도 있다.

대머리가 될 정도로 머리카락이 빠질 때 조개껍질을 곱게 내어 참기름을 섞어 바르면 좋다.

조개껍질은 짜고 차가우며 폐·간장·위의 경락을 통한다. 가래를 삭이고 체한 것을 소화시키며, 열을 내리고 눅눅한 기를 마르게 한다. 등창·습진 등을 치료한다. 참기름은 근육과 피부를 보호하는 작용을 한다.

(2) 매독성 탈모의 간호법

모발이 차차 빠지고 마침내 눈썹까지 빠지는 경우도 있다. 이것은 체내에 독소가 돌아다니면서 병을 일으키는 것이므로 약을 발라도 효력이 없다. 빨리 의사에게 찾아가서 치료를 받는 것이 최상이다.

 탈모 · 백모의 예방

모발은 모근에서 영양분을 공급받고 자라는데, 탈모는 모근의 혈액순환이 나빠져서 영양분의 공급이 제대로 되지 않기 때문에 일어나며, 모발의 광택이 좋지 못하고 비듬이나 종기가 생기는 것 등도 이 영양 공급이 좋지 않기 때문이다.

따라서 마사지를 실시하면 탈모되지 않는다. 빠질 모발은 어떠한 방법을 쓴다 해도 빠지므로 이를 염려할 필요 없이 마사지를 하면 모발이 재생하게 된다.

양손의 네 손가락 끝으로 모발이 난 곳을 매일 12분간 마사지해 준다.

또 한 가지는 냉열법으로, 더운물과 찬물로 매일 5~6회씩 번갈 아 머리를 감으면 머리가 빽빽하게 난다고 한다.

마사지와 냉열법을 매일 실시하면서 머리부분의 지압법을 매일 1~2회 실시하면 백모가 생기지 않는다.

병을 앓은 뒤의 탈모는 쉽게 멈추지 않지만 그리 걱정할 필요는 없다. 이때 마사지와 지압과 냉열법을 함께 매일 실시하면 2개월 정도 후 다시 모발이 난다.

그리고 난유를 머리에 바르면 탈모와 백발을 예방한다. 이 기름 을 매일 발라서 백발이 검게 된 예도 있다.

또한 중병 후에나 산모의 탈모 예방은 간유나 비타민 등을 복용 하고 식양생과 적당한 운동을 하여 체력을 회복한 다음 난유를 바 르면 다시 난다.

• 모발의 광택을 좋게 하는 방법

턱밑 갑상선은 털의 광택이나 색소와 깊은 관계가 있다. 목의 마 사지와 턱밑의 지압을 매일 5회씩 실시하면 3개월 만에 털의 광택 이 매우 좋아진다. 즉, 이 마찰과 지압은 백발을 예방하는 데 특효 를 나타낸다.

19. 방광염

   임질에서 요도 안쪽 방광 가까운 곳에 농을 가지면 그 농이 방광 쪽으로 역류하여 방광염을 일으킨다. 그 밖에 대장균·화농균·결핵균·티푸스균·방광 결석 등에 의해서도 일어난다.

   증세는 하복부가 아프며, 소변이 잘 나오지 않고, 자주 방뇨하고 싶어한다. 그리고 소변색이 흐리고 때로는 피가 섞여 나온다. 방뇨 최후에 2~3방울의 소변이 특히 흐려지는 임력(淋瀝) 현상이 일어나는데, 신우염일 때도 이러한 현상이 가끔 일어난다.

   방광염으로부터 신맹염이 되는 일도 있으며, 신맹염과 방광염을 혼동하는 일도 있다.

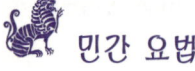 민간 요법

   1) 결명자·이질풀·질경이·접골목·삼백초 등을 달여 먹으면 결핵성 또는 임독성 등 어떤 종류의 방광염에도 특효가 있다. 그리고 생강탕으로 20분 정도 하복부를 따뜻하게 한 후 석총식 우약을 바르면 효과가 있다.

   임독성 방광염 역시 같은 요법을 실시하고, 10일 정도 지나면 허

리 통증도 소변도 맑아져 2개월 후에는 완쾌되며, 뜸을 뜨면 좀
더 빨리 낫는다.

방광 결핵·방광 결석·요도 협착·임독성을 수반하는 것은 뜸
을 뜨고, 결핵성에는 단식 요법을 하면 완쾌된다.

2) 큰 곶감 5~6개와 검은 참깨 4g을 2홉의 물에 달여 1홉으로
만들어서 1일 3회 계속 복용하고, 임독성은 삼백초 12g을 함께 달
여 먹는다(〈뜸 요법〉편 참조).

3) 으름덩굴 줄기와 잎 10~20g을 500~600cc의 물로 절반이 될
때까지 달여서 하루 3회로 나눠 식전에 마신다. 또는 열매를 검게
구워 먹어도 좋다.

4) 제비꽃 5~10g을 하루 분으로 해서 달여 마시면 소변이 잘
나온다. 한방에서는 제비꽃을 하고초라 하는데, 이뇨 작용이 강하
기 때문에 옛날부터 방광염의 특효약으로 쓰여 왔다.

5) 급성 방광염은 대장균의 감염에 의한 것이 대부분이며, 여성
에게 많고, 성교 후나 월경 전후와 냉증일 때 발병하기 쉽다. 배뇨
통이 심할 때는 항생물질의 투여가 필요하다.

급성 방광염은 물을 많이 마셔서 방광의 세균을 씻어 내보내는
것이 좋은 치료방법인데, 차전자와 일엽초는 모두 이뇨 작용이 강
한 약재이므로 방광염에 매우 유효한 처방이라 할 수 있다.

① 재료 : 차전자 4g, 일엽초 10g

② 만드는 법 : 물 두 컵 분량에 일엽초 10g, 차전자 4g을 넣고
약한 불에 두 시간 정도 끓인다.

③ 복용법 : 하루 3~4번 복용한다.

6) 갈대 뿌리는 노근이라 해서 습열을 제거해 주고 이뇨 작용을
하는 약재이다.

7) 월귤나무잎 8~10g을 물에 달여 하루 2~3번에 나누어 식간에 먹으면 효험이 있다.

월귤나무 잎의 주성분인 아르브티는 몸 안에서 분해되어 살균 작용을 가진 히드로키논으로 되면서 오줌으로 나가기 때문에 오줌길에 대한 소독 작용을 한다.

8) 꿀풀 10~20g을 물에 달여 하루 3번에 나누어 식전에 먹으면 효능이 있다.

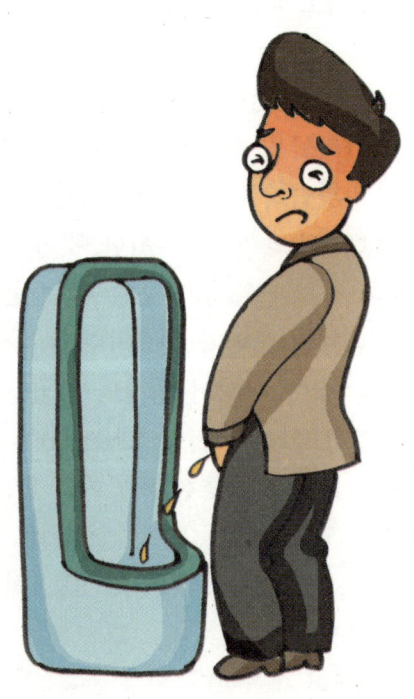

20. 백일해

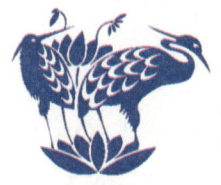

백일해균에 의해 전염되며, 법정 전염병은 아니다. 주로 어린이들이 감기나 홍역 등을 앓은 뒤에 발병되고, 환자가 기침을 할 때 튀는 작은 방울에 의해서 전염된다. 발작이 심하면 숨을 들이쉴 겨를이 없고, 얼굴이 빨갛거나 파랗게 변한다.

다른 병을 유발하지 않는 한 오래 걸리기는 하지만 완쾌하며, 뇌막염이나 심한 폐렴 등의 합병증을 일으키면 위험하다.

초기 1~2주간을 카타르기, 중기 2~5주간을 경해기, 다음의 3~4주간을 회복기로 해서 3기로 나누는데, 카타르기에 빨리 간호를 하면 쉽게 낫는다.

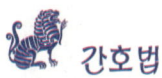 간호법

몸이 쇠약해지면 중병을 일으키므로, 따라서 자양분이 많고 연한 음식물을 먹어 원기를 잃지 않도록 하며, 추운 날에는 외출을 삼가고, 초기 카타르기에 민간 요법을 실시하면 거의 낫는다.

민간 요법

① 백남천·질경이·작두콩의 합제를 복용하면 초기 카타르기에 거의 낫고, 경해기에도 한 달 정도 복용하면 낫는다.

어른의 경우 하루치의 처방은 다음과 같다.

질경이 11g, 작두콩 5~7개, 작두콩이 없을 때는 백남천 열매 4g, 결명자 20g 등을 2홉의 물에 달여 1홉 5작으로 줄면 복용한다.

② 부모 중 한쪽의 혈액 3~6mmℓ를 환자의 허벅지 부분에 격일로 주사하면 카타르기에서는 10일 정도 뒤에 완쾌되기도 한다(이것은 초기의 카타르기가 아니면 효력이 없다).

그 밖의 민간 요법으로는 다음의 것들이 있다.

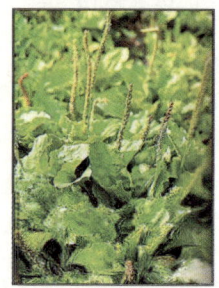

질경이

(1) 차전초

차전초(질경이)의 씨, 씨가 없을 때는 건조한 질경이 12g과 앵속 껍질 12g, 까치콩 10개, 감초나 설탕 2g을 물 3홉(540cc)을 달여, 이것을 1일분으로 수회에 나누어 복용하면 대개는 중증의 기침이라도 점차 치유된다.

(2) 진피(꿀껍질)

그늘에서 말린 진피 소량과 곶감 1개를 물에 달여 먹으면 어떤 중증이라도 7~8회 음용하는 사이에 좋아진다.

(3) 현각

현각(작은 조개껍질)을 건조시켜 곱게 빻은 것을 1회 2~4g씩 오

브라토(전분으로 만든 얇은 박편)로 싸서 1
일 3회 복용하는 것도 좋다.

(4) 곰취

곰취 뿌리 4~6g을 1회분 기준으로 달여
서 1일 2~3회씩 1주일 정도 복용한다.

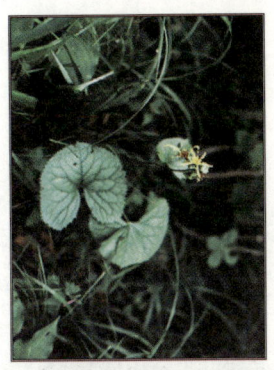

곰취

(5) 귤나무

덜 익은 열매껍질(청귤피) 12g에 곶감 2개
를 1회분 기준으로 달여서 1일 2회씩 3~4
일 정도 복용한다.

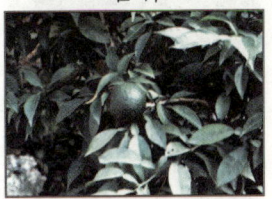

귤나무

(6) 무

무 생즙 80~100g을 1회분 기준으로 달여
서 1일 1~2회씩 3~4일 공복에 복용한다.

(7) 애기똥풀

1회분 기준으로 달여서 1일 2~3회씩
4~5일 정도 복용한다.

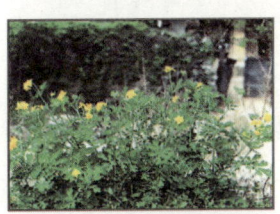

애기똥풀

(8) 오미자

오미자나무 열매 5~7g을 1회분 기준으
로 달여서 1일 3~4회씩 5일 정도 복용
한다.

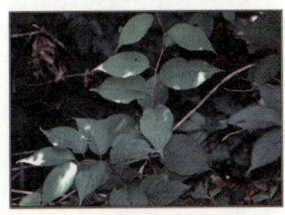

오미자

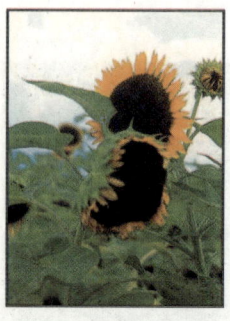

해바라기

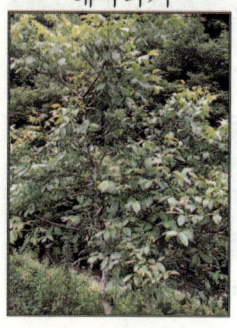

호두나무

(9) 해바라기

해바라기 씨 25~30g을 1회분 기준으로 달여서 1일 2~3회씩 1주일 정도 복용한다.

(10) 호두나무

호두나무 씨껍질을 벗겨 알맹이 20~25g을 1회분 기준으로 달여서 1일 2~3회씩 4~5일 복용한다.

(11) 호박씨

볶은 호박씨 25~30g을 1회분 기준으로 껍질째 씹어 먹거나, 산제로 하여 1일 4~5회 4~5일 정도 복용한다.

21. 변비

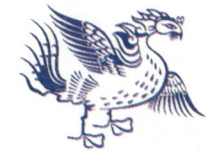

　변비는 여러 가지 위장병에서 비롯되며, 운동 부족 때문에 변을 운반하는 창자의 연동운동이 둔해져서 생기기도 한다.

　늙으면 변통을 4~5일에 한두 번 하는 것을 보통으로 여기는 사람도 있는데, 변비를 오래 계속 두면 창자에서 독소를 흡수하여 혈액이 흐려지고 류머티즘·자가 중독·충수염·간장에 결석을 일으키는 원인이 되기도 한다.

　특히 두뇌에 병이 있는 사람이 변비에 걸리면 여러 가지로 나쁜 영향을 끼친다. 사무직에 종사하는 사람, 위장이 약한 사람, 영양 부족인 사람, 신경성이 있는 사람, 노인이나 여성 등에 많은 병이며, 1주일 또는 10일간이나 변통이 되지 않으면 대변이 항문 가까이에서 굳어지기 때문에 관장을 해야 한다.

　변통이 안 되면 대변에서 발생되는 독이 혈액 속으로 흡수되므로 두통이나 입 안이 헐거나 식욕이 떨어지고 얼굴색이 나빠진다.

　치질은 대개 변비로부터 생기는데, 딱딱한 대변이 직장의 혈관을 압박하여 혈관이 되돌아가는 길을 막기 때문에 울혈(나쁜 피)이 괴어 치질을 일으킨다.

　이상과 같은 변비를 학술상으로는 무력성 변비라고 한다. 그리고

대변은 조금씩 나오기는 하나 대변 줄기가 가늘고 뒷모양이 시원
치 못한 것은 경련성 변비로써 신경성이다.

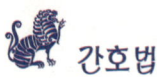 간호법

창자의 연동운동은 장 호르몬의 자극에 의해 활동을 일으키므로
약을 먹는 한때는 좋아지지만 근치법은 되지 않는다.

즉, 호르몬 산출은 창자에 기계적인 자극을 주어, 나쁜 증세를
없애야만 잘 일어나게 된다(마사지와 같은 요법).

(1) 우유·과일·빵·감자·고구마 등 야채 식물을 많이 섭취한
다.

(2) 매일 아침 냉수를 한 컵 정도 복용한다.

(3) 매일 아침 20분씩 복부 마사지와 복식 호흡을 한다.

(4) 설사제는 사용치 않는다. 설사제를 복용하면 다음에 변비 증
세가 더 자주 나타나므로 좋지 않다.

(5) 어린이의 변비는 대개는 일시성이지만, 창자가 예민하고 흡
수력이 강하여 변 속의 독소를 흡수한다. 그러므로 피마자 기름으
로 설사를 시킨 후 식사량을 줄이거나 민간 약을 복용한다.

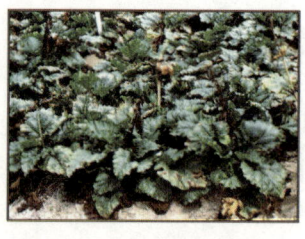
대황

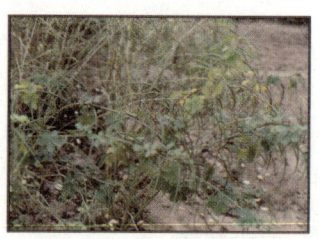
결명자

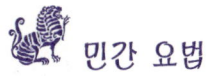

민간 요법

결명자 30g, 대왕 4g을 4홉의 물에 3홉으로 달여, 매일 복용하면 변통이 순조롭게 된다. 복부 마사지를 실시하면 효과는 더욱 잘 나타나지만, 이렇게 해도 변통이 되지 않을 때는 결명자 가루 한 스푼을 더운 물에 타서 복용하면 쉽게 낫는다.

무엇보다도 매일 아침 화장실에 가는 습관을 가져야 한다.

어린이의 변비에 대해서는 소아병 난에 상세히 설명해 놓았다.

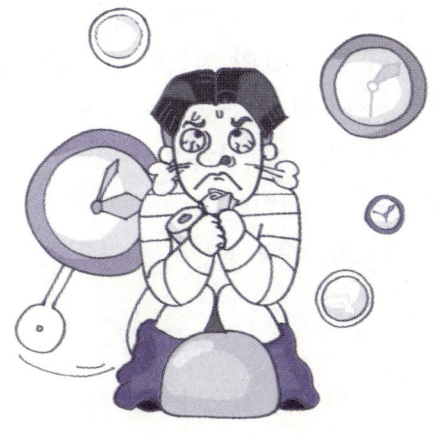

22. 복막염

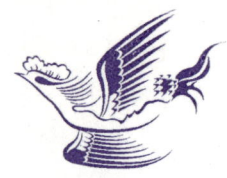

　복막은 뼈의 내장, 즉 위·창자·간·비장·췌장·신장·난소·자궁·방광 등을 보호하는 막이다. 그러므로 복막염이란 이 막이 붓고, 복막 바깥쪽 복강(腹腔)에 물이 고이는 것을 말한다.

급성 화농성 복막염

　복막에 둘러싸인 복강에는 병균이 없지만 위나 창자에는 대장균을 비롯해서 매우 많은 세균이 있는데, 위나 창자 속의 세균이 이 복강으로 들어가면 화농성 염증을 일으킨다.
　이를테면 외상으로 창자에 상처가 생기거나 충수염으로 화농이 진행되어 파괴되었을 때 일어난다.
　이때는 심한 복통으로 한때 실신하는 경우도 있다.

(1) 증상
　복막염에는 급성과 만성이 있으며, 그 증세는 매우 다르다.
　급성은 충수염에 이어서 일어나며, 위와 십이지장궤양, 생선 뼈가 끼거나 장티푸스를 앓았을 때 창자의 궤양에 구멍이 뚫어져 창자 속의 내용물이 복강으로 새어나오기 때문에 일어나기도 하고, 생식기 병에 의해서 유발되기도 한다.

증세는 갑자기 고열이 나고, 배가 굳어져서 심한 복통과 구토를 일으킨다. 또한 숨이 가빠서 심한 고통을 느끼기도 한다. 이것은 복강에 농이 고였을 때 잘 일어나는 증상인데, 수술에 의해 완치되는 수도 있으나 매우 어려운 병이다.

만성 복막염은 대개 결핵성이 많고, 늑막염에 이어서 일어나는 일이 많다. 20대의 청년들에게 걸리는 확률이 많고, 물이 고여 배가 붓고 뱃속에 몽우리가 생겨 누르면 통증을 일으키는 경우도 있다.

처음에는 변비나 가벼운 열이 계속되며, 얼굴색이 좋지 않고 식욕이 감퇴된다. 설사를 할 때 약을 먹으면 그치지만, 약을 떼면 다시 설사를 한다. 대변에는 누런 색깔이 없어지는 한편, 배만 부르고 몸은 날로 여윈다.

(2) 간호법

천공성(穿孔性)의 급성 복막염은 하루빨리 수술하는 길밖에 없다. 천공성이 아니라도 고열이 계속되면 농이 생겨 수술을 하지 않으면 매우 위험한데, 만일 배 전체에 농이 생길 때는 수술해도 이미 때가 늦다.

만성은 X광선·태양 등 광선 요법으로 치료할 수 있다. 일반적인 간호는 늑막염과 똑같이 한다. 양생이 매우 곤란한 병이나, 인내심을 가지고 치료하면 완치할 수 있다. 통증이 있는 2~3일 동안은 음식물을 섭취하지 않는데, 숭늉 정도는 먹어도 관계 없다.

오래 갈 때는 음식물을 2시간 정도 간격을 두고 조금씩 먹도록 해야 하는데, 복막의 염증이 내부의 장기에 미치게 되기 때문이다.

여러 가지 약을 먹으면 약에 의해 위장에 더욱 부담을 주게 되므로 오히려 해가 된다.

급성일 때는 위장의 휴양이 중요하며, 만성일 때는 이와 같은 일이 필요 없다(급성에서 통증이 있을 때는 절대 안정이 필요함).

🐯 소아의 복막염

장선결핵(腸腺結核) · 장간막결핵(腸間膜結核)은 복막염의 일종으로 쉽게 낫는다. 그러나 장결핵은 내면에 상처가 나기 때문에 치료가 어렵다. 이것을 구별 못하고 고생하는 사람이 많다.

전자는 어린이나 어른이나 다 있는 병이고, 후자는 어린이는 걸리지 않는다. 그리고 장결핵으로 진단될 때는 대개 내장 . 전체가 속립 결핵으로 되어 있다.

어린이의 복막염은 만성, 즉 영양이 부족한 5년에서 10년 정도 되는 선병질인 어린이에게 많으며, 병원은 폐렴을 일으키는 병균이나 결핵균이다.

증상은 어른의 복막염과 비슷하지만, 어른보다 성질이 순하기 때문에 생명이 구제되는 일이 많은데, 만성은 대개 결핵성이다.

(1) 민간 요법

① 급성 복막염의 경우, 통증이 올 때는 대개 배를 차게 해주는데, 어른은 4홉 정도의 미꾸라지를 산 채로 주머니에 넣어 으깨어 배에 붙여 놓으면 통증은 이내 그치고 쉽게 낫는다.

1시간쯤 지나면 미꾸라지가 썩기 때문에 다시 바꾸어 미꾸라지의 뼈를 추려낸 다음 배에 발라두는 것이 좋다. 어른에게는 물론 어린이에게도 급성이나 만성에 다같이 효력이 있다.

그리고 폐렴에서 설명한 두부엄법(罨法)을 배에 실시하면 열을 흡수하여 체온이 내려가고, 2~3일만에 배가 부드러워진다. 우습포 요법도 효력이 있는데, 급성 복막염엔 생강탕으로 따뜻하게 하는 것은 절대 좋지 못하다.

단 급성 복막염에서 심한 복통이 약 7일 동안 계속될 때는 복막에 농이 고일 때가 많으므로 농의 유무를 빨리 살펴보지 않으면 생명을 잃는 수가 있으며, 앞에서 말한 간호를 하면 화농되지 않는다.

이상의 요법을 빨리 실시하면 급성 복막염은 완치된다. 그러나 천공성이나 농을 가질 때는 수술하지 않으면 사망한다.

② 만성 복막염에는 묵은 생강을 찧어 겨자를 반 정도 섞어 봉지에 넣은 다음 도자기에 5홉의 물에 넣어 데우고, 이 물에 천을 적셔 환부에 찜질을 하며, 천이 식으면 다시 갈아 넣어 약 20분 정도 계속하면 배 전체가 빨갛게 퍼지는데, 그 다음에 우약을 만들어 바른다.

이 우약은 1~2회 정도 갈아주고, 그때마다 생강탕으로 찜질하는 한편, 약을 복용하면 대개의 만성 복막염은 복수가 있다고 해도 낫는다.

③ 급성이나 만성이나 결명자 20g, 흰꽃 이질풀 20g(복수가 있으면 접골목 20g을 가함)을 3홉의 물에 달여 2홉으로 만들어 수시로 조금씩 복용하면 배가 긴장되고 식욕이 생긴다.

어린이나 어른 할 것 없이 어떤 약보다 잘 듣는다.

④ 설사가 날 때는 양귀비 열매의 껍질을 약 12g 정도 가미하여 달여 먹으면 좋다.

(2) 복수

복수는 복막염의 외신장병(外腎臟病)과 간장병에 수반되는데, 물이 많이 고이면 횡경막을 가슴 위쪽으로 끌어올려 흉강에 있는 심장이나 폐를 압박하므로 동계(動悸)가 일어나거나 호흡이 곤란하게 된다.

의사는 이때 주사기를 이용하여 그 물을 뺀다. 심할 때는 조그마한 물통 1개 정도 나오고, 병의 근원이 낫지 않으면 이내 다시 고인다.

여러 번 물을 빼내면 몸이 쇠약해지고, 물을 자연적으로 흡수하는 기관이 둔해지므로 이를 자주 실시하지 않는 것이 좋다. 또 한꺼번에 많이 빼면 결과가 좋지 않기 때문에 2~3번 나누어 실시하는 것이 좋다.

(3) 복수의 민간 요법

① 생강탕과 우약을 배에 바른 다음, 그림과 같이 양쪽 발바닥 뒤꿈치 중심에 뜸을 7회씩 매일 실시한다.

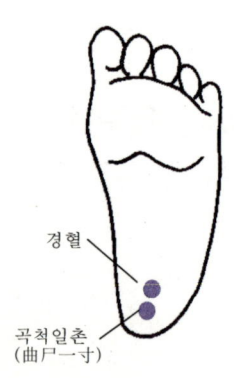

경혈

곡척일촌
(曲尺一寸)

② 꽃무릇·아주까리를 발바닥 전면에 바른 다음, 종이를 대고 다시 붕대로 감아놓는다.

그리고 마를 때는 교체시키고, 물을 흡수하는 물길이 트이면 결명자·이질풀·돔부(곰팡이)·접골목을 복용하면 다량의 소변이 나와 2~3일 안에 없어져 버린다.

③ 이상과 같은 간호를 한 후 생강

탕으로 배를 따뜻하게 하고 우약 습포를 한 다음, 그 위에 태운 소금이나 기와를 얹는다.

④ 무말랭이를 삶아 즙을 내어 다량 복용하면 다음날부터 소변이 많이 나오고, 배가 들어가 낫는다. 무말랭이는 묵은 것일수록 좋다.

⑤ 수박을 많이 먹으면 7일째부터 소변이 나와 신장병이나 흉수가 낫는다.

⑥ 결명자·흰꽃 이질풀·접골목 등 각각 20g씩 가미하여 먹으면 다량의 소변이 나와 복수가 낫는다.

⑦ 달걀 1개에 식초(쌀로 빚은 식초)를 부어 하루 동안 두면 껍질이 물렁물렁해진다(초란). 이때 껍질을 벗겨 잘 섞은 다음 하루에 2~3회 복용하면 수기가 없어지는 일이 많다.

식초는 좋지 못하다고 걱정하는 사람이 있으나, 달걀 껍질의 석회질은 산을 중화시키기 때문에 식초의 성질은 이내 없어져 상관없다.

⑧ 석산·아주까리 요법 또한 큰 효과를 보게 된다
(〈신장염〉편 참조).

그 밖의 민간 요법으로는 다음과 같은 것들이 있다.

① 고삼

고삼 500g을 물 100㎖로 500㎖되게 달여서 30㎖씩 하루에 3번 복수가 내릴 때까지 먹는다. 약을 먹는 기간에는 소금을 먹지 말아야 한다.

② 대극·대추

대극 10g, 대추 100개를 달인 후 대극을 버리고 대추를 한 번에

3~7개씩 하루에 3번 먹는다.

③ 목향, 울금

목향과 울금을 가루내어 한 번에 1~2g씩 하루에 3번 식사 한 시간 전에 식초에 타서 먹는다.

④ 뽕나무백껍질(상백피)

상백피 50g을 물로 달인 다음 찌꺼기를 버리고 거기에 녹두가루 300g을 넣고 죽을 쑤어서 하루 3번에 나누어 식전에 먹는다.

⑤ 찔레나무열매 · 대황

찔레나무열매가 절반쯤 익었을 때 말려 하루 10g씩 진하게 달여 차처럼 수시로 먹는다. 어떤 복수이든 잘 듣는다. 복수가 심한 사람은 대황 3g을 넣어 먹는다.

⑥ 석산뿌리 · 피마자씨

만성 복막염의 복수인 경우에는 석산의 뿌리를 껍질을 벗겨 강판에 15개 가량 갈아 여기에 피마자씨 20개(껍질을 벗긴 것)을 짓찧어 섞어 양쪽 발바닥에 두텁게 붙여둔다. 마르면 갈아 붙인다.

⑦ 길짱구씨 · 댑싸리씨(지부자)

길짱구씨 5~6g과 댑싸리씨 2~3g을 깨끗한 천에 싸서 물 300㎖에 달여 절반쯤 된 다음 그 물을 하루 3번에 나누어 식사 1시간 전에 먹는다.

⑧ 백굴채

백굴채를 걸게 달인 다음 찌꺼기를 버리고 그 약물에 설탕가루를 넣고 엿처럼 달인다. 이것을 한 번에 2~3g씩 식사 30분 전에 더운 물로 먹는다.

⑨ 메기 · 파 흰밑

메기의 배를 가르고 내장을 버린 후 여기에 파 흰밑을 잘게 썰어서 넣고 다시 배를 동여맨다. 이것에 술을 붓고 뼈가 무를 정도로 삶아서 고기와 국물을 수시로 먹는다.

⑩ 가물치

가물치 500g 정도에 물을 1ℓ를 넣고 뼈가 무르도록 끓인 다음 고기와 국물을 다 먹는데, 두 번에 나누어 빈속에 먹는다.

주의할 것은 몸에 상처가 있는 사람은 먹지 말아야 한다.

(5) 급성 복막염이 수술에 의해 구제된 실례

창자가 파괴되어 대변이 창자 밖으로 나오면 급성 복막염을 일으킨다. 이와 같은 복막염은 1~2일 이내에 수술을 하면 생명을 구하게 되나, 때를 놓치면 위험하게 된다.

충수염으로부터 급성 복막염을 일으켜 수술에 의해 구제되었거나, 수술을 안 했기 때문에 사망한 예가 많다.

역리나 장염 기타 여러 가지 전염병으로 사망하는 것은 이 조기 간호법을 모르기 때문이며, 이 간호법을 쓰면 어린이 사망률은 훨씬 줄어들 것이다.

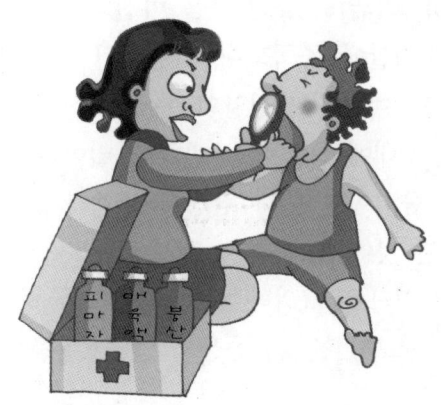

23. 복어알 중독자도 살아날 수 있다

복어알 중독은 온몸의 움직임은 물론 지각도 마비되며, 심할 때는 그날로 사망한다. 그러나 독성분이 밝혀지지 않아, 치료약도 없다. 다만 아래 처방법으로 살아날 수 있다.

1) 탄산수소나트륨을 물에 녹여 먹는다.

2) 오징어의 먹물이나 말린 오징어를 잘게 찢어 진하게 달인 물, 또는 문어를 삶아 그 물을 마시면 생명을 구할 수 있다.

3) 말곰취(개머루)의 즙을 마시면 효과가 있으며, 가지꼭지 및 가지를 먹어도 된다.

4) 남천잎과 표고버섯을 삶아 그 물을 계속 복용한다.

5) 쪽(藍)의 풀잎 즙을 마신다.

복어알에 중독되어 사망했던 사람이 다시 살아나는 일이 가끔 있다. 이것은 복어알의 독소가 한때 심장마비를 일으켜 사망한 뒤에 체내에서 화학적 변화가 일어나 그 독이 중화된 것으로, 시체를 움직이면 다시 심장이나 폐가 소생되어 혈액순환과 호흡이 회복된 것이다.

그러므로 다리나 배를 따뜻하게 하고, 사후 4~5시간이 지난 후에 반드시 활(活) 응용의 인공호흡을 실시할 필요가 있다.

장례식을 올릴 찰나에 소생하는 예도 있으므로 24시간이 지난 후에 납관할 것은 물론, 만일을 위해서 인공호흡을 한 번 실시해 볼 필요가 있으며, 이때 몸이 차가우면 온몸을 따뜻한 목욕탕 속에 넣고, 그 욕탕 속에서 활 응용의 인공 호흡을 실시한다.

예부터 이런 사망자는 머리만 땅 밖으로 내밀고 온몸을 묻으면 살아난다는 말이 있는데, 이는 한때 질식한 상태와 같으므로 소생할 가능성이 많다는 것을 의미하는 것이다.

활(活)을 이용한 인공호흡

유도에서는 급소를 누르고 가사자(假死者)를 살리기도 한다. 이것을 활(活)이라 하며, 인체의 곳곳에 활을 넣을 수 있고, 수사(水死)와 상사(傷死)와 병사(病死)에 따라 활의 장소와 방법이 다르다.

이것은 전문가들이 할 일이지만, 일반적으로 인공호흡은 위 그림에 따라서 한다.

(1) 가사자의 상반신을 일으켜 그 뒤쪽에 서서 무릎을 가사자의 등뼈(6,7척골)에 댄다.

(2) 얼굴을 똑바로 세우고 양쪽 팔을 가사자의 겨드랑이 깊숙이 넣는다.

(3) 몸을 뒤쪽 위로 당김과 동시에 무릎으로 등골을 안쪽으로 세게 눌렀다가 갑자기 늦춘다.

갓난 아이의 경우는 양쪽 엄지손가락을 등뼈에 대고 다른 네 손가락을 겨드랑이 아래에 끼워서 앞

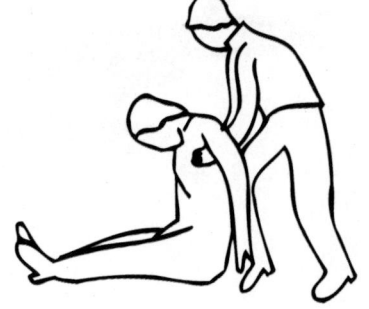

에서 말한 요령대로 등뼈를 누름과 동시에 가슴을 뒤쪽으로 당겼다가 재빠르게 늦춘다.

이 방법을 대개 2~3회로 실시하면 살아나지만, 1분 이상 실시해도 아무 기미가 없으면 살아날 가망이 없다.

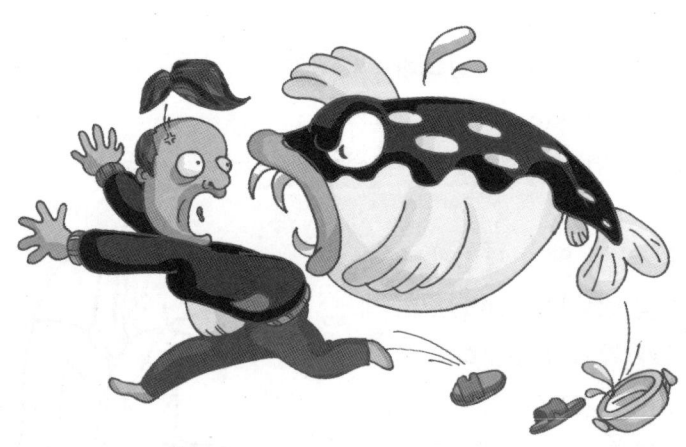

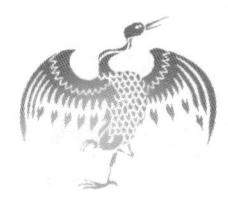

24. 빈혈

빈혈의 원인

빈혈은 피가 적은 것을 말하는데, 그 원인으로는 여러 가지가 있으므로, 그 원인을 밝혀내지 않고 단지 약만 복용하는 것은 오히려 좋은 일이 아니다.

급성 빈혈은 대개 출혈이 그 원인이 되는데, 다량의 각혈·토혈·장 출혈·자궁 출혈 등이 있으며, 이것은 누구라도 알 수 있다.

그리고 십이지장충에 의해 빈혈을 일으키기도 하는데, 이에 대해서는 해당하는 병난에 설명하였다. 또 영양 부족으로 빈혈을 일으키기도 하며, 주로 어린이에게 많다. 그리고 악액질이라 해서 결핵이나 암 종기 때문에 빈혈이 일어나는 경우, 그 병원체의 중독에서 일어난다.

그 밖에 위황병(萎黃病)은 우리 나라에서는 좀처럼 발견되지 않는다. 14~15세의 여자에게 일어나는 이 병은 난소의 발육 이상으로 생기는 내분비에 관계되며, 적혈구를 만드는 기관의 이상으로 생긴다.

치료 방법

큰 출혈 이외에 피가 줄어드는 것은 피속의 적혈구와 헤모글로빈이 줄어들기 때문이다.

보통 사람들은 단지 약만 먹으면 피가 불어날 것이라고 생각하지만, 한때의 출혈이나 십이지장충의 빈혈은 병균이 무리하게 피를 빼앗아간 것이므로, 약의 효력이 별로 없다. 그리고 영양 부족이나 그 밖의 빈혈은 온몸의 저항력이 약해져서 피를 만드는 골수 세포의 작용이 둔해져 있기 때문에 약만 먹는다고 혈액이 늘어나지는 않는다.

(1) 온몸의 원기를 회복시킨 후 다음에 보혈제를 먹는다. 보혈제는 규철환 0.01인 것을 3알씩 1일에 3회(9알) 매 식후에 먹는다. 많이 먹는다고 해서 그만큼 혈액이 늘어나는 것이 아니며, 오히려 위장을 상하게 할 우려가 있다. 현재 시판되고 있는 헤모글로빈 정도가 좋다.

(2) 규나철 칼슘·규나철 포도주·불도제 등도 보혈제로서 저항 요법과 함께 이용하면 된다. 그러나 어느 약도 1개월 정도 복용한다고 당장 효험이 나타나지는 않는다. 얼굴에 붉은 색이 도는 것은 3~4개월 후이다.

약에 대한 효력의 지속은 그 체질·병균·증상에 따라 다르지만, 몸이 매우 쇠약했을 때는 보혈제 복용을 중지하고 식양생과 복부 마사지와 온몸 마사지를 실행하여 식욕이 어느 정도 생길 때 복용한다. 이 약 때문에 위를 해치면 도리어 역효과를 초래하므로 주의해야 한다.

또 철제 복용 중에는 차를 복용해서는 안 된다. 규철환은 구하기 힘들지만 철분은 약국에서 쉽게 구할 수 있다.

　최근에 결핵 환자나 허약체질인 사람이 이 철분을 복용하고 건강해진 사례가 많다.

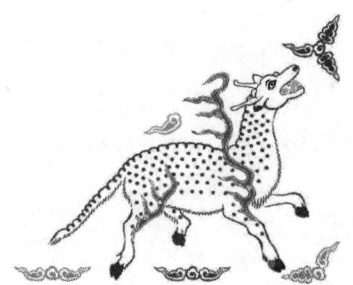

25. 서혜 (탈장)

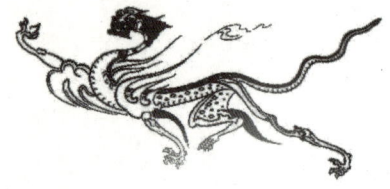

창자가 아래로 내려져 있는 병을 서혜라고 하는데, 여러 가지 종류가 있다. 이 중 가장 많은 것은 서혜부에 발생하는 헤르니아이다. 서혜부의 헤르니아는 음부의 가로부분이 부어오른 것을 위로 밀어올려 뱃속에 되돌려 놓고 탈장대를 대놓으면 내려가지 않지만, 이것을 떼어내면 다시 내려간다.

남자는 음낭이, 여자는 음순이 부어오르는 일이 있으나 통증은 없다. 대개는 오른쪽에 오며, 허벅지의 윗부분에 달걀 크기만큼 붓고, 이것을 배속에 환납하면 없어지지만, 그대로 두면 다시 나오게 된다. 그리 걱정할 필요는 없으며, 감돈만 되지 않으면 통증도 없고, 신체에는 이상을 느끼지 않는다.

헤르니아의 감돈

감돈은 보통 사람이 꼭 알아두어야 한다.

본래 탈장은 평소 구멍이 없는 곳에 구멍이 생겨서 그 곳에 창자가 들어가는 것이 아니라, 배 아래쪽에 자연적으로 생긴 간격에 창자가 메꾸어 들어가는 것이다. 그 들어간 창자에 내용물이 고이면 마치 고무풍선 모양이 되어, 주둥이가 막혀서 피가 통하지 않게 되므로 심하게 부어 통증이 일어난다. 이것을 감돈이라 하는데, 재빠르게 배에 되돌려놓으면 구제되나, 그대로 둘 때는 복막염을 일으켜 대개는 생명을 잃게 된다.

만일 제대로 되돌려놓지 않을 때는 빠른 시일 내에 수술을 해야 한다. 그러나 감돈되는 일은 그리 흔하지 않지만, 탈장에서는 이 종류의 감돈이 생길 우려가 많다.

따라서 만일 탈장인 곳이 부어 통증이 심할 때는 의사가 올 때까지 관장을 하여 대변을 빼내야 하고, 그 곳을 얼음으로 식히는 것이 좋다. 감돈됐을 때 경험이 없는 사람이 밀어넣는 것은 매우 위험하다.

탈장대는 여러 가지가 있으므로 병의 증세에 따라 알맞은 것을 골라 사용해야 한다.

 간호법

어린이의 헤르니아는 뱃속에 되돌려놓은 다음, 탈장대로 눌러놓으면 성장함에 따라 자연적으로 치료되는 일이 많다. 탈장대는 의료기구점에서 구입할 수 있다.

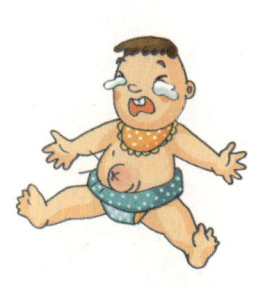

노인들의 헤르니아는 배의 살갗의 저항이 약하므로 수술하지 않는 한 낫기 어렵다. 가끔 수술을 하지 않는 사람을 볼 수 있으나 탈장대만은 대놓는 것이 안전하다.

어린이의 배꼽 헤르니아의 경우, 생후 1~2개월에 심하게 울면 배꼽이 차차 커져서 마침내 헤르니아로 되는 경우가 있다. 그리 걱정할 필요는 없으나 간호를 하지 않고 그대로 두면 차차 부어서 나중에는 들어가지 않는다.

처음부터 잘 문질러 뱃속으로 되돌려놓고 배꼽 중심에 5~6cm의 뱃가죽을 당겨 덮고서 붕대로 감아놓는다.

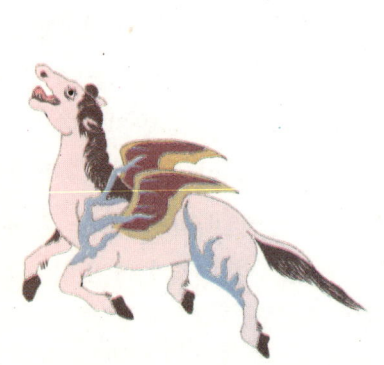

26. 소아병

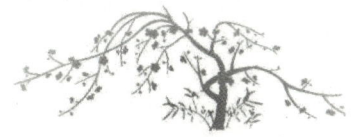

　인공 영양을 먹는 어린이는 소화기가 약해져서 설사를 하거나, 녹변(綠便)이 나오거나, 열이 나서 체중이 불어나지 않는 등의 소아병이 생긴다. 그런데 이 병들은 유전과도 깊은 관계가 있다.

 ## 소화불량 어린이의 간호법

　모유는 설령 소화불량이 있다고 해도 상관없이 계속 먹이는 것이 좋고, 때때로 어린이의 배를 따뜻하게 해주는 것이 좋다.

　인공 영양의 어린이는 영양 실조나 소모증에 걸리기 쉬운데, 그 전에 적절한 예방을 하지 않으면 중독형 소모증에 걸려 위험하게 된다.

　녹변이 나오거나 설사를 하고 열이 나면 이질풀을 짙게 달여 술잔 하나 정도를 하루에 2회로 나누어 먹이고, 불에 태운 소금을 주머니에 넣어 배를 따뜻하게 하면 곧 낫는다.

　이유기 전후에는 반드시 배꼽 소금뜸을 실시하는 것이 좋다. 그러면 위장이 튼튼해져 발육이 좋아진다. 그리고 배꼽 소금뜸은 수포가 생기지 않을 정도로, 배꼽의 피부가 빨갛게 되도록 하는 것이 좋다.

　어린이에게는 관장을 해도 좋으나 점액이 나와도 피마자 기름으로 설사를 시키며, 침도 효력이 있다. 이 병은 옛날부터 허약한 어린이에게 많으며, 식이성 중독증이나 소모증도 같은 종류이다. 태어날 때부터 약한 소질을 가졌거나 모유를 먹지 않은 아이에게 걸리기 쉽다.

 영양실조 · 소모증 · 식이성 중독의 간호법

이 병은 치료하기 어려운데, 매일 단위가 높은 포도당 주사를 맞거나 심할 때는 수혈을 하는 경우도 있지만, 무엇보다 모유를 먹이는 것이 가장 안전하다. 만일 모유가 없을 때는 약 1개월 정도 유모에게서라도 모유를 먹이는 것이 좋다.

이유 후의 어린이에게는 안전한 우유 제제(製劑)를 구하여 처음에는 보통 먹는 양의 3분의 1을 주고, 차차 양을 더 하는 한편, 식욕이 없으면 하루쯤 단식시키고 보리차를 먹인다.

그리고 우온포를 만들어 배에 붙인 다음, 그 위에 불에 태운 소금으로 따뜻하게 한다. 이 방법은 포도당 주사를 맞는 것과 같은 효력이 있다.

결명자를 짙게 달여 정종 한 잔 정도씩 하루에 3회, 배꼽 소금뜸을 실시한다.

그 외의 민간 요법으로는 다음과 같은 것들이 있다.

(1) 인삼, 오미자

1 : 2의 비율로 보드랍게 가루내어 한 번에 0.5~1g씩 하루 3번 빈속에 먹인다. 성장 및 발육을 촉진시키는 작용이 있다.

(2) 오갈피

보드랍게 가루내어 한 번에 1~1.5g씩 하루
3번 먹인다.

(3) 왕벌젖

1g에 꿀 100g을 고루 섞어서 한 번에 5~
10g씩 하루 3~4번 빈속에 먹인다.

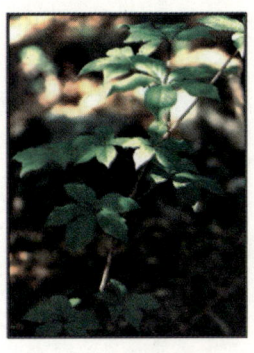

오갈피

(4) 자라등딱지(별갑)

5%의 식초에 담갔다가 불에 충분히 볶아 가루내어 한 번에 1~
2g씩 하루 3번 먹인다.

(5) 찔광이

하루 20~30g씩 물에 달여 2~3번에 나누어 먹인다.

(6) 손잎풀

하루 15~20g씩 물에 달여 3~4번에 나누어 먹인다.

(7) 황경피나무껍질 · 길짱구

4 : 6의 비율로 보드랍게 가루내어 1살 아래의 어린이에게는 0.5,
1~2살은 0.7, 2~3살은 0.8g, 3~4살은 0.9g, 4~7살은 1g씩 하루 3
번 먹인다.

(8) 밤 · 달걀

밤을 말려 가루낸 것 한 숟가락에 달걀 흰자위 1개분을 섞어 한 번에 먹인다. 하루 2~3번 먹이면 더욱 좋다.

(9) 꿀·소금

꿀물에 소금을 1% 정도 타서 탈수 증상이 심할 때 조금씩 먹인다.

(10) 마른 명태 대가리

말려 노랗게 구워서 보드랍게 가루내어 3~5g씩 하루에 3번 먹인다.

(11) 달걀 흰자위

삶은 달걀 흰자위를 한 번에 한 알분씩 하루 2~3번 먹인다. 어린이들이 몹시 토하고 설사하며 몸이 나른해졌을 때에 쓴다.

(12) 돼지 담즙

돼지 담즙가루 3g에 설탕 100ml를 섞어서 6개월 전의 어린이에게는 4ml, 6개월~1세까지는 6ml, 2~4세까지는 8ml, 5~7세까지는 10ml씩 하루 3~4번 먹인다.

(13) 곱돌·유황·꿀

곱돌 2g, 유황 0.5g을 함께 보드랍게 갈아 꿀에 개어서 하루 2~3번에 나누어 먹인다. 손발이 싸늘하면서 설사를 할 때 쓴다.

(14) 갈대

갈대 뿌리 20~30g을 1회분 기준으로 달이거나 생즙을 내서 4~5회 복용한다.

(15) 감나무

감꼭지 6개 또는 잎 5~6개를 1회분 기준으로 달여서 5회 정도 복용한다.

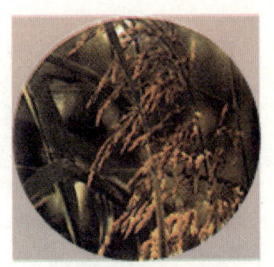
갈대

(16) 겨자

겨자씨 2~3g을 1회분 기준으로 달여서 4~5회 복용한다.

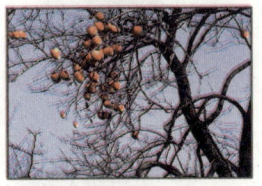
감나무

(17) 귤껍질

귤껍질 10~12g을 1회분 기준으로 하여 달여서 5~6회 복용한다.

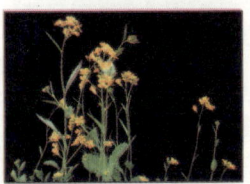
겨자

(18) 매실

덜 익은 열매(청매실) 8~10개를 1회분 기준으로 달여서 5~6회 복용한다.

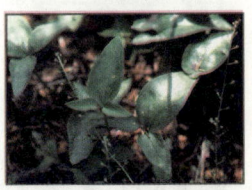
반하

(19) 반하

반하 덩이뿌리 4~6g을 1회분 기준으로 달여서 4~5회 복용한다.

(20) 생강

덩이뿌리(생강) 4~6g을 1회분 기준으로 달여서 4~5회 복용한다.

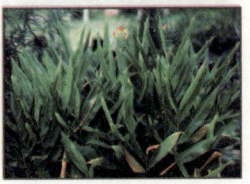
생강

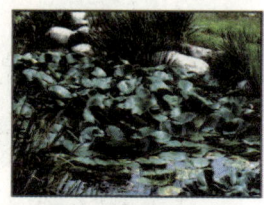

연꽃

(21) 연꽃

연꽃 뿌리 30~35g을 1회분 기준으로 푹 고아서 5~6회 그 물과 함께 복용한다.

(22) 오수유

오수유 나무껍질 또는 열매 4~5g을 1회 분 기준으로 달여서 4~5회 복용한다.

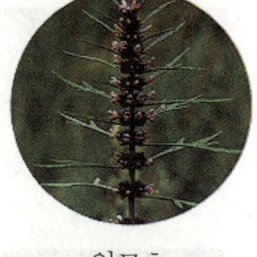

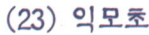

익모초

(23) 익모초

익모초 온포기 8~9g 또는 씨 4~5g을 1 회분 기준으로 달이거나 생즙을 내서 5회 복용한다.

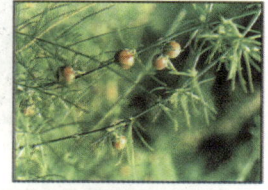

천문동

(24) 인삼

인삼 뿌리 25~30g을 1회분 기준으로 달 여서 5~6회 복용한다. 고혈압이 있으면 신중히 사용한다.

(25) 참외

참외꼭지 2~3g을 1회분 기준으로 달여서 2~3회 복용한다.

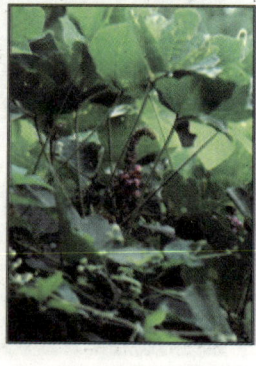

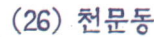

칡

(26) 천문동

천문동 뿌리 8~10g을 1회분 기준으로 달 여서 4~5회 복용한다.

(27) 칡

칡꽃 또는 뿌리 30~40g을 1회분 기준으로 달이거나 생즙을 내어 4~5회 복용한다.

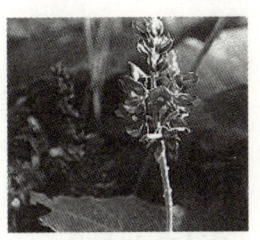
칡

(28) 표고버섯

표고버섯 10~15g을 1회분 기준으로 달여서 4~5회 복용한다.

(29) 호두나무

씨껍질을 벗긴 호두 알맹이 20~25g을 1회분 기준으로 달여서 4~5회 복용한다.

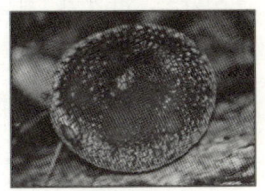
표고버섯

 자가 중독증 간호법

10세 이하의 어린이는 가끔 구토가 계속되고 검은 물질이나 피를 토하기도 한다. 매년 한 번 정도 발작적으로 일어나 심하게 여위어서 위험한 상태에 이르기도 하는데, 사망하지는 않는다.

열이 없으므로 역리와는 구별이 되고, 또 식이성 중독증과는 다르다.

가정 요법으로는 배꼽에 소금뜸을 하고, 매실 엑기스·결명자·흰꽃 이질풀을 복용하는 한편, 구토증을 막는 간호법을 실시하는 것이 좋다.

어린이의 침도 유효하며, 청엽즙·지네 등을 복용한다. 특히 여름철에는 체질개선법을 찾아 실행하지 않으면 잘 자라지 않는다.

어린이 장염의 간호법

갓난 아이의 경우는 〈소화불량〉편을 참고하라. 여기에서는 10세 이하 어린이의 장염에 대해 설명한다.

식체나 병균성으로 위장이 부어 열이나 설사·점액이 나오므로 1시간에 변통을 5~6회 하면 급성 대장 카타르가 대부분을 차지하며, 적리의 우려가 있다.

이때는 피마자 기름으로 한 번 설사를 시키고 매실 엑기스를 복용한 다음, 이질풀을 달여 다량 복용하고 불에 태운 소금을 주머니에 넣어 배꼽을 계속 따뜻하게 하면 된다. 또 한 번 정도 회충약을 먹이는 것도 좋다.

감병(疳病)은 자가 중독이나 실조증과 같으며, 앞에서 말한 실조증의 간호를 하면 된다. 비타민의 부족에 의해 눈에 흰 그물이 끼거나 궤양이 되어 실명하는데, 이 감병에는 지네를 달여 먹는 것이 예부터 전해져 내려온다. 청엽즙도 효력이 있다.

 만성 위장병이 복막염 · 뇌막염이 되는 실례

만성 위장병은 절대 안심할 수 없으며, 차차 복막염이나 뇌막염, 그 밖의 병으로 진행되므로 위장병의 전문의에게 계속 진찰하여 치료하고, 또 위장병은 그 특질이 대변에 나타나는 경우가 많으므로 이 책에서 설명한 변통의 특징을 잘 읽어보기 바란다.

장결핵에서 뇌막염을 일으키는 것은 어린이에게 많은데, 이를테면 만성 위장병이 점차 악화될 때는 일단 다른 병도 있는 것으로 단정하여 전문의의 진찰을 받는 것이 가장 중요하다.

어린이의 위장 카타르에는 이질풀이 특효이다.

어린이의 체질개선법

생강을 큰 잔 가득할 정도로 찧어 3홉의 물에 달인 다음, 수건을 적셔 온몸 마사지를 실시한다. 한 곳을 20회 이상 마찰하면 피부가 빨개지는데, 마사지를 하는 도중 수건이 마르면 다시 생강탕에 적셔 마찰한다.

생강탕은 한 번 쓰고 버리지 말고 여러 번 데워서 3일이 지나면 새것을 만들어야 한다. 이 생강 마사지를 하루에 아침저녁 2번 정도 실시하지만, 1번 실시해도 효력이 있다. 방향은 심장 쪽을 향하여 힘을 넣어 마찰하는데, 이와 같은 마찰을 오래 계속하면 일체의 병에 걸리지 않는다.

그리고 혈액순환이 좋지 않은 사람은 다리가 빨개지지 않으므로, 한 곳을 10회 이상 마찰하면 5분 뒤에는 모두 빨갛게 변한다. 이 마찰은 체질개선의 기본 요법이 되며, 하루도 빠짐없이 매일 아침에 실시하도록 한다.

미열이 있는 어린이는 매일 아침저녁 2회 실시하면 한 달 정도로 열이 내리며, 식은땀은 3일 정도 마찰하면 깨끗이 낫는다.

실시 요법은 다음과 같다.

① 열이 없는 어린이는 햇빛을 쬐어 온몸을 검게 태우고 해수욕을 하면 좋지만, 교외에 나가 몸을 검게 태우는 것도 좋다.

② 비타민 A · B · C를 복용한다.

간유나 비타민제를 먹어도 되지만, 음식에 의해서 섭취할 수 있다. 토마토 · 콩기름 · 양배추 · 상추(이상은 생식할 것) · 무채 · 당근

채·시금치·감자·땅콩·고구마·우엉·파·콩류·다시마·김·소간·칠성 장어·닭간·작은 생선·버터·달걀 노른자·우유·포도·오렌지·사과·귤 등이 좋다.

단, 육류나 생선이나 달걀을 많이 먹으면 혈액 아시도시스를 일으키기 쉽다.

③ 지방류가 부족한 상태에서 결핵성의 병은 감기에 잘 걸리는 소질을 갖는다. 따라서 허약한 어린이에게는 간유를 먹이도록 한다.

④ 청즙을 만들어 정종 술잔 1개씩을 하루에 2회 복용하면 여러 종류의 비타민·칼슘·철·인 등의 천연 효소가 흡수된다.

위의 방법들을 열심히 실행하면 체질이 개선되어 감기에 잘 걸리지 않고 또 폐병도 예방된다. 폐병뿐만 아니라 늑막염·카리에스·위장병·부인병, 그 밖의 발육 부진이나 허약 체질 등도 말끔히 낫는다. 그리고 가정에서 이 요법을 실행하면 체질이 개선된다.

 ## 어린이병에 특효가 있는 소아 침

(갑)　(을)

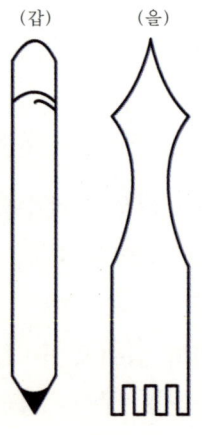

소아 침은 〈그림 1〉의 볼펜과 비슷한 기구 끝에 은침이 있어 피부에 대고 탁탁 치는 요법이다. 이 은침은 매우 가늘고 짧기 때문에 통증은 거의 없고 일정한 경혈이 필요 없다. 다만 온몸의 피부면을 탁탁 쳐 나가면 속의 은침이 자동적으로 피부를 자극한다. 어린이는 5분 이내에 실시해야 하며, 시간이 많이 걸리면 오히려 감소한다.

침 요법은 전문가가 아니면 실시할 수 없지만,

〈그림 1〉

이 소아 침은 가정에서 누구나 실시할 수 있다.

갓난아기나 10세 이하 어린이의 소화 불량·영양 실조·자가 중독·심한 설사 등이 있을 때, 그 밖에 침·소변·감충(疳蟲)·발육 불량·녹변 등도 이 소아 침을 사용하면 깨끗이 낫는다.

우리 몸에는 모세혈관이 없는 곳이 없으며, 이 모세혈관에 지각 섬유가 퍼져 있는 곳은 피부뿐이다. 온몸을 광범위하게 뒤덮은 이 피부신경을 침으로 자극시키면 그 통각 자극이 구심적 신경중추에 전달되고, 그 반사로써 내장신경의 항분이 촉진되어 혈액순환이 좋아지며, 혈액 아시도시스가 지워지는 한편, 호르몬이나 소화액의 산출이 좋아진다.

체질 개선을 하면서 배꼽의 소금뜸과 함께 이 침을 실시하면 더욱 좋은 효과를 본다.

가정에서 소아 침을 놓는 방법

침술사가 사용하는 침은 5cm 정도로 몸 속에는 약 3cm 정도 들어가는 경우도 있어서, 이것은 전문가가 아니면 실시할 수 없다.

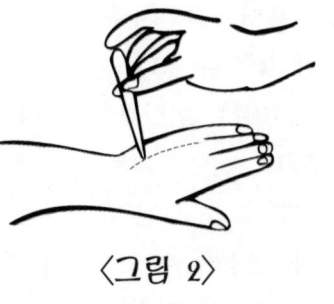

〈그림 2〉

그런데 이 소아 침은 〈그림 1(갑)〉과 같은 기구 안에 침이 자동적으로 오르내리도록 되어 있다.

〈그림 2〉와 같이 집게손가락 끝으로 탁탁 치면 침이 튀어나와 피부를 자극하게 되어 조금도 아프지 않고 상처도 나지 않는다. 이 요령으로 〈그림 3(갑)〉의 가슴 윗부분으로부터 가슴 밑, 배꼽 둘레, 아랫배 전체, 〈그림 3(을)〉의 등부분과 허리부분을 그림과

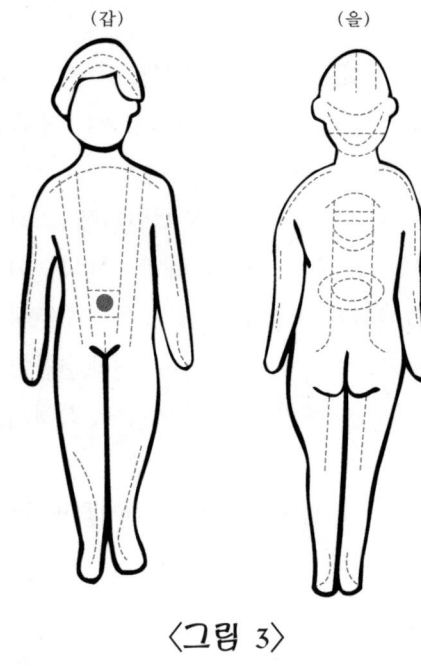

(갑)   (을)

〈그림 3〉

같이 원형으로 하고, 〈그림 1(을)〉의 소금의 들쑥날쑥한 쪽을 피부면에 대고 약 35도 각도로 침의 흔적을 3번 긁는다. 이 소금으로 침 놓은 자리를 긁어 놓을 곳은 등쪽 뿐이다.

양쪽 손에 다 놓은 다음에 〈그림 4〉와 같이 머리 쪽에 놓는다. 침을 세게 놓을 때는 조금 아프기는 하지만 단련이 되면 견딜 수 있다.

이 침은 뜸과 같이 정해놓은 경혈이 없으며, 지각신경이 온몸의 피부 전체에 분포되어 신경이 없는 곳은 없으므로 어떤 곳에 놓아도 좋다.

그러나 초심자는 어떤 표준을 두고서 실시해야 하므로 〈그림 3〉과 같은 차례로 놓으면 된다.

침 놓을 점점의 거리는 1~5cm로 하고 한 곳에는 한 번만 놓는다. 온몸에 놓으려면 4~5분간 걸리며, 약간 부족하리라 생각되어도 내부에 미치는 효과는 매우 크다. 온몸의 침은 5분 안에 마쳐야 한다.

영양 실조·소화 불량·심한 설사, 배가 부풀어 있는 어린이는 배 전체를 따뜻하게 하지 않으면 낫기 어렵지만, 이 침으로 먼저 온몸을 자극하고 다음에 배꼽 둘레를 자극한다.

또 위경련·편식, 빈혈의 식욕 부진 등에도 온몸과 배꼽 둘레에 침을 놓는다.

침소변·요통 등은 허리 쪽을 둥근 모양으로 해서 놓고, 식은땀이 날 때나 감기에 잘 걸리는 어린이, 목구멍이 부어 있을 때, 기침과 가래 또는 침을 흘리는 어린이는 등쪽 윗부분에 둥근 모양으로 침을 놓는다.

구토나 구역질을 할 때는 가슴 복판 아래쪽에, 코피가 날 때는 목 뒤쪽에, 그 밖에 아픈 곳을 주의해서 놓는다.

열이 높을 때나, 중환자·전염병 환자, 3개월 이내의 갓난아이에게는 침을 놓을 수 없다.

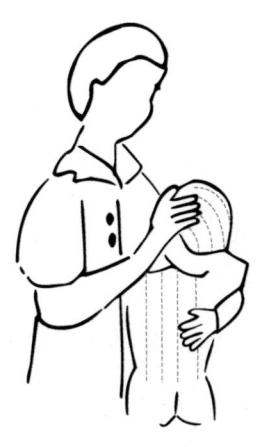

〈그림 4〉

27. 신경통과 류머티즘(관절염)

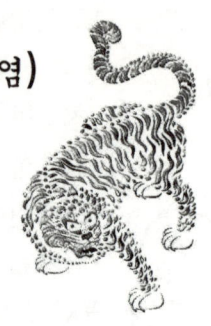

　신경통에는 좌골 신경통·늑간 신경통·안면 신경통 등 여러 가지가 있지만, 신경이 아플 따름이고, 붓지도 곪지도 않는다. 이 병이 왜 생기는지는 아직 확실한 원인은 규명되고 있지 않지만, 감기에 의한 것이 가장 많고, 변비·매독·말라리아·생식기 등의 고장으로 오는 경우도 있다.

 ## 좌골 신경통

　(1) 엉덩이·허벅지·무릎·장딴지 등에 압통(壓痛)이란 통증이 오며, 걸음을 걸을 때와 특히 몸이 찰 때 더욱 심하고, 감기나 매독 등에 의해 유발되기도 하는데, 1～2주 정도 간호로 낫는다.
　그러나 오래되면 쉽게 낫지 않고, 안마·침·뜸 등으로 어느 정도 효과를 본다 해도 완쾌되지는 않는다.
　또 알맞은 약도 별로 없으므로, 민간 요법은 다음을 참고하기 바란다.
　(2) 바로 서면 둔부(엉덩이 부분)의 양쪽에 옴팍하게 들어간 곳이 있는데, 이 곳을 엄지손가락으로 50～60회 세게 눌러 뼈에 닿도록 실시하며 카이로프락틱 요법에 의해 등뼈 양쪽을 누른다. 하지의

지압법에 의해 허벅지 위쪽에서부터 이 지압법을 한다. 그리고 생 강 마찰과 온욕(溫浴) 등을 실시하면 대개 완치된다.

 ## 안면 신경통

안면 신경통은 이마에서 눈의 아래위, 코밑 위턱 둘레, 아래턱 등 삼차 신경의 3가닥 중 하나에서 일어날 것이며, 통증으로 고통 받는 일이 많다.

이 병의 원인은 알 수 없고, 대개 감기나 습기에 의해서 일어난 다. 간호법은 다른 신경통의 경우와 같고, 머리 앞쪽에 지압을 실 시하는 것이 유효하다.

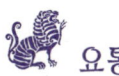 ## 요통

허리의 신경통도 감기에 의해 유발되는 일이 많으며, 급성으로 매우 심할 때는 옆으로 누울 수 없을 정도이다.

이때는 결명자를 짙게 달여 복용하고 카이로프락틱 요법으로 등 뼈의 양쪽을 엄지손가락으로 누른다.

 ## 늑간 신경통

가슴의 갈비뼈가 아픈 병으로, 심할 때는 숨을 쉬지 못하게 된 다. 아픈 곳이 일정할 때도 있고, 등쪽 또는 겨드랑이 밑으로 여기 저기 옮겨다니기도 한다.

이것이 지병이 되어 감기라도 걸리면 매년 반복하여 일어나는 경우가 생긴다. 그러나 이 병은 열습포를 하면 대개는 치료된다. 발병 즉시 아픈 곳을 마찰시켜 피부가 빨갛게 변하면 약 1시간 정도 열습포를 한다.

심하게 아파도 폐나 늑막에는 아무런 이상이 일어나지 않으므로 걱정할 필요가 없으며, 아스피린정 0.5g을 1일 3개씩 복용한다. 만일 심하게 아플 때는 가슴을 붕대로 감고 배로 숨을 쉬면 시원해진다.

민간 요법으로는 다음과 같은 것들이 있다.

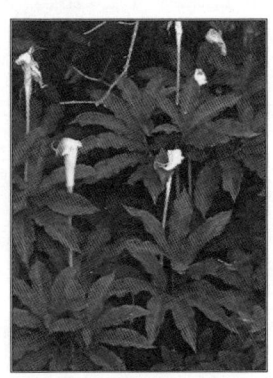

천남성

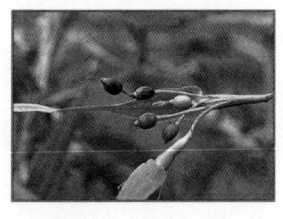

율무

(1) 천남성
생뿌리를 갈아 으깨어 환부에 바르면 통증이 완화된다.

(2) 생강
뿌리를 갈아 으깬 즙에 끓는 물을 붓고, 헝겊에 적셔 환부에 붙이면 환부가 따뜻해지면서 아픔이 누그러진다.

(3) 우엉
생잎을 불에 구워 환부에 붙인다. 관절이 붓고 아플 때 좋다.

(4) 율무
열매로 죽을 쑤어 매일 먹는다. 달여 마셔도 좋다.

(5) 오가피

오가피는 오가피과 나무의 껍질을 약으로 쓴다. 이 나무는 각지의 산기슭과 산골짜기에서 자란다. 여름철에 뿌리 또는 줄기 껍질을 벗긴 다음 겉껍질을 긁은 뒤 햇볕에 말려 쓴다. 맛은 맵고 쓰며 성질은 따뜻하다. 소염 작용·진통 작용 등이 있다. 하루 3번에 나누어 식후에 먹는다.

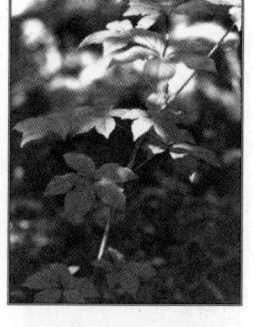

오가피나무

(6) 결명차

결명차 잎 5~6g을 1회분 기준으로 달여서 1일 2~3회씩 1주일 이상 복용한다.

(7) 나팔꽃

나팔꽃 씨 5~6g을 1회분 기준으로 달여서 1일 2~3회씩 5일 정도 복용한다.

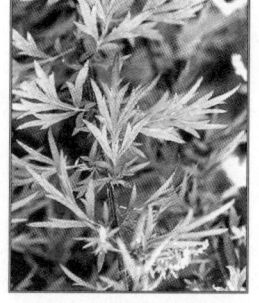

쑥

(8) 미나리

미나리 온포기 20~25g을 1회분 기준으로 생즙을 내서 1일 2~3회씩 1주일 정도 복용한다.

(9) 쑥

쑥 온포기 3~4g을 1회분 기준으로 달여서 1일 2회씩 5~6일 복용한다.

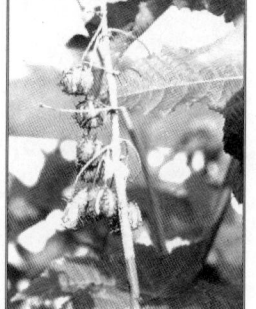

아주까리

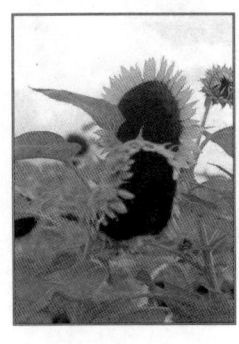
해바라기

(10) 아주까리

아주까리 씨 2g 정도를 1회분 기준으로 굽거나 생식으로 1일 2~3회씩 3~6일 복용한다.

(11) 율무

율무 뿌리 4~6g을 1회분 기준으로 달여서 1일 2~3회씩 1주일 정도 복용한다.

(12) 해바라기

해바라기 꽃 7~8g을 1회분 기준으로 달여서 1일 2~3회씩 1주일 정도 복용한다.

 류머티즘

관절 류머티즘에는 급성과 만성이 있다. 무릎의 관절, 손·발·어깨·손가락 등의 관절에 오는 다발성 류머티즘이 있고, 그 중에는 결핵성·임질성·매독성인 것 등이 있는데, 보통 사람은 분별하기 힘들다.

관절염은 흔히 이 류머티즘을 말하며, 급성 관절염은 유행성으로 오는 일종의 전염병이다. 근육 류머티즘은 어깨 근육에 가장 많지만, 허리나 손발의 근육이 아프기도 하고, 또 보행할 때만 아픈 것도 있다.

때로는 누르면 통증을 느끼고, 일을 할 때는 아프지 않으나 잠에서 깨어날 때, 몸이 찰 때, 날씨가 좋지 못할 때 통증을 느끼는 경우 등 여러 가지가 있다.

급성일 때는 낫기 쉬우나 만성일 때는 오랜 시간 동안 낫지 않는 수가 있다.

(1) 류머티즘의 민간 요법

① 임독성이나 외상으로 심하게 부어서 매우 아픈 관절염에는 미꾸라지 요법으로 관절의 앞뒤쪽에 발라두면 2~3일 만에 통증이 없어지고, 부어오른 것도 빠진다.

② 몸이 여위기 전에 10일간의 단식 요법을 실시한 결과 6개월 동안 움직이지도 못한 무릎 관절염이 2개월 정도로써 걷게 된 실례도 있다.

③ 우습포 요법 역시 만성 관절염에 특효가 있다.

④ 통풍·류머티즘·신경통의 초기엔 설사 요법을 실시하면 낫는 확률이 크다.

⑤ 관절염이 나은 다음 후관절이 굳어져서 잘 굽혀지지 않을 때는 관절의 유착을 풀어줘야 한다. 온천(목욕탕) 속에 들어가 굽히는 연습을 하는 것도 좋다. 그러나 통증이 있을 때는 삼가야 한다.

⑥ 건강 마찰과 일광욕 등을 실시한다. 그러나 결핵성 관절염으로 쇠약했을 때나 노인들의 만성 관절염 및 류머티즘은 이 요법을 실시할 수 없으므로 미꾸라지 요법·우습포 요법·일광 요법·건강 마찰 요법만을 실시한다.

(2) 신경통 류머티즘의 민간 요법

① 뽕나무 30g, 결명자 25g을 3홉의 물에 달여 2홉으로 줄면 1일 3회 복용한다.

뽕나무의 건조시킨 가지나 뿌리를 이용해도 좋다.

② 류머티즘이 좌골 신경통 만성병은 일광 요법과 또 생강 찧은 것을 사용해 30분 이상 아픈 곳에 마사지를 매일 2회 실시한다.

③ 손발의 근육 류머니즘이나 관절염은 생강탕으로 붉어지도록 데우고, 그 뒤에 우약을 바르면 낫는다.

심하게 부어 아플 때나 무릎관절이 부어 격통이 있을 때 미꾸라지 요법을 실시하면 부기도 통증도 가라앉는다.

④ 또 붉게 부은 곳에는 수영(길가에 나는 산미가 있는 풀)의 뿌리 200g에 파뿌리 5개, 치자나무 열매 5개(황백가루 20g도 좋음)를 합쳐서 으깬 것에 달걀 1개, 밀가루 1스푼을 잘 섞은 다음, 문종이에 발라 환부에 대고 솜으로 덮은 다음 붕대로 감아 놓으면 환부가 허물어지거나 땀이 나오거나 가렵거나 하는 동안 차차 낫는다(하루에 1번 사용).

좌골 신경통이나 류머티즘이 심할 때는 단식하는 것이 가장 효과가 있다.

임질·매독·결핵으로 무릎과 팔에 관절염이 생겨 붓고 아파서 몸을 움직이지 못하거나 관절에 물이 괸 것도 7~10일간의 단식을 실시하면 낫는다.

(3) 불치의 결핵성 관절염이 저항 요법으로써 완쾌된다.

관절염에 걸려 비관한 나머지 신경쇠약에 걸린 사람이 그 어떤 치료를 하더라도 낫지 않았으나, 위의 치료 방법을 실행한 지 6개월째부터 조금씩 걷기 시작하여 마침내 1년 후부터는 완쾌된 사례가 있다.

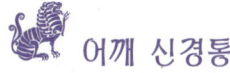

어깨 신경통

허리와 어깨의 신경통은 40견(肩) 50완(腕)이라고 해서 40세 이상이 되면 어깨에 통증이 생긴다. 그러나 어깨는 주무르거나 나무 또는 철봉에 매달리는 등 손을 자주 사용하면 낫는다.

그런데 이 환자들은 증상이 더 심해질까 걱정을 한 나머지 손을 사용하지 않기 때문에 잘 낫지 않는다. 더운물 속에서는 통증이 감소되므로 5~6일 동안 이 더운물 속에서 아픔을 참고 손을 펴거나, 어깨를 주무르거나, 손을 뒤로 돌리거나 손 운동을 하면 차차 낫는다. 뜸이나 전기 마사지는 그리 효과를 보지 못한다.

민간 요법으로는 다음과 같은 것들이 있다.

(1) 송절주

관절염은 손가락의 관절에서 시작하여 손목·팔꿈치·무릎 등 여러 관절이 아프고 붓거나 고열이 있는 질병이다. 몸을 차지 않도록 하고 정신적·육체적 피로를 피하는 등의 주의가 필요한데, 송절주를 식이 요법으로 함께 복용하면 여러 증상을 개선할 수가 있다.

소나무의 가지마디를 주원료로 사용하고, 보혈·활혈의 효능이 있는 당귀를 첨가해 빚어내는 이 술은 담이나 풍·관절염·혈액 순환에 좋은 약용술로 진가를 인정받고 있다.

밑술은 송절 6kg과 당귀 1kg을 함께 넣어 센 불에서 약한 불로 2~3시간 푹 끓인 후 걸러낸다. 여기에 멥쌀을 백설기로 만들어 잘게 부수어 누룩을 함께 넣고 7일간 발효시킨다. 덧술은 찹쌀과 멥쌀을 반반씩 섞은 술밥을 잘 쪄 발효시켜 아침저녁 반주로 복용한다.

(2) 칡

건조시킨 칡뿌리를 하루분으로 5~10g씩 달여 차 대신에 마신다. 자루에 담아 욕탕 속에 넣으면 몸이 따뜻해진다.

(3) 미꾸라지

미꾸라지 껍질을 벗겨, 껍질 부분을 환부에 붙이면 부기가 빠지고 아픔이 완화된다.

(4) 인동덩굴

건조시킨 경엽 하루분 10~15g을 똑같이 달여 마신다.

(5) 두충

두충 나무껍질 8~10g을 1회분 기준으로 달여서 1일 2~3회씩 10일 정도 복용한다.

(6) 모란

모란 뿌리 4~6g을 1회분 기준으로 달여서 1일 2~3회씩 10일 정도 복용한다.

(7) 소나무

솔방울 2~3g을 1회분 기준으로 달여서 1일 2~3회씩 10일 정도 복용한다.

(8) 오갈피나무

오갈피나무 뿌리 5~7g을 1회분 기준으로 달여서 1일 2~3회씩

10일 정도 복용한다.

(9) 우엉
우엉 잎 또는 뿌리 5~7g을 1회분 기준으로 달여서 1일 2~3회씩 10일 정도 복용한다.

(10) 율무
율무 뿌리 4~6g을 1회분 기준으로 달여서 1일 2~3회씩 10일 정도 복용한다.

(11) 접시꽃
접시꽃 잎 또는 뿌리 15~20g을 1회분 기준으로 달여서 1일 2~3회씩 1주일 정도 복용한다.

(12) 지네
지네 3~4마리를 1회분 기준으로 술에 담가 1일 2~3회씩 1주일 정도 복용한다.

(13) 참깨
참기름 20g을 1회분 기준으로 소주 반 잔과 섞어 1일 2~3회씩 1주일 정도 복용한다.

(14) 벌집
땅벌집 12~15g을 1회분 기준으로 달여서 1일 2~3회씩 4~5일 정도 복용한다.

(15) 가시오갈피

가시오갈피 뿌리껍질 6~8g을 1회분 기준으로 달여서 1일 2~3회씩 10일 정도 복용한다.

(16) 강활

강활 뿌리 5~7g을 1회분 기준으로 달여서 산제로 해서 1일 2~3회씩 10일 정도 복용한다(습관성 관절염).

(17) 나팔꽃

나팔꽃 씨 4~6g을 1회분 기준으로 달여서 1일 2~3회씩 1주일 정도 복용한다.

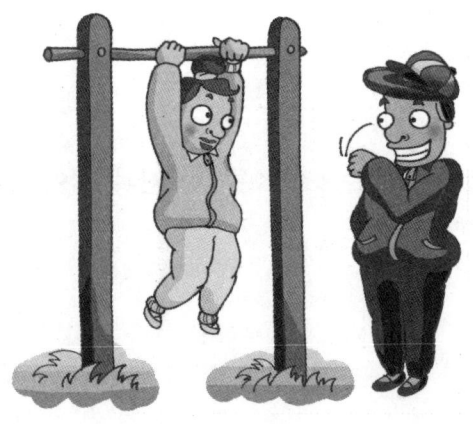

28. 신우염

이 병은 어떤 종류의 병균(대장균이 대부분)이 신장 아래의 신우(腎盂)에 침입하여 번식하기 때문에 발병하지만, 보통 사람들은 잘 모르는 병이다.

대장균은 대변 속에 들어 있는 병균인데, 부인들의 경우 대변이 음부의 요도에 묻기 쉬워(대변을 앞쪽으로 닦는 일이 있으므로) 병균이 요도를 통하여 방광에 들어가서 신맹에 나아가 병을 일으키므로 남자보다 발생률이 높다.

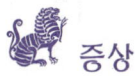 증상

처음에는 오한과 열이 높다. 또 허리뼈 쪽이 아프며, 소변이 흐려진다. 또는 흐린 소변과 투명한 소변이 번갈아 나오고, 소변의 흐림과 요통이 없는 사람도 있다. 열이 높은 정도도 불규칙하다.

진단은 소변 검사로 결정되는데, 단백질의 양을 재는 것이 아니라 병균이 무엇인가를 확인하는 것이다.

열이 계속되고 티푸스도, 감기도 아닐 때는 먼저 신우염을 의심해 볼 필요가 있다.

이 병에 걸리는 사람이 많이 있으나 모르고 지나는 일이 많고, 심해지면 방광염을 일으켜 신장을 침해해서 단백질이 나오기도 한다.

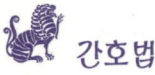 간호법

이 병은 비록 열이 높아도 위험이 적고, 사망하는 예가 거의 없다. 안정이 제일 중요하며, 술이나 짠 음식·음료수는 먹지 말고, 요통이 심할 때는 열습포를 하는 것이 좋다.

또한 이 병은 만성이 되기 쉽고, 일단 좋아졌다고 해도 재발을 조심해야 한다.

 민간 요법

이 병에 정확하게 잘 듣는 민간 약이 있다.

결명자 종자 30g, 접골목 20g, 옥수수수염 4g을 3홉 물에 달여 2홉으로 만들어 하루에 5~6회 나누어 복용한다.

여기에 의이인(율무의 열매) 20g을 가하면 더욱 좋다. 그리고 허리가 아프면 우습포를 허리에 대고 그 위를 따뜻하게 하면 잘 낫는다.

그 밖의 민간 요법으로는 다음과 같은 것들이 있다.

(1) 편축
편축 50g을 물에 달여서 하루에 2번 먹는다.

(2) 들국화, 상엽, 포공영
들국화·상엽·포공영 각각 25~50g을 물로 달여서 하루에 2번 먹는다.

(3) 금전초 · 비해 · 옥수수수염

금전초 75g, 비해 50g, 옥수수수염 25g을 물로 달여서 하루에 2번
먹는다.

(4) 시호 · 오미자 · 황백 · 차전초

시호 25g, 오미자 20g, 황백 20g, 차전초 50g을 물로 달여서 하
루에 2번 먹는다.

(5) 포공영 · 황백 · 지모 · 백모근

포공영 50g(생것은 200g), 황백 20g, 지모 15g, 백모근 50g을 물로
달여서 하루에 2번 먹는다.

(6) 편축 · 포공영 · 황백 · 오매

편축 15g, 포공영 15g, 황백 20g, 오매 25g을 물로 달여서 하루
에 2번 먹는다.

(7) 지정 · 마치현 · 황백 등

지정 25g, 마치현 50g, 황백 25g, 패장초 50g, 비해 50g 혹은 석
위 40g, 황금 15g, 금은화 50g, 오미자 10g, 체온이 높으면 연교
50g, 포공영 40g을 가미하고, 혈뇨가 있으면 소계 25g, 백모근 50g
을 가미하고, 배요통이 있으면 생지 50g, 죽엽 15g을 가미하고, 허
리가 아프면 생지 · 두충 · 검실 각각 15g을 가미한다. 이것을 함께
물로 달여서 하루에 2번 먹는다.

29. 신장병

　신장병에서 요독증(尿毒症)을 일으켜 생명을 잃는 일이 많은데, 만성 신장병이 되면 대부분 한평생 불치병으로 남지만, 요독증을 일으키지 않는 한 절대로 사망하지는 않는다.

　신장병에 감홍 설사제는 절대 금물이며, 산토닌(회충약)은 좋지 않고, 바다에서 나오는 해인초가 안전하다. 신장병 환자가 요독증을 일으키기 직전에는 먼저 눈이 흐려지며, 시력에 이상이 생길 때는 이미 때를 놓친 것이다.

　신장병이 다른 병과 겹쳐서 고열이 생겨 요독증을 일으키는 수도 있지만, 대부분은 과격한 운동이나 노동에 의해서 많이 생긴다.

 ## 위축신의 최후는 복수와 요독증사(尿毒症死)

　만성 신장병은 불치병이며, 이 만성 신장이 차차 위축하여 노년에는 고혈압의 원인이 되고(졸중은 일으키지 않는다) 만성 요독증을 일으켜 복수가 되고, 의식이 혼탁해져 사망하게 되는데, 눈이 흐려지면 이미 최후인 것이다.

　따라서 만성 신장병이 있는 사람은 여러 번 단식을 하여 위축신

(萎縮腎 : 신장이 정상인의 절반 이하로 축소, 경화되어 기능 장애가 일어난 상태)이 되지 않도록 방지해야 하며, 이를 실행하지 않을 때는 필경 요독증으로 사망한다. 오늘날의 의학으로는 치료할 수 없으나, 단식을 하면 대부분 낫는다.

식염수 정맥 주사의 위대한 힘

오늘날에는 신장병 환자에게 염분을 금지시키는 무염식(無鹽食) 요법을 실시하고 있는데, 이것은 좀 문제가 있다. 인체에는 염분을 오래 금지시킬 때는 여러 가지 이상이 일어나고 심장이 약해진다.

소변이 괴어 온몸이 부어 있을 때, 그 정맥혈관에 식염수(링거액)를 주사한 결과 소변이 많이 나오게 되어 치료된 일이 있다. 즉, 식염이 신장병에 유효함을 입증한 계기가 된 것이다.

만성·급성이나 갑자기 소변이 나오지 않을 때, 몸이 부어 위험 상태에 놓이게 될 때는 의사에게 부탁하여 식염수의 정맥 주사를 맞는 것이 좋다. 신장병은 요독증을 일으키면 고전하게 되므로 대부분의 의사들은 식염수의 정맥 주사를 꺼리는 일이 많은데, 이것은 실지의 체험을 하지 못했기 때문이다.

어른일 경우 식염수 2홉, 어린이는 1~0.5홉을 주사하면 되고, 이보다 많이 이용해도 좋다.

신장병으로 복수가 생길 때의 간호

복수는 복막염에서 많이 일어나지만, 간장병·신장병으로 고혈압이 발병한 사람에게도 일어난다. 간장병과 신장병의 복수는 대개 치료되지만, 고혈압 환자의 신장병에서 온 복수는 요독증을 수반하므로 좀처럼 낫지 않으며, 이러한 복수는 노인들에게 많아 결국 이 병으로 최후를 맞기도 한다.

60세 된 사람이 복수를 일으켜 몇 번이나 단식을 해도 낫지 않았으나, 복수에 대한 간호를 하고 비타민 B를 많이 먹고 나은 사례가 있다. 비타민 섭취방법으로는 야채 청즙이 가장 좋다.

간호 방법은 생강탕과 우약을 배에 바른 다음, 발바닥 뒤꿈치 중심에 뜸을 7번씩 매일 실시하고, 꽃무릇·아주까리를 발바닥 전면에 바르고, 종이를 대고 다시 붕대로 감는다. 마르면 교체한다.

결명자·이질풀·돔부(광쟁이)·접골목 등을 복용하면 다량의 소변이 나와 2~3일 이내 없어진다.

한꺼번에 많은 양의 소변을 빼면 결과가 좋지 않기 때문에 2~4번 나누어 실시하는 것이 좋다.

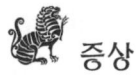 증상

얼굴이 부어오를 때 소변을 살펴보면 그 색깔이 짙은 홍차와 같으며, 화장실에 출입하는 횟수가 많은 반면, 양이 적으면 일단 소변 검사를 해보는 것이 좋다.

신장염이면 반드시 소변 속에 단백질이 나온다. 만성이 되면 평생 낫지 않으며, 위독한 경우에도 열은 나지만 고통을 느끼지 않으므로 부주의로 인해 사망하는 예가 많다. 요독증, 즉 소변의 독기가 머리를 침범할 때는 어린이라면 치료되지만 어른은 어렵다.

심한 노동이나 달리기는 금해야 하고, 단백질이 나오는 양이 많으면 걷는 것도 좋지 않다.

신장은 요골 앞에 2개가 있는데, 혈액 속의 불필요한 것을 걸러내어 소변으로 만들며, 그 소변은 수뇨관을 지나 방광으로 내려간다. 이것을 물의 여과기에 비료해 보면 물의 여과기는 나쁜 물을 걸러 맑은 물을 공급하지만, 신장은 혈액 속의 나쁜 노폐물을 밖으로 걸러내는 것이므로 물의 여과기와 반대작용을 한다고 보면 된다.

급성은 처음에 38도 이상의 열이 생겨 혈압이 높아지며, 소변의 양도 적어질 뿐만 아니라, 때로는 오래 멈추었다가 피오줌이 나오기도 한다. 동시에 얼굴이나 손발이 붓기도 한다.

건강한 어른의 소변량은 하루에 약 8홉 정도이고, 그 양이 감소하는 만큼 병이 심해진다. 만성이 되면 복강에도 물이 괴어 배가 볼록해진다. 소변의 양이 적어지면 그 색깔이 짙어져 흐리고, 가끔 피가 섞여서 붉은 빛깔을 띤다.

만성이 되면 소변의 양이 오히려 많아져서 밤 사이에도 소변을 자주 본다. 어린이의 경우 신장병이 악화되면 빈혈이 나타나는 일도 있는데, 이것은 요독증의 전조가 되지만, 이 빈혈은 그리 위험하지는 않다.

성홍열·단독·디프테리아·홍역 등 전염성 편도선염의 회복기에 이 병이 일어나기 쉬우므로 예방이 필요하다.

혈압이 높은 사람이 독충에 쐬었을 때, 쌀밥을 많이 먹는 사람, 비타민 B가 부족했을 때, 임신 중에도 일어나기 쉬운데, 증상은 모두 같다.

신장병과 비슷한 병

(1) 네프로제

신장염과 비슷하지만, 그보다는 안심해도 되는 신장병의 일종이다. 물론 보통 사람은 구별할 수 없고, 부스럼이 나서 온몸이 퉁퉁 붓고, 가슴과 배에 물이 괴어 얼핏 중환자처럼 보이지만, 요독증이나 신장의 출혈, 심장병을 일으키는 일이 적기 때문에 신장병보다 훨씬 안심되는 병이다.

이 병은 혈뇨가 나오지 않기 때문에 혈압이 높지 않다. 그 밖의 증상은 신장병과 구별되지 않으며, 요독증은 좀처럼 일어나지 않지만 일단 복수가 되므로 장기간 치료를 요한다.

(2) 임신신(姙娠腎)

임신을 했을 때 신장병이 잘 일어나는데, 이 경우를 임신신이라 하며, 네프로제와 신장염의 중간 정도가 되는 병이다.

눈이 잘 보이지 않고, 또 자간(子癎)이라 해서 요독증과 비슷한 경련이 오며, 신장병이 되어 평생 낫지 않는 경우도 있다.

(3) 급성과 만성 신장염

얼굴이나 발에 부종이 생겨 소변이 나오지 않거나, 혈뇨가 나오는 급성은 접골목을 달여 먹으면 특효가 있어, 대개 1주일 만에 낫는다.

만성이 되면 소변에 단백질이 계속 나와 근치하기가 어렵고, 일시적으로 단백질이 나오지 않는다고 해도 다시 재발하여 마침내 신장이 위축된다.

그러나 요양만 철저히 실시하면 70세까지는 살아갈 수 있다. 신장병은 특히 추위에 약하다.

 만성 신장염은 단식 요법으로

1회 단식 후 소변검사를 해본 결과 단백질이 계속 섞여 나오면 단식을 계속한다. 1~2회로 낫는 사람이 있는 반면, 3~4회 실시해도 낫지 않는 사람이 있다.

그러나 신장병이 있는데 혈압은 높지만 몸만 튼튼하면 단식하는 것이 좋다. 설사 신장병이 근치되지 않는다고 해도 단식은 요독증을 막아준다.

그 밖에 혈뇨가 나오는 신장염이나 성홍열·디프테리아를 앓은 뒤에 신장염, 임신중의 신장염 등도 단식 요법으로 완쾌된 실례가 많다.

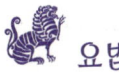 요법

설사제 요법은 건강 상태에 따라 고려해야 하지만, 몸이 심하게 부으면 피마자 기름을 복용하여 배속의 수분을 배설시키면 효과를 본다. 그러나 몸이 여위게 되므로 자주 실시하면 안 된다.

그리고 결명자를 복용하면 이뇨 효과가 있다.

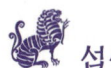 섭생 요법

급성 신장염은 절대 안정이 필요하며, 만성의 경우 과도한 운동

은 위험하다. 그리고 발한의 효과를 얻기 위하여 목욕을 권하기도 하지만 어린이는 빈혈을, 어른은 소변량이 줄어 요독증을 유발할 위험이 많다.

특히 몸이 차지지 않도록 보호해야 한다. 겨울철에 몸이 차지 않게 조심하며, 급성이든 만성이든 허리띠는 항상 하는 것이 좋다. 중환자는 허리와 발을 따뜻하게 하기 위하여 유단포를 이용한다.

 식이 요법

신장염은 무엇보다도 식양생이 가장 중요하다. 먹는 음식물은 핏속에 흡수되고 혈액 성분에 변화를 일으킨다. 이것은 신장에 직접적인 영향을 주므로 주의해야 한다.

(1) 소변이 잘 나오지 못해 몸이 부은 때는 수분을 제한해야 한다. 마시는 차와 음료수는 그 양을 미리 정해 이용하고, 우유는 하루에 2~3잔 이상 먹지 않도록 한다.

(2) 쇠고기나 닭고기의 즙, 생선·달걀·두부 등을 어린이는 소량 먹어도 지장이 없으나, 어른에게는 절대 안 좋다.

(3) 겨자·생강 등 자극성 식품이나 술은 절대 금하며, 파·양파·염교·마늘도 매우 나쁘다.

(4) 현미를 이용한 죽과 곡식가루를 찧어 먹으면 좋다. 무·배추·시금치·감자·고구마·연뿌리·미나리·산마·당근 등도 좋고, 야채 수프와 죽을 함께 먹도록 한다. 때때로 생선이나 빵·잼·국수·현미의 죽과 하루에 3홉 정도의 우유를 먹도록 한다.

(5) 이 병에는 절식이 좋다. 10일간 절식하면 완쾌되는 느낌을 갖게 된다.

(6) 수박을 설탕에 넣어서 복용시켰더니 나중에는 이를 토하게 되었다. 이것은 일반 사람들이 생각하는 것만큼 효력이 없다.

 ## 신장병에 특효 있는 약초

결명자·접골목·옥수수(옥수수수염은 4g) 등 각각 20g을 3홉의 물에 달여 2홉으로 만든 후 수시로 마시면 소변이 많이 나오게 되며, 급성 신장염은 3~4일 지나 부종이 없어진다.

신장병에는 이 약초가 가장 좋으며, 급성은 20일 정도로 완치되기도 한다. 만성 신장병에도 소변이 잘 나오게 되고, 또 요독증을 막는다.

피마자(아주까리)·석산을 발바닥에 바르면 소변이 많이 나와 부기가 빠진다.

아주까리 70~80개(1홉에 340~350개)를 막자 사발을 이용하여 잘 찧어 석산 뿌리(큰 것은 1개, 작은 것은 2~3개)를 으깨어 섞고 종이나 천에 바른 다음, 양쪽 발바닥에 바르고서 붕대를 해놓으면 약 10시간 뒤에는 물기가 소변이나 대변으로 배설된다.

이것을 매일 2회씩 4~5일 계속하면 깨끗이 낫게 되나, 만일 10일 동안 계속해도 듣지 않을 때는 일단 중지한다.

그 밖의 민간 요법으로는 다음과 같은 것들이 있다.

(1) 수박

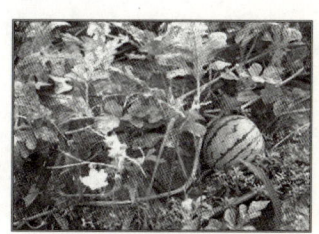

껍질째로 잘게 썰어 물을 넣고 약한 불에 달인 다음 찌꺼기를 짜 버리고 다시 걸쭉해지도록 졸여서 병에 담아두고 한 번에

수박

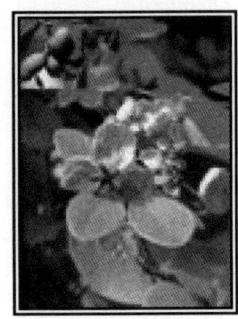

으름덩굴

20~30g씩 하루 2~3번 빈속에 먹는다.

수박씨를 짓찧어 물에 달여 먹어도 효과가 있다.

(2) 수박·옥수수수염

수박을 짓찧어 즙을 짜서 걸쭉해지도록 졸이고, 옥수수수염은 물에 달인 다음 찌꺼기를 짜버리고 걸쭉해지도록 조려서 한데 합하여 한번에 10~20㎖씩 하루 2~3번 먹는다.

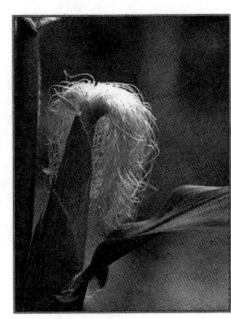

옥수수

(3) 으름덩굴(목통)

15~20g씩 물에 달여 하루 2번에 나누어 식후에 먹는다.

(4) 뽕나무재·팥·흰쌀

뽕나무재 100g을 물 2ℓ에 타서 잿물을 받은 다음 이 잿물에 팥과 흰쌀을 넣고 죽을 쑤어 먹는다.

(5) 솔풍령(복령)

20~30g씩 물에 달여 하루 2~3번에 나누어 먹는다.

(6) 마디풀(현죽)

8~15g씩 물에 달여 2~3번에 나누어 빈속에 먹는다.

(7) 옥수수수염

20~30g씩 물에 달여 하루 2~3번에 나누어 식후에 먹는다.

(8) 옥수수수염 · 뽕나무뿌리껍질(상백피)

옥수수수염 50g, 뽕나무 뿌리껍질 20g을 물에 달여 하루 2번에 나누어 식간에 먹는다.

옥수수수염 한 줌에 댑싸리씨 · 길짱구씨 각각 15g을 섞어서 물에 달여 먹어도 좋고, 딸기나무 뿌리 30g을 섞어서 달여 먹어도 효험이 있다.

(9) 후추 · 달걀

달걀에 구멍을 뚫고 후추 7알을 넣은 다음 꼭 봉하여 젖은 종이에 싸서 시루에 쪄 익혀 어른은 하루에 2알씩, 어린이는 1알씩 10일 동안 먹는다.

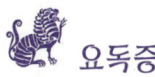

요독증

요독증을 일으킬 때는 재빨리 소변이 나오도록 하고, 부종이 일어나지 않도록 하는 것이 최상의 방법이므로 정맥 식염수 주사를 맞으면 1시간 이내에 많은 소변이 나와 목숨을 건지게 된다.

그리고 3~4일 단식하고 흰깨(참깨) 1홉과 물 2홉을 달여서 하루에 3회씩 복용한다.

민간 요법으로는 다음과 같은 것들이 있다.

(1) 패랭이꽃(구맥)

꽃이 피는 시기의 전초를 하루 10~15g씩 불에
달여 2~3번에 나누어 먹는다.

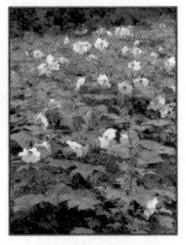

(2) 곶감 · 골풀속살

곶감 2개, 골풀속살 10~20g을 불에 달여 하루

닥풀

2~3번에 나누어 빈속에 먹는다. 골풀속살은 이뇨 작용이 있다.

(3) 닥풀뿌리

하루 12~20g씩 불에 달여 2~3번에 나누어 식후에 먹는다. 보드
랍게 가루내어 한 번에 2~4g씩 하루 3번 먹어도 된다. 오줌 눌
때 타는 듯한 아픔이 있으면서 오줌이 잘 나오지 않는 데 쓴다.

(4) 포도 · 연뿌리(연근) · 생지황 · 꿀

각각 짓찧어 짜낸 즙 100㎖에 꿀 200㎖를 섞어서 끓여 한 번에
20~30㎖씩 하루 2~3번 식후에 먹는다. 오줌이 잘 나오지 않고
오줌눌 때 아프며 피오줌을 누는 데 쓴다.

(5) 망둥이

국을 끓여 먹거나 회를 쳐 먹는다.

(6) 참새

구워서 먹는다. 오줌이 자주
마려우나 시원스럽게 나오지
않는 데 쓴다.

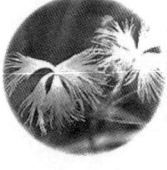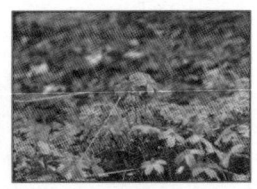

패랭이꽃

(7) 삼나무속껍질 · 감초

삼나무의 속껍질 11g, 감초 7.5g을 500㎖의 물로 300㎖ 되게 달여서 먹는다.

(8) 옥수수수염 · 노근 · 생당쑥

옥수수수염 250g, 노근 50g, 생당쑥 25g을 불에 달여서 하루에 2번 먹는다.

(9) 편축 · 지모 · 황백 등

편축 15g, 지모 10g, 황백 15g, 생지 25g, 활석 15g을 물로 달여서 하루에 2번 먹는다.

(10) 닭 위속껍질(계내금)

마른 계내금 및 개를 기와에 얹어 불에 구워서 가루내어 한 번에 20g씩 하루 3번 식전에 온수로 먹는다.

30. 심장병

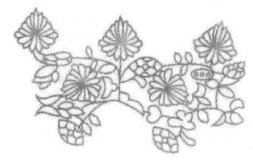

심장병의 증세는 병의 종류에 따라 조금씩 다르지만, 공통적인 증상은 걸음을 빨리 걷거나 무거운 물건을 들고 걸으면 숨이 막히면서 동계가 일어나고, 발등이나 다리의 아래쪽이 붓는다. 또 얼굴이 창백하며 눈까풀이 붓고, 맥박이 느려졌다 빨라졌다 한다. 때때로 맥박이 쉬는 일(결대)이 일어나기도 한다.

병이 심해지면 호흡에 곤란을 일으켜 일어나 있을 수 없고, 특히 심장 부위에 통증이 나타나는데, 이때는 조용히 누워 있는 것이 좋다.

심장병에서 가장 위험한 것은 가만히 앉아 있다가 일어설 때나 화장실에서 일어설 때이다. 이때는 일시적으로 뇌빈혈이 일어나 정신이 혼미하고 심장의 혈압이 급상승하여 심장의 작용이 멈추어 갑자기 사망하는 수가 있다. 사망 원인은 대개 이러한 조그마한 부주의가 원인이 된다.

어떤 심장병이라도 중증이 되면 발등이 붓게 되며, 발바닥까지 붓게 되면 상당히 위험하다.

심장병의 종류는 매우 많다. 선천적인 경우나 성홍열·천연두 등의 전염병이나, 신장병·각기·히스테리, 과도한 성생활로 인해 일어나기도 한다.

판막염·심장 내막염·관상동맥경화·협심증·심낭염 등은 심장 이상이 생겨 일어나는 병이나 신경성으로 심장을 움직이는 신경의 병이지만, 각기·신경 쇠약·공포증과 같이 다른 병에 영향을 받아 일어나는 수가 많다.

일시적인 심계항진 등은 잘 치료되지만, 협심증이나 기타 심장 실질(實質)의 병은 어렵다.

심장 내막염

병균이나 독소 때문에 심장 안쪽이 붓는 병으로, 급성과 만성으로 나뉜다.

급성에서 단지 염증을 일으킨 것은 낫지만, 병균성은 악성으로 패혈증을 일으키는 일이 있으므로 완쾌되기 어렵다.

심장 판막증

판막증은 선천적인 경우도 있지만, 심장 내막염으로 승모판(僧帽瓣)이라는 판막에 이상이 생김으로써 이것이 완전하게 개폐되지 않아 생기는 병이 대부분이다.

심장은 펌프의 구실로 수축할 때마다 속의 막이 원활하게 개폐되기 때문에 피가 온몸으로 돌게 된다.

이 판막이 완전하게 밀폐되지 않을 때는 혈액이 되돌아가서 펌프의 구실을 못하게 되므로, 건강한 사람의 곱절 이상의 작용을 하지 않으면 피가 잘 돌지 않게 된다.

이렇게 해서 계속해 나가는 힘이 부족할 때는 다리나 얼굴에 부종이 일어나고, 얼굴빛이나 입술이 파래지며 온몸에 이상한 증상이 생긴다. 이것을 대상기 장애라 한다.

 지방 심장

심장 외막에 지방이 붙으면 심장의 수축운동을 방해하기 때문에 심장의 활동이 약해진다.

이 병은 체질적인 문제로 일어나기도 하지만, 운동이 부족한 미식가에게 더 발병률이 높은데, 이는 비만증으로 체중이 늘어나고 동맥경화를 일으킴으로써 지방 심장이 되기 때문이다.

 협심증

협심증에 대해서는 다음에 상세히 설명해 놓았다.

 심계항진

이 증상은 모든 심장병에 수반되는데, 신경성인 것은 히스테리·각기·니코틴 중독과 배의 해충 등의 영향을 받아 발작적으로 일어나기도 한다. 하지만 그리 심한 병은 아니다.

 결대맥

심장병이 중증에 이르게 되면 심장이 쇠약해져서 맥박이 140~

150번 정도 뛰게 되며, 맥박 사이를 1~2번 뛰어넘게 된다. 이것을 결대맥이라 한다.

　이러한 경우의 결대는 위험 신호가 되지만, 건강한 사람도 가끔 결대하는 일이 있고, 또 갓 태어났을 때부터 결대하기도 한다.

　어린이의 결대맥은 대개 14~15세가 되면 없어지고, 건강할 때 오는 결대도 자연히 낫는다.

　또 순간순간 생기거나 없어지기도 하고, 심장 부분의 마사지나 냉수 마찰을 하면 자연적으로 낫는다.

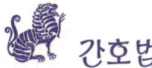

간호법

　심장병은 의사가 처방한 약 이외는 절대 먹어서는 안 된다. 어린이가 폐렴이나 심한 전염병에 걸리면 제일 먼저 심장이 침해되어 저항력이 약해진다.

　물론 병의 경중도 있으나 되도록 무리한 일을 하지 않도록 주의해야 한다. 몸에 조금이라도 이상이 있을 때엔 안정 요법을 실시하는 등 상태를 잘 조절하면 오래 살 수 있다.

심장병의 단식 요법

　(1) 협심증이 있는 사람은 초기에 단식이 가장 좋은데, 실상 초기가 아니면 할 수 없으며, 심한 협심증에도 실시할 수 없다.

　심장성 천식, 신경성의 심계 항진, 그 밖의 의약품으로서 낫지 않는 가벼운 심장병은 한번 단식을 해볼 필요가 있다. 그런데 심장병의 단식은 자택에서는 할 수 없다. 단식 중에 가슴이 두근거리거나 결대하는 반응이 일어나므로 그때에 간호를 하지 못하면 위험하다.

(2) 지방 심장인 사람은 대개 비만하므로, 이 책의 단식 요법을 보고 여러 번 하는 것이 좋다(지방 심장은 단식을 할 수 있음).

단식을 2주간 2~3회 실시하여 약 10kg 정도 살을 빼면 지방 침착의 나쁜 증상이 없어지고 긴장된 신체 조직으로 개조된다. 탈지(脫脂) 요법이나 식이 요법은 이론만으론 근치가 불가능하다.

(3) 심장부는 어떠한 경우에도 맥박이 나빠 주사하지 않으면 안될 경우에 왼쪽 가슴을 얼음주머니로 대주면 심장의 활동이 강해진다. 이것은 가정의 구급조치로서 꼭 알아둘 일이다.

(4) 심장병과 신장병은 서로 밀접한 관계가 있으며, 심장이 나쁘면 신장도 좋지 않고, 신장이 나쁘면 심장도 좋지 않다. 또 각기병도 심장에 직접 관계된다.

 ## 심장병에 특효가 있는 난유

난유는 심장이 약해져 동계가 일어날 때 및 다리가 붓거나 잘 걷지 못하는 환자에게는 특효를 나타내며, 2~3일 먹으면 원기가 회복된다.

중증에도 계속 복용하면 특효가 있다. 이 난유는 화학약품이 아니므로 부작용도 없을 뿐만 아니라, 자양 식품이 되고, 보통 사람에게는 강심제의 구실을 한다.

1회 0.5~1.5g씩 1일 식후 3회 복용한다.

심장병에 좋은 식품

운단(성게)·인삼·바다 굴·서목태(검은콩)·우엉·달걀 노른자
등이 심장을 강하게 해준다.

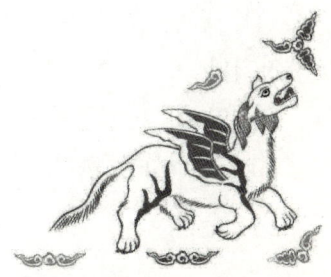

31. 역리(법정 전염병)

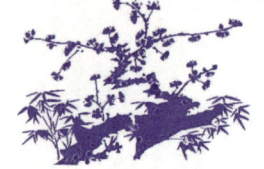

역리의 원인은 지금까지 정확히 알려지지 않고 있다. 큐슈 대학의 이토(伊藤) 박사에 의하면 역리의 병원체를 대장균이라 말하지만, 역리 증상을 가진 환자의 대변에서 가끔 적리균이 발견되었으므로 적리라고 일컫는 학자도 있다. 특히 이 병은 병균 때문에 창자 안에 맹렬한 독소가 생겨서 혈액 속으로 흡수되어 뇌를 침해하므로 심장이 약해진다.

중병일 때는 하루만에 사망하므로 콜레라처럼 위험한 병이다. 의식불명이나 경련을 일으키는 것은 이 병균이 제일 먼저 뇌를 침해하기 때문이다.

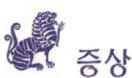 증상

(1) 발병 초기에는 잘 놀던 어린이가 갑자기 기운을 잃어 잠을 자거나, 수면 중 또는 깨어날 때 갑자기 고열이 나고 자주 토하며, 손발이 차고 얼굴색이 파래지는가 하면, 때때로 손발에 경련이 일어나고 설사를 한다.

(2) 적리와 다른 점은, 적리는 하루에 20~30회 정도 설사를 하는 반면, 역리는 6~7회 정도, 또 적리와 같이 변에 피가 섞여 있지 않고, 배가 그리 아프지 않으나 심하게 토하는 일이 있다.

(3) 역리 대변의 특징은, 처음의 대변은 보통 설사변이지만 단단한 것이 나오고, 그 다음부터는 점액만이 나온다.

역리 변은 대개 청흑이나 희끄무레한 점액만으로 되어 있다.

(4) 의식이 흐려져 헛소리를 하거나 말을 하지 못한다. 또 혼수 상태로 빠져 가끔 팔다리를 오므리는 경련을 일으키고 갈색 물질을 토한다. 맥박이 여리고 빠르며, 손발이 더욱 차지고, 입술이 보라색으로 변하는데, 이 경우에는 이미 죽음에 이른 것이다.

(5) 역리의 증상에서 특히 주의를 요하는 점은 발병 후 곧 기운을 잃는 것이다. 이 현상은 역리와 폐렴에서 공통적으로 볼 수 있는 특징으로, 만일 열이 생겨 역리의 우려가 있을 때는 재빨리 치료를 받도록 한다.

이 병은 38~40도 이상의 고열이 나는 일이 많고, 열이 내린다 해도 사망하는 사람이 많으므로, 체온만을 생각하면 실패하는 일이 많다.

 민간 요법

(1) 역리의 발병 초기에 피마자 기름으로 설사를 시키는 일은 바로 생사의 분기점이 되는 중요한 일이므로 절대 잊어서는 안 된다.

구토기가 많은 환자는 피마자 기름을 복용시켜도 위에서 받아들이지 못하므로 토해 버리게 되는데, 이때는 남천잎의 즙을 먹이거나, 구운 토기 조각을 넣어 따뜻하게 만든 물에 피마자 기름을 타서 먹는다.

그 다음에는 비눗물 2~3홉 또는 결명자를 짙게 달인 즙으로 관장하고, 2시간마다 창자 속의 나쁜 점액을 깨끗이 씻어낸다. 그러나 글리세린 관장은 좋지 않다. 매실 엑기스를 분량대로 먹인다.

발열 4~5시간 이내에 피마자 기름과 매실 엑기스가 창자 속에 스며들면 완쾌된다. 그 다음 따뜻한 물에 겨자(따뜻한 물 2되에 겨자 한 주먹을 넣음)를 녹여 배꼽 위쪽 5~6cm까지 닿도록 10분 정도 피부가 빨갛게 달구어지도록 요탕을 실시한다. 요탕은 발병 후 빨리 실시한다.

처음에는 음식물을 먹지 말고 손발을 따뜻하게 한 뒤 머리는 얼음으로 식히며, 가슴이나 장딴지에 겨자니를 발라 뇌에 침해를 막는다. 이 병은 적리와 같은 전염병이므로 충분한 소독을 해야만 한다.

(2) 이질풀과 결명자 20g씩 3홉의 물에 달여 2홉으로 줄면 계속 복용한다.

(3) 여뀌잎을 짠 즙 한 스푼을 2시간마다 2~3회 복용시키면 효력을 본다. 이 여뀌는 소독 작용이 있다.

최근 매실 엑기스는 역리나 티푸스, 어린이의 소화불량 등이 잘 낫는다는 사실이 알려졌으며, 장카타르·적리·장염·역리의 토사, 그 밖의 급성 위장병에 특효가 있음이 밝혀졌다.

32. 암

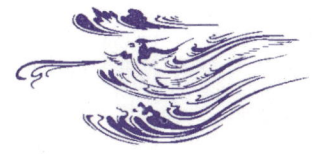

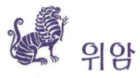 위암

 암의 병균은 매우 적은 바이러스이지만, 독소인지 병균인지는 아직 확실히 밝혀지지 않았다. 매실 엑기스의 강한 살균력이 직접 암 종기에 닿으면 모두 죽게 된다. 따라서 위암이나 직장암은 매실 엑기스를 복용하면 증상이 호전되어 구제되기도 한다.

 암은 반드시 유전되는 것은 아니며, 단지 신경이 이 병을 받아 일으키는 것이다. 그러나 선대에 암 환자가 있었거나 평소 만성 위장병이 있는 사람은 적절한 예방을 하지 않으면 위험하다. 발병 전에 적절한 예방을 하면 안심해도 된다.

 위암은 되도록 조기 수술을 해야 하는데, 수술 후에도 재발하여 생명을 잃는 경우가 많다. 암은 예방이 최선이다.

(1) 증상

 이 병의 초기는 만성 위장병과 별다른 점이 없으므로 노련한 의사들도 오진하는 사례가 많다. 만성 위장병은 식욕도 있고 통증도 그리 심하지 않지만, 별안간 악화되어 암이 될 수도 있다. 식후 상

복부에 통증이 있다가 없어졌다가 한다. 위의 팽만감은 언제나 똑같다. 병이 차차 악화되면 급격히 여위어 구토를 일으킨다. 특히 위의 분문(噴門)에 생긴 암은 단단한 음식을 먹을 때마다 구토를 일으킨다.

유문부(幽門部)의 암이 가장 많으며 유문협착(幽門狹窄) 현상이 일어나 출구가 좁아지므로 액체 외에는 넘어가지 않는다. 위 부분을 눌러보면 암의 표본인 몽우리가 있고, 간혹 봉우리가 없는 경우도 있다.

병이 악화되면 많이 여위어 얼굴이 누렇고 거무스레하게 변하여 피부 광택과 신축성이 없어진다. 이러한 증세를 악액질(惡液質)이라 하는데, 이 악액질과 구토, 위 부분의 몽우리, 위산이 적어지고 위가 붓는 것은 위암의 징후이다.

암에서 나오는 이 독과 소화 곤란에 의한 영양 부족과 약간의 출혈 때문에 쇠약해져 일종의 악액질이 나타난다.

또 암의 전위(轉位)라고 해서 간·폐·자궁·가슴, 또는 귀밑 부근의 임파선에 달라붙어 몸을 지탱하기가 어렵게 된다.

(2) 위암 수술

외과 수술이 진보된 오늘날에는 조기 발견으로 수술만 하면 그 증상에 따라서 완쾌되는 사례가 많다. 그러나 암종성(癌腫性)의 변화를 일으킨 부분을 수술할 수 있을 때는 근치할 수 있지만, 때를 놓치면 별 효과가 없다.

조기 수술은 암 증상이 나타난 직후 종기가 퍼지기 전에 수술하면 효과가 있지만, 재발되지 않는다고 보장할 수는 없다.

위암 수술에서 가장 곤란한 문제는 간이나 부근의 장기에 붙은 종기를 모두 제거시킬 수 없는 경우이다. 위 유문부의 암이 협착을 일으킬 경우, 위와 창자를 꿰맨 다음 새 구멍을 뚫어 음식물이 지나가도록 해야 한다. 이것을 위장문합술(胃腸吻合術)이라 하는데, 사실 일시적인 수술에 지나지 않는다.

위암 수술 후 사망하는 비율이 높은 것은 수술을 주저하는 동안에 몸이 쇠약해져 저항력이 약해졌기 때문인데, 조기 수술을 한 후 사망하는 경우는 거의 없다.

수술 후 앞에서 말한 저항 요법을 사용하는 것이 가장 좋다.

악화되는 암이라는 진단이 내리면 즉시 수술하는 길밖에 없다.

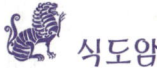 ## 식도암

식도암은 수술을 할 수 없으므로 임시 요법으로 식도에 고무관을 넣어 넓히거나, 또 위루(胃瘻)라고 해서 위에 구멍을 뚫어 이곳에 깔때기 고무관을 부착시켜 음식물을 넣기도 한다. 이것은 위암이 없을 때만 실시할 수 있으며, 항문으로부터 자양 관장하는 것보다 결과가 좋으나, 모두 임시적인 요법에 지나지 않는다.

40세 이전에는 발병하지 않으며, 초기에 단단한 음식을 삼킬 때 목구멍 안쪽이 막히는 것처럼 식도 협착의 느낌이 나타난다. 그리고 음식물을 삼킬 때 통증이 있으면 잘 낫지 않는다(민간 요법은 〈암 요법〉편 참조).

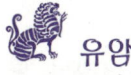 ## 유암

유방에 단단한 몽우리가 생겨 차차 심해짐에 따라 통증을 느끼

고 신체가 쇠약해져서 악액질이 생긴다.

요법은 암종이 번지지 않는 동안에 수술하면 낫지만, 뼈에 붙거나 여러 곳으로 옮긴 다음에 수술하면 어렵고, 시기를 놓치면 생명을 잃게 되기도 한다. 지압 요법으로 중증이 근치된 예도 있으므로 수술의 시기가 늦어졌을 때는 지압 요법을 받아보는 것도 좋다(민간 요법은 〈암 요법〉편 참조).

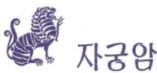 자궁암

위나 유암과 같이 자극에 의해 일어난다는 학설도 있으나 확실한 것은 아직 밝혀지지 않았다. 이 자궁암은 유전 관계가 농후한 병이므로 예방법을 실시하지 않으면 위험하다. 그리고 질 쪽 가까운 경부(頸部)에 생기는 일이 많아 경부암이 대부분이라 해도 과언은 아니다.

처음에는 대하가 있고, 가끔 조금씩의 출혈이 있으나 별다른 통증은 없다. 그대로 두면 점점 출혈이 심해지고 아프게 되어 발열하기도 한다. 그리고 대하에도 불결한 색깔의 피가 섞여 나오며 냄새가 난다.

위암이나 유암에서 말한 바와 같이 모든 암은 다른 곳으로 번지게 되므로 자궁이나 부근의 방광·직장 등으로 옮겨 그 곳에 암을 일으키며, 또 위·간장·유방에 암을 일으키기도 하므로 매우 위험하다. 출혈이 많아짐에 따라 몸이 점점 쇠약해지고, 얼굴빛이 안좋게 될 무렵에는 심한 고통을 겪는다.

초기에는 진단이 매우 어려우나 위에서 말한 현상이 나타날 때는 의사의 진단을 받는 것이 가장 중요하다. 그러나 월경 이외에 피가 나온다고 해서 반드시 암이라 할 수는 없다.

이 병은 40~50대에 가장 많이 걸린다. 진단이 나오면 하루빨리 수술을 하여 자궁을 드러내는 것이 가장 안전하다. 즉, 암이 다른 곳으로 옮겨가기 전에 수술하면 완전히 치료된다.

 ## 자궁내막염

자궁내막염은 자궁 안이 붓는 병으로, 부인병 중에서 가장 많다. 백대하(白帶下)나 하혈(下血)은 대개 이 자궁내막염에서 일어난다. 만성과 급성으로 나뉘며, 병의 원인에 따라 대하의 색깔이나 냄새가 다르다. 자궁 후굴·임독·변비·위장병·신장병·난소 및 나팔관의 병으로부터 대하가 일어난다.

이상한 액체가 나오고 하복부나 허리에 통증이 생기면 자궁내막염이라고 단정해도 틀림이 없다. 급성 자궁내막염에서는 대개 오한과 열이 나므로 안정하여 몸을 움직이지 않는 것이 좋다.

전문의에게 진찰을 받아 근본적인 치료를 할 필요가 있으나 보통의 간호법(민간 요법)은 다음과 같다.

(1) 대하가 많을 때는 따뜻한 물로 질을 세척할 것.

물을 끓인 다음 식혀서 사용하고, 붕산수나 식염수를 이용하면 더욱 좋다. 하루에 2~3회 세척하고, 체온과 비슷하게 온도를 유지한 후 고무관 끝을 질 안으로 밀어 넣은 다음, 2홉 정도의 약이 들어가면 중지한다. 여기에 철랭광천을 3배로 묽게 해서 하루에 2회, 7일 정도 자궁에 주입시키면 대하는 멎고 자궁내막염도 차차 낫는다. 매우 효과가 있으며, 누구나 손쉽게 실시할 수 있다.

(2) 부인병 뜸을 뜨고서 수십 년 동안 계속되던 대하가 없어지고

다리가 차지는 것이 나았다는 사례가 많다. 어혈 요법으로 2개월 정도 실시하여 깨끗이 나은 사람도 있다.

(3) 그늘에서 말린 무잎(1회에 5~6포기)이나 삼배초(200g)을 3되의 물에 삶아 요탕(要湯)을 하면 효과를 본다.

일체의 부인병에 많이 이용되며, 요탕을 할 수 없을 때는 구약 나물을 삶아 하복부를 따뜻하게 한다. 단 월경이 있을 때나 자궁 출혈이 있을 때 요탕을 실시하면 출혈이 더욱 심해지기 때문에 안 된다.

(4) 하복부가 아프거나 월경 곤란·월경통이 있을 때는 우약을 만들어 하복부에 바르면 통증이 그친다.

 ## 부인병 일체, 임질·방광염의 민간 요법

우약은 남녀 임독성 병에는 물론 일체의 성병 또는 부인병에 효력이 있다. 특히 복령·당귀·건강·백출·감초 등은 유일한 부인병의 한방이며, 이것을 복용하면 허리에서 발까지 열이 나서 혈액 순환이 매우 좋아진다.

후굴증·내막염·불임증·수란관 폐색·난소병·방광염 등 골반 안의 병 일체가 모두 좋아진다.

(1) 부인병의 묘약

결명자 12g, 흰꽃 이질풀 12g, 차전차 4g, 삼백초 12g, 복령 8g, 건강 4g, 당귀 8g, 백출 8g, 감초 4g을 4홉의 물에 달여 2홉으로 만든 후 하루에 3회씩 복용한다.

이는 어른의 1일 양이며, 임신중에 먹어도 해가 없고, 도리어 임신 각기(임신부에게 비타민 B₁이 부족하여 일어나는 각기)나 신장염을 예방해 준다.

(2) 지압 요법

음부의 지압법(〈지압〉편 참조)은 급성·만성의 임질 등 일체의 부인병에 유효하며, 특히 만성에 이 요법을 실시하여 혈액순환을 촉진시키고 나쁜 피 흐름을 타파시키면 식균력(食菌力)이 높아져 효력을 나타낸다.

이 지압법은 만성일 때 유효하고, 앞에서 말한 민간약과 함께 복용할 때도 효과가 탁월하다. 불감증도 이 지압법으로 거뜬히 낫는다.

그러나 이것을 경시한 나머지 실시하지 않으면 가벼운 병도 중병으로 빠지는 경우가 있다. 이 병에 걸렸을 때는 절대 성교는 피하는 것이 좋다.

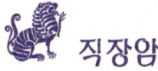 직장암

직장암에 걸리면 복부 인공 항문을 설치해 놓아 암이 번지지 않은 동안은 구제되는 사례가 많다.

부근의 임파샘이나 방광 등에 옮겨 나쁜 냄새가 나는 피가 섞인 점액이 많이 나와 몸이 여위어 한 달도 못 되어 생명을 잃을 것이라는 진단을 받은 사람이 있었다. 그의 부인이 주치의의 허락을 얻어 이 민간 요법을 실행했다. 그 결과, 악취나는 점액 혈변도 없어지고 식욕도 왕성해져서 호전을 보인 사례가 있다.

특히 매실 엑기스는 암세포의 병원체를 죽이는 힘이 있으므로,

직장암처럼 매실 엑기스가 직접 닿는 증상에는 특효가 있다.

의학박사 쓰치야(土) 씨의 백부는 직장암에 걸렸지만, 매실 엑기스를 복용하여 신기할 정도로 완치되었으며, 현재 83세의 나이에도 불구하고 건강하게 지내고 있다.

매실 엑기스를 10배의 따뜻한 물에 녹여 스포이트로 항문 안에 깊이 주입시키는 한편, 매실 엑기스를 한 스푼씩 매일 3회 복용하면 더욱 효과가 좋아진다.

이 병은 40세 이상의 사람에게 가장 많이 생긴다.

옛날부터 전해져 내려오는 직장암 치료법에는 다음과 같은 민간 요법이 있다.

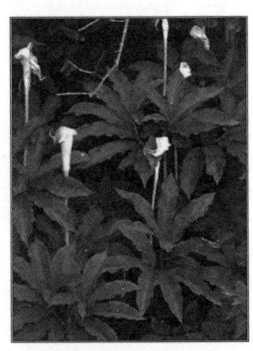

천남성

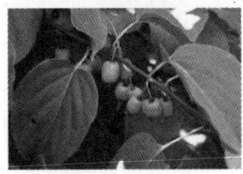

다래나무

(1) 천남성

하루 10~15g씩 물에 달여 2~3번에 나누어 먹는다. 반응 상태를 보아 가면서 양을 점차적으로 늘려 30~40g에 이르게 한다. 이와 함께 신선한 것 10g을 짓찧은 데다, 75% 알콜 0.5㎖를 섞어서 소독된 거즈에 싸서 환부에 닿게 붙인다.

(2) 다래나무뿌리 · 범싱아뿌리

다래나무 뿌리 1kg, 범싱아 뿌리 500g을 잘게 썰어 술에 우려서 나온 진액으로 단물 600㎖를 만들어 한 번에 20~30㎖씩 하루 3번 식전에 먹는다.

(3) 서향나무꽃

달걀 흰자위를 조금 넣고 짓찧어서 환부에 붙인다.

(4) 천문동

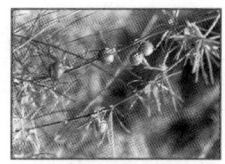
천문동

하루 600g씩 시루에 쪄 익혀서 3번 나누어 먹는다. 신선한 것을 하루 450g씩 물에 깨끗이 씻어 짓찧어서 즙을 짠 데다, 0.1%의 안식향산 나트륨을 넣어 3번에 나누어 먹는다. 유선암 초기에 주로 쓴다.

(5) 껌또라지(용규)

전초를 하루 30~60g씩 물에 달여 2~3번에 나누어 먹는다.

(6) 인삼

보드랍게 가루내어 한 번에 4~5g씩 하루에 3번 먹는다.

(7) 청미래덩굴뿌리

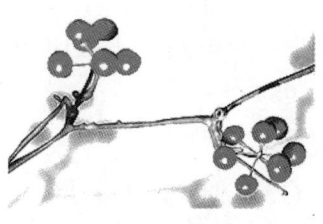
청미래덩굴

마른 것 250~500g을 6~7배량의 물에 1시간 동안 담가두었다가 약한 불에서 3시간 동안 달인 다음 찌꺼기를 짜 버리고 돼지비계 50~100g을 넣고 전량이 500ml 되게 졸인다. 이것을 하루 여러 번에 나누어 먹는다.

(8) 마늘

한 번에 5~10g씩 식사때마다 먹는다.

(9) 큰뱀무

전초 20g을 삶은 다음 그 물로 국을 끓여 먹는다.

(10) 오독도기

4g을 물 200㎖에 넣고 달인 다음 찌꺼기를 짜 버리고 달걀 2개를 깨넣고 국을 끓여서 먹는다.

(11) 활나물

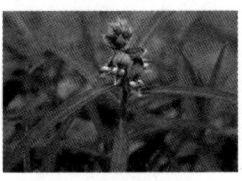

신선한 전초 20~30g을 물에 달여서 먹고 그 찌꺼기를 국소에 붙인다. 전초를 짓찧어서 붙여도 된다.

활나물

(12) 가지잎

약한 불에서 말려 보드랍게 가루내어 고압 멸균하여 유선암이 터진 곳에 하루 1~2번 바른다. 괴사 조직이 떨어져나간 다음에는 그만둔다.

(13) 갈퀴덩굴(팔선초)

신선한 전초 100~200g을 짓찧어 즙을 짠 데다, 설탕을 조금 타서 하루 2~3번에 나누어 먹는다.

마른 전초는 20~30g씩 물에 달여서 하루 3~6번에 나누어서 먹는다.

유선암일 때에는 달여 먹는 것과 함께 짓찧어 즙을 짠 데다 돼지기름을 섞어서 환부에 바른다.

(14) 다시마
국을 끓여서 먹거나 가루내어 먹는다.

(15) 등대풀
전초를 하루 20~30g씩 물에 달여 2~3번에 나누어 먹는다.

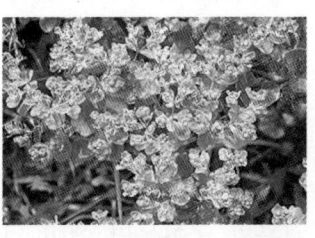
등대풀

(16) 살구씨
하루 20~30g씩 까서 먹는다. 피부 겉면의 악성 종양에는 짓찧어서 붙인다.

(17) 목화뿌리
하루 30~60g씩 물에 달여 2~3에 나누어 식후에 먹는다.

(18) 일일초
신선한 전초 5~10g을 물에 달여 하루 2~3번에 나누어 먹는다.

(19) 참나무버섯·우엉뿌리
참나무버섯 1개(10~15g), 우엉 뿌리 20~30g을 잘게 썬 데다, 무와 홍당무를 적당히 썰어 넣고 물에 달여 하루 2~3번에 나누어 먹는다.
암세포 억제작용이 있는 것으로 알려졌다. 유선암·자궁암을 비롯한 여러 가지 암과 백혈병에 쓴다.

(20) 왕벌젖 · 꿀

꿀 100g에 왕벌젖 2g을 섞어 넣고 한 번에 50~60g씩 하루 1~2번 빈속에 먹는다. 여러 가지 암에 다 쓸 수 있다.

(21) 다슬기

몇 개를 깨끗이 씻어 껍질을 까 버리고 살만을 유리그릇에 담아 하룻밤 놓아두면 액이 나오는데, 여기에 보드랍게 간 용뇌를 넣고 무른 고약이 되도록 개어 솜뭉치에 묻혀서 먼저 괴사 조직을 닦아 내고 그 자리에 닿게 넣어준다. 하루 1~2번 넣는다.

(22) 왕지네

말린 머리와 발을 떼 버리고 보드랍게 가루내서 하루에 2~3마리분씩 식후에 먹는다.

(23) 두꺼비가죽

보드랍게 가루내어 한 번에 1g씩 하루 2번 먹되, 10일 동안 먹고 5일 쉬는 방법으로 쓴다.

또는 두꺼비 가죽을 벗겨 겉면에 있는 과립들을 터뜨려 직접 암종이 생긴 피부면에 붙여둔다. 깊은 조직의 암일 때에는 암과 제일 가까운 곳에 있는 침혈에 붙인다. 하루 2번씩 신선한 것으로 갈아 붙인다.

이와 함께 두꺼비 가죽을 말려 가루내서 알약을 만들어 한 번에 0.5~0.9g(3~5알)씩 하루 3번 식후에 먹으면 효과가 더욱 좋다.

(24) 두더지

노랗게 구워서 보드랍게 가루내어 한 번에 2~3g씩 하루 한 번 술 1잔에 타서 먹는다. 위암에 쓴다.

(25) 노사 · 식초

노사 500g을 보드랍게 갈아 물에 넣고 끓여서 걸러 여기에 식초 500㎖를 섞어서 약한 불에서 물이 다 줄도록 조린다. 그러면 솥 밑에 결정성 가루가 가라앉는데, 이것을 한 번에 2~5g씩 하루 3번 식후에 먹는다.

또는 노사를 물에 풀어서 포화액을 만들어 거른 액 40㎖에 식초 200㎖를 섞어서 물기가 없어지도록 조린다. 그러면 솥 밑에 결정성 가루가 생기는데, 이것을 한 번에 3~4g씩 하루 3번 식후에 먹는다.

33. 월경 불순·월경 과다증

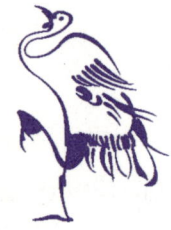

월경시에는 자궁 동통(子宮疼痛) 및 요통이 있는데, 도를 넘쳐서 거동하기 곤란할 때는 병적이라 생각해도 틀림없다. 이럴 때는 뜸으로 근치된 실례가 많으며, 월경 중에 실시해도 상관 없다.

월경 과다에 의해 빈혈이 생길 때는 보혈 요법, 즉 보혈제는 0.01인 규철환을 3알씩 1일에 3회 복용하고, 또 헤모글로빈 정도가 좋다. 어혈흡압 요법을 가정에서 매일 2개월 동안 실시하면 일체의 부인병은 다 낫는다.

월경 불순은 결명자·이질풀·접골목·삼백초·질경이 등을 달여 먹으면 효력이 있다.

월경 불순이나 과다증에 있어서도 따뜻한 물로 자궁을 씻으면 매우 효력이 좋다. 출혈이 심할 때는 얼음 주머니로 하복부를 식히고 전문의를 찾아가야 한다. 이때는 절대 하복부를 따뜻하게 해서는 안 되고 안정을 취한다.

월경 전에 매일 운동을 실시하고 냉수 마찰·복부 마사지·음부 지압 요법도 실행하면 완치된다.

월경 불순은 요탕이 유효하며, 또 월경 2~3일 전부터 매일 참깨를 찧어 짙게 달여 먹는 것이 좋다. 허리나 하복부의 통증이 심할 때는 겨자니·우습포 등을 하복부에 바르면 효과가 있지만, 월경이 많을 때는 우습포로 따뜻하게 해서는 안 된다.

또 한 가지 방법으로 소금·식초 경단을 들 수 있다. 소금 1되, 식초 4홉, 밀가루 1되를 경단으로 만들어 천에 싸놓고, 또 다른 식초 4홉, 소금 2홉을 도자기 솥에 넣은 다음 나무젓가락으로 #자로 걸어놓고 앞에서 만든 경단을 올려서 1시간 정도 삶아 허리부분에 댄다.

처음에는 살이 데지 않도록 수건을 깔아 놓고 식으면 다시 교체시킨다.

이것은 월경 불순·월경통, 그 밖의 염증이 있는 부인병의 통증에 매우 효과가 있다.

민간 요법으로는 다음과 같은 것들이 전해져 내려오고 있다.

(1) 고추나물
전초를 하루 20~30g씩 물에 달여 2~3번에 나누어 먹는다.

(2) 솜대뿌리
하루 20~30g씩 물에 달여 2~3번에 나누어 빈속에 먹는다.

(3) 노루발풀
전초를 하루 15~20g씩 물에 달여 2~3번에 나누어서 빈속에 먹는다.

(4) 고추나물·익모초
각각 10g을 물에 달여 하루 2~3번에 나누어 먹는다.

(5) 찐지황(숙지황)·당귀

각각 같은 양을 약한 불에 말려 보드랍게 가루내서 꿀로 알약을 만들어 한 번에 6~8g씩 하루 2~3번 먹는다. 몸이 약하고 빈혈증상이 있으면서 월경이 고르지 않을 때 쓴다.

(6) 당귀

월경을 하기 약 1주일 전부터 월경할 때까지 하루 10~20g씩 물에 달여 2~3번에 나누어 먹는다. 월경이 고르지 않을 때 쓴다.

(7) 쇠비름·돼지기름·꿀

쇠비름 전초 300g을 보드랍게 가루내어 돼지기름 400g을 끓이는 솥에다 넣고 계속 저어준다. 흰 연기가 날 때 불에서 내려놓고 꿀 400g을 넣고 고루 섞는다. 이것을 이틀에 한 번씩 환부에 바꿔 붙이면서 반창고로 고정한다.

임파절 결핵이 곪아 터진 데 쓴다. 이렇게 만든 약을 한 번에 5~10g씩 하루 3번 먹으면 좋다.

(8) 굴조개껍질·현삼·감초

굴조개껍질(불에 구워 가루낸 것) 40g, 현삼 가루 30g, 감초 가루 10g을 고루 섞어 밀가루풀로 알약을 만들어 한 번에 5~6g씩 하루 3번 술로 먹는다.

(9) 뱀허물·달걀

생달걀에 구멍을 뚫어 흰자위를 다 빼낸 다음 뱀허물 가루 1~2g을 넣고 종이에 풀칠하여 구멍을 막는다. 이것을 구워 익혀서 1

알씩 하루 3번 먹는다.

(10) 전갈·왕지네

각각 한 마리씩 보드랍게 가루내어 달걀 1개와 함께 기름에 볶아서 아침 공복에 먹는다. 약 30개 정도 먹으면 효과가 있다.

(11) 석웅황·구운 백반·너삼

각각 같은 양을 보드랍게 가루내어 바세린에 개어서 환부에 바른다.

(12) 익모초

빈혈로 인하여 월경의 양이 너무 적거나 월경 기간이 너무 짧을 때 익모초와 흑설탕을 달여 복용한다.

익모초는 맵고 쓰고 차가우며 심낭·간장의 경락을 통한다. 혈액 순환을 돕고 엉킨 것을 풀어주며, 여성의 생리를 고르게 하고, 물을 없애는 효능이 있다.

익모초는 월경 불순·산후 빈혈, 피가 엉켜서 나는 복통 등을 치료한다.

(13) 산사나무

간과 신장이 허약하여 월경 기간이 고르지 않고, 아랫배가 부풀어 아플 때 산사나무(아가위나무) 뿌리와 흑설탕을 달여 복용한다.

산사나무 뿌리는 달고 평하며, 체한 것을 소화시키고 바람을 없애며, 혈액 순환을 순조롭게 하는 효능이 있다. 월경 불순·관절통을 치료한다.

(14) 수박씨

기혈이 허약하고 신장에 원기가 부족하여 월경 기간이 길고 양이 적을 때 수박씨 속살 가루를 복용한다.

수박씨 속살은 달고 평하다. 폐를 깨끗하게 하고 장을 매끄럽게 하며 위를 따뜻하게 한다. 또 갈증을 풀어주어 기체를 내려가게 하는 효능이 있다.

(15) 울금

기혈이 허약하여 아랫배가 붓고 월경이 달을 지나거나 정지될 때 울금을 곱게 가루 내어 어린아이의 소변으로 복용한다.

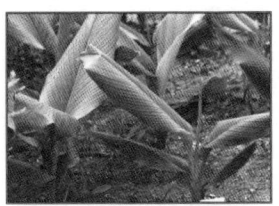

울금은 맵고 쓰고 차가우며 심장·폐·간장의 경락을 통한다. 기를 잘 돌게 하고, 엉키고 막힌 것을 풀어주는 효능이 있다. 여성의 생리가 코로 올라와 흐르는 것을 치료한다.

울금

(16) 도꼬마리

월경 불순으로 양이 많고 색깔이 새빨갈 경우 도꼬마리를 그늘에서 말린 후 곱게 가루 내어 복용한다.

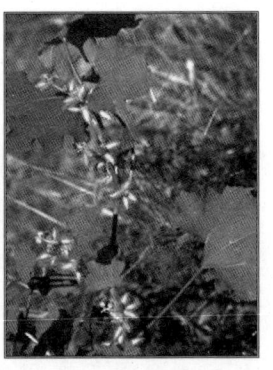

도꼬마리는 쓰고 맵고 차가우며 약간 독성이 있다. 바람을 없애고 열을 흩어지게 하며, 해독·살충하는 효능이 있다.

도마꼬리

(17) 대황

월경 불순으로 복통이 나고 핏덩어리가 맺힐 때 대황(大黃) 가루를 복용한다.

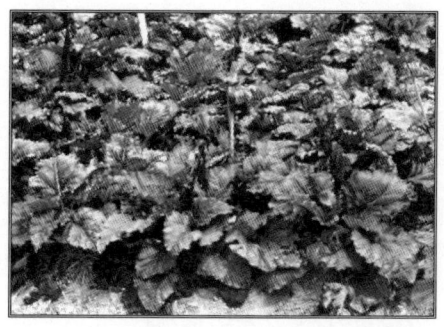

대황

대황은 쓰고 차가우며 위·대장·간장의 경락을 통한다. 열독을 배설하고 엉킨 것을 풀어 주며, 엉킨 피를 통하게 하는 효능이 있다. 실열·변비증·월경 불순을 치료한다.

(18) 연뿌리

월경 불순으로 아랫배가 아플 때 연뿌리 마디를 가루내어 복용한다.

연뿌리 마디는 달고 떫고 평하며 피를 멎게 하고 엉킨 피를 풀어지게 하는 효능이 있다. 자궁 출혈을 치료한다.

(19) 당귀

월경이 비정상적이기 때문에 아랫배가 아프고 온몸이 피곤할 때 당귀를 고운 가루로 만들어 술을 섞어 복용한다.

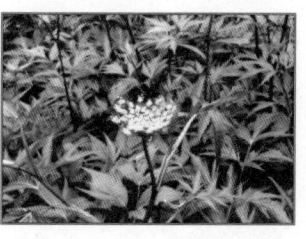

당귀

당귀는 달고 맵고 온화하며, 간장·비장의 경락을 통한다. 피를 따뜻하게 하며, 여성의 생리를 고르게 하고, 통증을 진정시킨다. 또 장을 미끄럽고 부드럽게 하는 효능이 있다. 월경 불순·자궁 출혈·타박상 등을 치료한다.

(20) 황금

노년에 기혈이 약해져 월경이 순조롭지 않을 때 황금(黃芩) 가루로 환을 지어 복용한다.

황금은 쓰고 차가우며 심장·폐·담·대장의 경락을 통한다. 속이 치밀어오르는 것을 내리누르고 습열을 없애며, 피를 멎게 하고 안정시키는 효능이 있다.

(21) 수세미오이

혈액순환이 안 되어 월경 양이 적고 핏덩이가 나온 후에야 복통이 감소될 때 마른 수세미오이를 달여 복용한다.

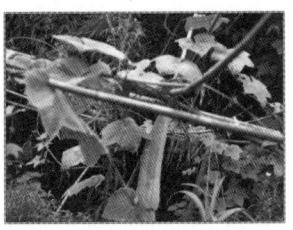

마른 수세미오이는 달고 평하며, 간장·신장의 경락을 통한다. 생리를 고르게 하고 경락과 맥락을 잘 통하게 하며, 열을 내리고 가래를 삭이는 등의 효능이 있다. 월경이 없는 증상이나 생리통을 치료한다.

수세미오이

(22) 쑥잎

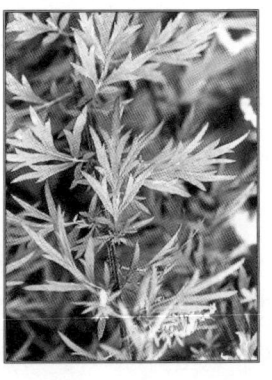

월경이 불순하여 색이 검고 핏덩어리가 섞여 나올 때 쑥잎(艾葉)을 달여 복용한다.

쑥잎은 쓰고 맵고 온화하며 비장·간장·신장의 경락을 통한다. 기혈을 순조롭게 통하고 추위와 습기를 쫓아버리며, 경

쑥

락을 따뜻하게 하고 피를 멎게 하는 등의 효능이 있다. 월경 불순, 배와 가슴이 차고 아픈 증상 등을 치료한다.

(23) 단삼

자궁에 피가 엉켜서 월경 전에 배가 아프고 양이 적을 때 단삼(丹蔘) 가루를 복용한다.

단삼은 쓰고 약간 온화하며, 심장·간장의 경락을 통한다. 혈액 순환을 순조롭게 하고 마음을 안정시키며, 고름을 배설하고 통증을 진정시킨다.

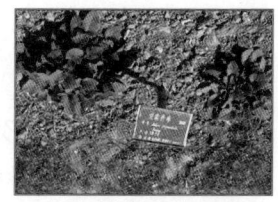

단삼

(24) 고삼

습기와 열, 엉킨 피가 자궁을 막아 월경 때 양이 적고 뜨겁게 느껴질 때 고삼(苦蔘) 가루에 식초를 섞어 복용한다.

고삼은 쓰고 차가우며 간장·신장·대장·소장의 경락을 통한다. 열을 내리고 눅눅한 기를 마르게 하며, 살충·해독하는 효능이 있다. 식초는 혈액순환을 순조롭게 하고 엉킨 피를 통하게 하며 약이 아래로 잘 통하게 하는 작용을 한다.

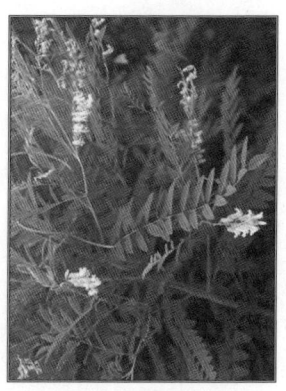

고삼

(25) 몰약

월경 때 피가 검은 자줏빛일 때 몰약(沒藥) 가루를 복용한다.

몰약은 쓰고 평하며 간장의 경락을 통한다. 엉킨 피를 풀어주고 피를 멎게 하며, 부은 것을 가라앉히고, 아픈 것을 진정시키는 작용을 한다. 넘어져 쇠붙이에 다친 부스럼, 근육과 뼈가 아픈 증상을 치료한다.

(26) 생강

아랫배가 차고 아프며 월경 때 피가 적을 경우 생강에 흑설탕을 넣고 달여 복용한다.

생강은 맵고 온화하며, 폐·위·비장의 경락을 통한다. 몸 속에 있는 나쁜 기운을 없애고 추위를 몰아내며, 구토를 멎게 하고 가래를 삭이는 효능이 있다.

34. 위장병

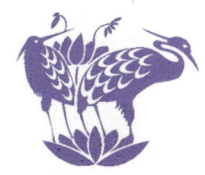

 급성 위장카타르 · 위경련

급성 위장카타르는 위의 통증으로 음식물을 먹거나 걸음을 걸으면 점점 심해진다. 입이 마르고 구토를 하기도 한다.

또한 아랫배가 아프고, 배에서 소리가 나며, 설사를 한다. 약간의 열이 나고, 어린이는 고열이 생긴다. 그리고 변을 본 다음에는 점액이 나온다. 이 병이 심해지면 역리 · 장염 · 장티푸스 · 적리와 같은 중병이 되기도 하며, 특히 어린이는 주의해야 한다.

위경련은 가끔 배가 결리고, 윗부분이 단단하며, 격통이 일어나 매우 심한 고통을 느낀다. 어른에게 많이 생기는데, 그리 위험한 병은 아니다.

(1) 설사를 시킬 시기와 그 효과

급성 위장카타르일 경우에는 설사제를 빨리 복용한다. 특히 생선의 중독에 걸리면 온몸이나 얼굴에 두드러기가 생기거나 피부에 빨간 종기가 생기는데, 이때는 빨리 피마자 기름을 먹여 설사를 시킨다.

또 설사를 하고서도 배가 아프거나 대변이 나온 뒤 콧물 같은 점액이 나오고 화장실에 여러 번 가도 시원하게 나오지 않을 때는 다시 피마자 기름을 먹여 설사를 시킨다.

(2) 열습포 요법

열습포 요법은 위경련과 같은 심한 복통도 결림은 물론 그 통증까지 없어진다. 그 밖의 위카타르나 장카타르도 급성일 때는 현저한 효과를 나타낸다.

열습포를 허리에 실시하면 심한 요통도 나은 예가 있다. 아픈 곳에 겨자니를 발랐다가 뗀 후, 큰 수건을 2겹으로 접어 더운물에 적셔서 배 전체를 덮고, 그 위에 고무 또는 기름종이를 깔고 마른 천으로 매놓는다.

(3) 주의할 점

① 왼쪽 가슴 밑 심장부에는 대지 않는다.

② 너무 뜨거운 물을 이용하여 살이 데이게 해서는 안 된다. 위경련은 위 신경병으로 위장이나 자궁·난소 등에 병이 있을 때 반사적으로 일어난다.

이 병의 특징은 발작성으로 일정한 간격을 두고 배가 결리고, 배에 힘살이 마치 판자처럼 단단해지며, 심하게 통증을 느끼게 되어 안색이 파랗게 변한다.

가정의 응급 간호로써는 위 부분에 겨자니를 10분 정도 바르면 빨갛게 되므로 이것을 뗀 후 위에서 말한 열습포를 하면 낫는다. 만일 급할 때는 기왓장을 구워 신문지나 천으로 싸서 아픈 곳을 데우는 것도 좋다.

위경련에는 설사나 점액변은 없으나, 장카타르에는 설사변에 점액이 섞여 나오고 배가 결리게 된다. 이때는 피마자 기름으로 설사시킨 다음, 이질풀과 매실 엑기스를 복용하고 하루 동안 절식(節食)을 하면 된다.

(4) 절식 요법과 감식 요법

급성 위장병에는 절식 요법이 효과를 나타낸다.

절식 기간은 어른일 경우 2~3일 정도가 좋다. 이 기간에 미음이나 우유도 먹지 않고 따뜻한 물을 조금씩 먹는 것이 좋다. 어린이는 저항력이 적어 절식이 곤란하지만, 튼튼한 어린이라면 3일 정도는 안전하다.

급성 위장병이어서 절식이 곤란하면 감식(減食)이라도 하는 것이 좋다. 통증이나 설사가 멎어도 음식물이 들어가면 다시 재발하게 되므로 주의해야 한다. 만약 쇠약해질 경우에는 조금씩 먹도록 하며, 한 번에 많이 먹으면 재발하기 쉽다.

(5) 장카타르·설사에 좋은 이질풀

급성 장카타르나 적리의 초기에는 이질풀을 복용하면 금방 낫는다. 이질풀의 효력에 대해서는 예부터 전해 오는 바이고, 다년간의 경험으로 이 이질풀만한 특효가 있는 것은 다시 찾아볼 수 없다.

식중독을 일으켜 장카타르(복통 설사) 등을 앓을 때는 먼저 피마자 기름으로 설사를 시킨 다음, 말린 이질풀 20g을 4홉의 물에 달여 2홉으로 줄여 한 번에 먹으면 특효, 계속 2~3회 복용하면 완쾌된다.

급성 장카타르나 설사는 이질풀과 피마자 기름만 있으면 된다.

또한 결명자는 창자의 연동운동을 높이는 작용이 있으므로 변비는 반드시 낫는다.

설사기가 있을 때는 이질풀만 복용하고, 설사를 하지 않을 때는 결명자와 이질풀을 각각 20g씩 합하여 4홉의 물에 2홉으로 만들어 1일 3회, 차 대신 복용한다.

대개의 설사는 이질풀이나 양약으로 멎지만, 간혹 어떤 약으로도 낫지 않는 경우가 있다. 특히 노인병은 만성병이 되어 어떤 좋은 약을 먹어도 효력이 없지만, 미국에서 발명된 프타리친은 특효약이다. 이것은 페니실린이나 스트렙토마이신과 동시에 개발되었는데, 적리나 역리 등 장의 병에는 특효가 있다(위장병에도 특효한 뜸 요법이 있으므로 참고).

 만성 위장병

(1) 원인

카타르는 점액이 과잉분비되면, 점막에 염증이 생겨 발생한다. 급성 위장병이 오래되면 만성이 되는데, 만성 위장병에는 위아토니(atqnie)·위확장·위장의 하수·위산과다 등이 있다. 또 위궤양·십이지장궤양·위암·장결핵 등의 전조가 되기도 하는데, 이병은 모두 만성병으로 취급한다. 만성 위장병은 약으로 치료하려해도 잘 낫지 않는다. 또한 약으로 치료해서 오히려 좋지 않게 되는 경우가 많다.

설사를 동반한 만성 위장카타르, 그 밖의 역리·적리의 대장 카타르 등의 병은 프타리친을 복용하면 낫는다. 그 효과는 대단한데, 이로써도 잘 낫지 않는 사람은 단식 요법을 실시하면 암과 궤양

이외에는 완쾌된다.

(2) 운동 부족과 식욕과의 관계

만성 위장병은 대개 운동 부족으로 걸리는 일이 많다. 세간에서는 식사 시간이나 분량을 일정하고도 규칙적으로 하는 것을 건강 관리의 신조로 삼는 사람이 있는데, 이것이 옳다고만 할 수는 없다. 그렇다고 식사 시간을 무제한으로 연장한다는 것도 안 될 일이지만, 배가 고플 때까지는 안 먹는 것이 좋다. 항상 배가 더부룩한 사람은 하루에 식사를 두 번만 하는 것이 좋다.

(3) 장수 건강법

① 노동을 하여 소화를 돕도록 한다.

② 식사는 배가 고파 먹고 싶을 때 8할 정도의 양을 취하라.

③ 음식물은 잘 씹어 먹어라.

④ 노동이 없는 사람은 연중 기해단전(氣海丹田 : 뜸자리)에 힘을 넣어 1일 3회씩 배 전체를 100번 마찰하라(기해단전은 배꼽 아래 4~5cm인 곳).

초기의 폐병이나 만성 위장병은 위의 사항만 잘 지키면 완치될 수 있다.

(4) 만성 위장병이 오래되면 어떻게 되나?

갓난 어린이에게는 치명적이고, 어른에게는 다른 중병을 불러일으키는 예가 많다. 이를테면 5~6년 동안 계속해서 파란 얼굴로 지내는 사람을 볼 수 있다. 이런 사람은 빨리 치료를 받지 않아 차차 나이를 먹어감에 따라 몸이 여위어 마침내 위궤양·위암·위확장·장결핵·폐결핵 등이 수반되어 사망하기도 한다.

본래 위장병은 운동 부족과 과식이 그 주요 원인이고 저항력의 감퇴가 화근이므로, 저항력을 회복시키면 병은 저절로 낫는다. 저항력은 외부로부터 기계적인 자극을 주어 위장의 원동력을 회복시키면 되고, 운동을 하지 못하는 사람은 복부 마사지를 실시한다.

이상 두 가지의 식양생은 매우 적절하며 소화제를 장기간 복용해 위장을 해친 환자에게도 적용된다. 식양법의 주안점은 음식물의 품목 선택이 아니고, 좋아하는 것을 고루 섞어서 먹되, 충분히 씹는 것이 최상의 방법이다.

(5) 복부 마사지

위장에 병이 있을 때는 배 안의 장기 속에 온몸 혈액의 3분의 1이 정체된다. 이때 복부 마사지를 실시하면 그 울혈이 밀려나가고 대신 좋은 피가 돌아오게 되므로, 간·췌장·위·창자에서 소화액이 많이 나와 창자의 작용이 왕성해지고 식욕이 돈다.

이렇게 하여 원기를 회복하면 결핵균의 발육을 억제하고 폐병까지도 완치되는 실례가 있으므로, 만성 위장병이 낫는 것은 쉬운 일이다.

(6) 복식 호흡법

복식 호흡도 온몸의 생리적 기관에 심한 영향을 주어 정신적·육체적으로 좋은 결과가 나타난다. 5~7년 동안 계속된 만성 위장병도 2개월의 실행으로 완쾌되기도 한다.

두 가지 요법 중 한 가지만 실시해도 좋지만, 먼저 마사지를 행한 다음 복식 호흡을 행할 때, 그 효력은 더욱 현저하게 나타난다.

그 대신 규정 시간을 조금씩 짧게 하고 1일 2회 행한다.

(7) 단식으로 치료

이 책에 설명되어 있는 단식 요법을 1~2회 실시하면 만성 위장병은 낫는다. 단식 때문에 내장 전체가 긴장되며 소화액의 분비가 잘 되고 창자의 연동이 왕성해진다. 또 위장병과 함께 부인병은 물론, 신장과 방광 등의 작용 등에도 현저한 효과를 나타낸다.

(8) 침구

뜸이나 침은 위장신경의 근간을 자극하여 둔해진 위장신경을 흥분시키고, 혈액순환이 좋아져서 병을 이기게 한다. 경혈이 정확할 때는 중한 위장병도 완쾌되는 일이 많으며, 특히 뜸은 그 열의 자극에 의해 백혈구와 적혈구가 증가되어 자연 양능의 저항이 매우 강해지므로 위장병에서는 비전의 명구로 유효하다(〈뜸 요법〉편 참조).

(9) 민간 요법

만성병도 이질풀과 결명자를 함께 끓여 오랫동안 복용하면 변통이 조정되고, 통증이 없어지며, 식욕이 생긴다. 심한 설사·장카타르·적리·역리 등의 위장병에는 프타리친을 복용한다.

(10) 저항 요법

만성 위장병은 위장의 자극이 없어지면 위장 점막의 저항력이 약해져서 위산이나 위액의 분비가 줄어들므로 소화 흡수의 힘이 퇴화된 것이다. 그러므로 저항력은 경식(輕食 : 간단한 식사)과 안

복으로 생겨난다. 급성 위장병인 경우 외에는 죽이나 조금씩 연식(軟食 : 빵·국수·죽 등의 주식과 소화되기 쉬운 반찬을 곁들인 음식물)으로 섭취한다.

위아토니증·위확장·무력성·위장병·하수증·일레우스(장폐식증) 등도 만성일 경우 선천성의 원인도 있지만, 병을 너무 중대하게 취급한 나머지 자연적인 치유능력을 악화시켜서 생긴 결함이 많다.

따라서 약이나 죽·우유 등 연식 요법은 급성 위장병 외에는 일체 중지하고, 반대로 밥을 볶아서 먹고, 부식물로서는 우엉·연근·무·검은 콩·미역·녹미채 등을 잘 씹어 먹으면 차차 위장의 저항력이 생기고, 온몸의 신진대사도 잘되어 낫는다.

그런데 환자들 중에 이제까지 흡수가 잘 되는 식품만을 골라서 먹는 한편으로, 약만이 유일한 치료라고 생각한 사람은 이와 같은 요법을 실시하기가 어렵다.

다음과 같은 요법을 실행하면 좋은 효과를 본다.

① 경식 요법은 하루에 두 끼를 먹고 분량은 80퍼센트 정도로 줄인다.

② 식사 도중 복통과 설사가 일어나면 이 요법을 중지하고 배를 소염으로 따뜻하게 한다. 그래도 그치지 않으면 1~2일 동안 절식하면 된다. 단, 위궤양·급성 위장병·복막염 등으로 배가 붓고 복수가 있는 사람, 충수염 그 밖의 급성 설사 등을 일으킨 사람은 이 요법을 실시할 수 없다.

만성 위장병에는 그 원인이나 증상이 매우 많으므로, 소화제나 영양제만으로 치료하려는 것은 바람직하지 못하다.

위장이나 근육, 피부에 경식 요법을 사용하여 자극을 주면, 체내에는 강인한 저항력이 생겨 마침내 자연적으로 온몸이 강해진다. 배의 마사지, 식욕이 생기는 배의 운동법, 배꼽의 소금뜸 등을 함께 실시하면 좋다.

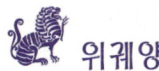 ## 위궤양

위궤양은 위 내부의 혈관에 고장이 생겨 위 속 어느 부분에 혈액순환이 잘 되지 않는 곳이 생기고, 이 곳에 위산과다증을 일으켜 산도가 강해지므로 궤양이 생긴다. 고형(固形 : 일정한 형체를 지닌 것) 위궤양은 상처의 둘레가 대개 둥글고, 그 곳이 차차 깊이 침윤되어 간다.

토혈하는 것은 그 상처의 혈관이 파괴되기 때문에 일어난다. 또 식후 2~3시간 뒤의 공복시에 한해서 위통이 생기는 것은 바로 위산의 자극 때문이다.

(1) 증상

초기에는 공복시 위장이 쓰리다가 음식물을 먹으면 중지된다. 또 보통때는 가슴앓이를 하는 때도 있으나, 이 경우는 아직 위산과다인지 위궤양인지 구별하기 어렵다.

그런데 더욱 심해지면 식후 2~3시간 사이(정해진 시간)에 복통이 오고, 식욕이 없어지며, 복통이 심할 때는 등쪽까지 결려서 등뼈가 아프게 된다.

토혈하는 일도 있는데, 이때 피의 색깔은 폐의 각혈과 같은 선홍색이 아니고 비교적 검은 빛을 띤다.

(2) 간호법

① 토혈을 할 때에는 위 부분을 얼음으로 식히고 절대 안정을 취하여 병원에 간다.

② 위에서 출혈을 하여 토하지 않고 하열하기도 한다.

③ 이 병을 가진 환자는 평소 가슴앓이를 한다. 그래서 소다를 먹는 사람이 많은데, 이는 매우 좋지 않다. 이때는 결명자와 이질풀의 복용이 가장 좋다.

④ 피가 나지 않고 아플 때는 온습포 따위로 가슴 밑쪽을 따뜻하게 한다. 그러나 회로(懷爐 : 불을 붙여 품속에 지니고 다니는 작은 화로) 정도로는 잘 듣지 않는다.

⑤ 이 병에 대한 음식 조절은 매우 어렵다. 심한 위궤양의 환자가 결명자와 이질풀을 달여 먹고, 또 매실 엑기스와 곡식 가루를 먹으며, 온몸 마사지를 하여 깨끗이 나은 사례가 많다. 매실 엑기스는 식물의 산(酸)이지만, 위산이 많은 사람이 먹어도 지장이 없을 뿐만 아니라, 효력이 매우 빠르다. 병리는 반드시 일반적인 이론에 따르지 않는다는 것을 확실하게 알 수 있다.

⑥ 출혈했을 때는 절대 안정하고 되도록이면 이야기도 나누지 않는 것이 좋다.

⑦ 위궤양이 나았다고 해도 위산과다증이 나을 때까지는 저항 요법을 중지하지 않는 것이 좋다. 위산의 과잉은 약만으로는 절대 낫지 않으며, 이것은 분비기관에 나쁜 증세가 있기 때문인데, 이 경우 단식을 하는 것이 좋다.

⑧ 위궤양은 결국 운동 부족과 과음·과식과 몸을 무리하게 사용해서 위의 저항이 약해졌기 때문에 산의 분비가 많아지고, 위벽의 혈행 장애가 일어나 부스럼이 생기는 것이 원인이다. 만성 위

장병이나 위확장 또는 위하수나 근원은 모두 같다. 그러므로 〈만
성 위장병〉편을 정독하여 저항 요법을 실시해야 한다. 이때 만일
약만으로 치료한다면 아무런 효력이 없다.

⑨ 대변이 비결(秘結 : 변비증)되기 쉬운데, 이때는 재빠르게 관장
이라도 해서 배변시켜야 한다. 그 다음 결명자를 복용하면 비결되
는 일이 없다.

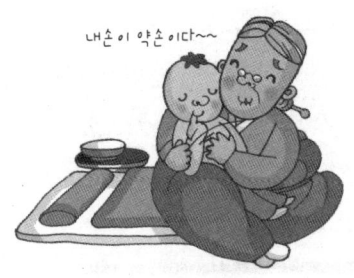

 십이지장궤양

십이지장은 작은 창자의 첫부분이며, 위의 유문에서 위의 아래쪽
을 지나고 있는 20cm인 곳을 말한다. 이 십이지장은 위의 출구에
서 가장 가까운 곳이므로 위산과다증으로 산이 많이 나오기 때문
에 십이지장궤양이 일어난다는 학설이 있다.

이 곳에 출혈이 있을 때는 입으로 토혈하지 않고 대변에 섞여
나오게 된다. 따라서 어느 때 출혈했는지 모르기 때문에 이것을
잠재 출혈이라 한다. 이 잠재 출혈이 일어난 줄 모르고 심한 운동
이나 일을 하면 창자 내에 출혈이 일어나 위험하게 된다.

간호법

앞에서 말한 위궤양과 비슷한 증상이지만, 입으로 토하지 않는 것은 대개 십이지장궤양이다. 따라서 십이지장궤양으로 진단된 사람이나 그 의심이 있는 사람은 대변과 뱃속의 상태, 맥박 등에 의해 장출혈을 조기 발견하는 일이 중요하다.

출혈 후 약 10시간이 지나지 않으면 검은 대변이 나오지 않는다. 즉, 맥박이 빨라지고 동계(動悸 : 가슴이 두근거림)가 일어나고 빈혈을 일으키기도 한다. 배는 아프지 않지만 중압감을 느끼게 될 때는 바로 누워서 움직이지 않도록 하는 것이 좋다.

위궤양·십이지장궤양은 민간 요법으로 깨끗이 낫는다.

결명자의 종자 20g, 흰꽃 이질풀 20g을 3홉의 물에 2홉으로 달여 1일 3회로 나누어 식사 직전에 복용하는 것이 좋다. 그리고 온몸 마사지와 위장병의 뜸을 실시하고, 음식 조절을 한 다음, 매일 식후 배를 300번 정도 쓰다듬어 주면 위궤양은 물론 십이지장도 낫는다.

또 입이 헐어 식사를 제대로 하지 못할 때도 이 결명자를 짙게 달여 입 안에 머금는 일을 하루에 5~6회 정도 반복하면 통증이 깨끗이 사라지며, 입 안의 궤양이 나올 때 위의 궤양도 낫는다. 이상을 1년 동안 계속하면 깨끗이 완치된다.

단, 위산과다만은 단식 요법이 아니고서는 잘 낫지 않으며, 단식 중에 큰 출혈을 일으키는 일이 있으므로 주의해야 한다. 이 병은 주사로 낫게 되리라는 생각은 큰 잘못이다.

전해져 내려오는 민간 요법으로는 다음과 같은 것들이 있다.

(1) 달걀껍질

위가 아프고 위산이 많을 때 달걀껍질의 내막을 깨끗하게 씻어내고 누렇게 불에 볶은 다음 곱게 가루 내어 1회 4그램씩 끓인 물로 복용한다.

달걀껍질은 달고 평하다. 열을 내리고 피의 작용을 돕는 효능이 있다. 식사를 제때에 하지 않아 위가 허약하고 소화불량이 잦으며 입으로 시큼한 액이 나올 때 이 약은 음기를 공급하고 위장의 운동을 활발하게 하고 위를 깨끗하게 하며 열을 없애준다.

(2) 목화씨

위가 허약하고 차서 아플 때 목화씨를 물에 달여 소주 반 숟갈을 넣고 함께 마신다.

목화씨는 맵고 뜨거운 성질이 있으며, 독성이 있다. 신장을 따뜻하게 하고 허약한 것을 보충하며, 피를 멎게 하는 효능이 있다.

위와 비장이 허약하면 공복일 때 항상 위가 아프며, 팔다리가 피곤하고 힘이 없을 때 이 약은 비장을 돕고 양기를 잘 통하게 한다.

(3) 오이덩굴

열이 막혀 위가 아플 때 오이덩굴을 달여 마신다.

오이덩굴은 약간 차가우며 비장·위·대장의 경락을 통한다. 열을 내리고 물을 잘 배설하며 습기를 없애 준다. 또한 장을 매끄럽게 하며 아픈 것을 진정시키는 작용을 한다.

위에 열이 너무 많아 뭉치거나, 혹은 기분이 우울하거나, 오랜 홧병으로 위가 아프거나, 몸이 뜨겁고 얼굴이 빨갛게 되며, 마음이 초조해지고 화를 잘 낸다. 이럴 때 이 약은 열을 소통하여 없어지게 한다.

(4) 선인장

딸꾹질을 하며 위가 아플 때 싱싱한 선인장을 짓찧어 아픈 부위에 놓고 찜질한다.

선인장은 쓰고 차가우며, 심장·폐·위의 경락을 통한다. 기를 잘 통하게 하고 혈액순환을 순조롭게 하며 열을 내리고 해독한다.

정신이 흐릿하고, 간기(肝氣)가 거슬러 올라와 위를 침범하면 위 속이 부풀어오르며 아프다. 이때는 두 옆구리가 연속적으로 아픈데, 손으로 누르면 아픈 것이 좀 낫고, 딸꾹질을 여러 번 한다. 이럴 때 이 약은 간장을 맑게 하고 기를 순조롭게 통하게 한다.

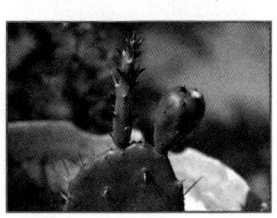

선인장

(5) 생강

찬 기운이 뭉쳐 위가 아플 때 오래된 생강을 짓찧어 찌꺼기는 버리고 30분 정도 짠다. 여기에 흑설탕 250그램을 넣고 녹여 고약처럼 만들어 아침저녁으로 하루 2회 4일간 복용한다.

생강은 맵고 약간 온화하며 폐·위·비장의 경락을 통한다. 몸 속에 있는 나쁜 기운을 없애고 찬 기운을 흩어지게 하며, 구토를 멎게 하고, 가래를 삭이는 효능이 있다.

위에 양기운이 부족하고, 찬것을 먹어 속이 상하면 음기운과 찬것이 뭉쳐 위 속이 아프다. 날씨가 차면 아픈 것이 더 심해지고, 손

과 발이 몹시 차며, 대소변이 묽고 입을 침과 거품을 토하는데, 이
럴 때 이 약은 위를 따뜻하게 하고 찬 기운을 흩어지게 한다.

⑹ 소금

배가 차서 아플 때 소금을 솥에 넣고 뜨겁게 달군 다음 천에 싸
서 배 위에 놓고 아래위로 찜질을 한다. 소금이 식으면 또 달궈서
찜질을 2~3회 반복한다.

소금은 짜고 차가우며 신장의 경락을 통한다. 추위를 없애주고
통증을 진정시키며, 경락과 맥락을 순조롭게 통하는 효능이 있다.
비장과 위가 차서 아프거나 혹은 찬 병균에 감염되어 복통이 끊임
없이 이어지면서 날씨가 차면 더욱 아플 때 소금 찜질을 하면 위
를 따뜻하게 하고 찬 기운을 흩어지게 하며, 기를 순조롭게 통하
게 하고 통증을 진정시키는 효과가 있다.

⑺ 순비기나무열매

열증으로 배가 아플 때 순비기나무열매(蔓荊子) 가루를 복용한다.
순비기나무열매는 쓰고 맵고 차가운 성질을 가지고 있으며, 간
장·위·방과의 경락을 통한다. 바람과 열을 분산시키고, 간을 평
정시키며 아픔을 진정시키고, 장염·설사·복통 등을 치료한다.
열기가 속으로 들어와 음기를 손상하면 배가 말할 수 없이 아프
거나 마음이 복잡하고 초조하다. 또 입이 건조하고 혀가 메마르며
소변이 누렇고 대변이 굳다. 이럴 때 이 약은 열을 내리고 배설을
도와주며 양기를 고르게 조절한다.

(8) 백편두

습기와 열로 배가 아플 때 백편두(白扁豆)를 찧어 복용한다.

백편두는 달고 약간 온화하며 비장·위의 경락을 통한다. 비장을 튼튼하게 하고 위를 따뜻하게 해주며, 더위를 풀고 눅눅한 기를 없애주는 효능이 있다.

습기와 열이 비장과 위에 쌓이면 이따금씩 복통이 나고 멎지 않으며, 때로는 토하게 되고 대변이 굳거나 혹은 이질 증상이 나타난다. 이 약은 기를 통하게 하고, 습기를 없애주며, 열을 내리게 한다.

(9) 마늘

뱃속에 가스가 차서 아플 때 술 또는 식초에 2~3년 동안 담가 둔 마늘을 1회에 1~2개씩 먹는다. 이 방법이 너무 오래 걸린다고 생각되면 생마늘을 삶아 먹는다.

마늘은 맵고 온화하며 비장·위·폐의 경락을 통한다. 쌓인 기체를 통하게 하고 비장과 위를 따뜻하게 하며 해독·살충하는 효능이 있다. 위 속과 배가 차며 아픈 것을 치료한다.

(10) 주엽나무 꼬투리씨

배에 통증이 있을 때 주엽나무 꼬투리씨를 달여 복용한다.

주엽나무 꼬투리씨는 맵고 온화하며 약간 독성이 있다. 건조한 것에 물기를 주어 대소변을 잘 배설하게 하며, 풍기를 없애고 부기를 가라앉히는 효능이 있다.

더위·추위 등으로 심기를 손상당했거나, 혹은 혈기와 진액을 손상당해 복통이 날 때 이 약은 아픔을 진정시키고 아래로 잘 통하게 하는 작용을 한다.

(11) 생콩기름

장열로 변비가 생겨 배가 아플 때 생콩기름(生豆油)을 물에 타서 복용한다.

생콩기름은 맵고 달고 뜨거운 성질을 가지고 있으며, 장의 운동을 부드럽게 하는 효능이 있다. 이 약은 장이 막히거나 대변이 굳고 알맹이가 져 배설하지 못하는 증상 등을 치료한다.

장에 열이 뭉쳐 변비증이 생기면 복통이 나고 복부를 만지면 굳은 덩어리가 만져지는데, 이럴 때 이 약은 장의 운동을 활발하게 하여 대변을 잘 배설하게 하며 통증을 진정시킨다.

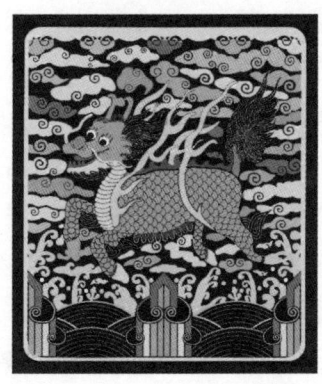

35. 유방염

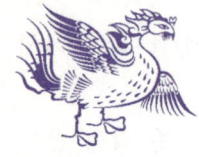

유방에 발생하는 병 중 유방염(유선염)이 가장 많이 발생하는데, 유방이 부어 단단하며 통증이 심하고 열이 나는 증상이 있다.

이 병은 초생아(배꼽이 안 떨어진 갓난아이)일 때 일어나는 경우도 있고, 월경 초기·임신 중·폐경 후, 그리고 산후 1개월 이내에 가장 많이 걸린다.

젖꼭지 둘레의 유혼부(젖꼭지 둘레가 검은 부분)에 작은 상처가 생겨 이 곳으로 병균이 들어가 걸린다.

그 밖에 외상에 의해 일어나는 경우도 있고, 병이 아닌 산후에 젖이 나오기 시작할 때 단단하게 붓는 경우도 있다. 또 월경시에는 자궁에 출혈이 일어남과 동시에 유선도 충혈되어 병으로 발전되는 일도 있으며, 젖꼭지에 열창이나 교상, 작은 종기가 생긴 것이 내부로 번져 크게 되는 수도 있다.

그러나 민간 요법을 빨리 실시하면 대개는 완치된다.

 민간 요법

(1) 송사리 3~4마리를 산 채로 먹으면 통증과 염증도 사라진다.
(2) 미꾸라지 요법을 하면 1시간 정도 지나 통증이 멈추고, 부기

도 점차 빠져서 2~3일만에 낫는다.

(3) 우습포는 더욱 효력이 있다.

(4) 아픈 쪽의 겨드랑이 및 주름이 있는 배 위쪽에 7~21번 정도의 뜸을 뜨면 대개 1회로 낫는다.

앞쪽의 주름에 떠도 좋지만 뒤쪽이 더 효과가 있다. 앞뒤의 주름이라는 것은 팔을 내렸을 때 생기는 가슴과 위팔의 경계를 말한다.

이 뜸만큼 효력이 빨리 나타나는 것은 없다.

 ## 특효의 뜸

환자의 집게손가락 가운데마디의 길이를 둘로 나누어, 천식의 뜸자리에서 오른쪽 또는 왼쪽(아픈 유방이 오른쪽이면 왼쪽으로, 왼쪽이면 오른쪽으로)으로 잰 점을 기준으로 하여, 이 경혈에 뜸 9~12번을 뜨면 어떠한 유종(유방이 부은 것)도 낫는다.

36. 이빈후과 계통의 병

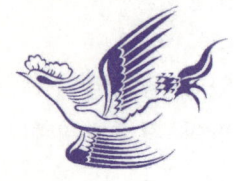

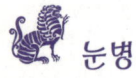 눈병

(1) 각막염

각막염은 각막에 종기가 생기거나 흰 점이 덮이는 증상으로, 동공에 들어갈 빛이 차단되므로 망막에는 상(像)이 나타나지 않는다. 즉, 사진기의 렌즈를 손으로 가릴 때와 같은 현상이다.

이 흰 점이 퍼지면 실명하게 되므로 의사의 치료를 받아야 한다.

간호법으로는 탈지면에 붕산수를 적셔 눈을 덮고 붕대를 한다. 주의할 점은 술이나 매운 음식은 절대 금물이다. 치료법은 카스카라 사그라다(cascara sagrada)정이나 황마의 설사제를 복용한다.

(2) 트라코마

오늘날의 세균학상으로도 아직 본체를 규명하지 못한 병이다. 전염이 매우 강한 눈병으로, 불결한 가정, 선병질의 어린이, 먼지가 많고 햇빛이 잘 들지 않는 곳에서 일하는 사람, 저항력이 약한 사람들에게 잘 걸리며, 만성이 되면 잘 낫지 않는다.

까칠까칠한 흉터가 생기거나 붉은 잉크로 물들인 것처럼 보이기도 하고, 눈까풀 안쪽이 까칠해지며 눈알이 흐려진다. 치료를 받으면 대개 낫지만 그대로 두면 실명한다. 이 밖에 속눈썹이 흐트러져 나거나 눈까풀이 이상한 눈매가 되는 경우도 있다.

빨리 병원을 찾는 방법이 가장 안전한다.

(3) 임독성 결막염

이 병을 농루안(膿漏眼)이라고도 하는데, 임병(淋病)이나 소갈(消渴)의 병균이 눈 안에 들어가서 이 병을 일으킨다.

증세는 하룻밤 사이에 눈이 부어오르고, 흰창이 붉어지며, 검은 곳이 함몰되어 낮아진다.

통증이 심하며 눈꼽이 많이 생기는데, 이것이 농즙(膿汁)이다. 심하면 실명하므로 빨리 의사의 치료를 받도록 해야 한다. 특히 주의할 점은 소독하지 않은 손으로 건강한 눈에 대거나 같은 수건으로 양쪽 눈을 닦으면 건강한 눈까지 전염된다. 특히 목욕시에 주의해야 한다.

의사에게 가기 전의 간호법은 앞에서 말한 각막염과 같다.

(4) 결막염

눈까풀의 안쪽이나 눈이 충혈되는 병으로, 원인은 눈의 과로·수면 부족·수영 등이다.

이때는 피마자 기름을 복용하여 한 번 설사를 시킴과 동시에 비누로 눈을 깨끗이 씻은 다음, 붕산수 염엄법을 실시하면 하루 후에는 대개는 낫는다. 안약을 사용하는 것도 좋으나 잠잘 때 안약을 넣으면 도리어 충혈을 일으킨다.

(5) 야맹증

병이라고는 할 수 없지만 밤에는 잘 보지 못하므로 밤소경이라고 한다. 부모의 매독에 의해 선천적으로 타고나는 경우도 있지만, 대개는 영양 부족이나 비타민 A의 결핍에 의해 일어난다. 또 드문 일이지만 강한 광선의 자극이나 독한 약물에 의해, 또는 분만 전후의 임산부나 어린이에게 일어난다.

뱀장어의 간과 간유는 예부터 전해오는 민간 요법이며, 이를 싫어하는 사람은 극단적인 요법이지만, 규철환(規鐵丸)을 식후 2~3알(어린이는 1알)씩 계속 복용하면 완치된다.

단 이 약 복용시에 커피는 금물이지만, 칠성장어에는 괜찮다.

(6) 백내장

백내장은 눈 내부의 병으로서 사진기의 렌즈와 같은 작용을 하는 수정체가 흐려져서 시력이 나빠지는 병이다.

이 흐려진 수정체를 수술하여 안경을 쓰는 것이 좋다.

(7) 녹내장

안구(눈알)가 굳어져 시력을 잃게 되며, 편두통으로 눈 부근의 통증을 수반하기도 한다. 심하게 놀라거나 걱정을 하면 일어나며, 수술하면 낫는다.

(8) 망막염

물체의 상을 감지하는 망막에 이상이 생기는 병이며, 신장염으로 시력을 잃는 것은 요독이 망막을 침해하기 때문이다.

그 밖에 매독·당뇨병·십이지장충·악성 빈혈 등으로 일어나며,

눈에 이상이 생겨 보이지 않으므로 안약을 사용해도 효력이 없다. 그러므로 전문의사의 치료를 받지 않으면 안 된다.

초기일 때는 귀의 앞과 위, 머리 복판에 뜸을 뜨고 2주간의 단식, 지압을 실시하면 효력이 있다. 난치의 눈병이나 매독성에 의해 실명에 가까운 중증도 나은 예가 있다.

(9) 각막 연화증

영양 부족인 어린이에게 잘 걸리며, 대개 실명된 사람이 많다. 눈의 검은 부분이 흐려지고 곪기도 한다.

전문의사의 치료를 받아야 한다. 초기에는 뜸·비타민 A·간유·칠성장어가 좋지만, 중증은 좀처럼 낫기 어렵다.

(10) 각막 백반

각막에 흰 얼룩점이 생겨 시력을 방해한다. 전문의의 치료를 받고 간유를 먹는 한편, 선병질의 저항 요법을 실시한다. 이 흰 얼룩점이 생기는 어린이는 대개 선병질이다.

(11) 색맹

색맹 중에는 적색과 녹색의 구별이 잘 안 되는 적록 색맹이 있는데, 이는 유전이라서 치료가 안 된다. 적색 안경을 쓰면 붉은색은 희게 보이고, 또 푸른색 안경을 쓰면 녹색이 희게 보이므로 이렇게 색깔을 구별할 수 있다.

원인으로는 안저(眼底)의 망막에 있는 원추제라는 시세포의 선천적인 발육 부진으로 생기지만, 모든 색깔을 다 구별 못하는 색맹은 거의 없다. 대부분은 적색과 녹색을 구별하지 못하는 적록 색맹이다. 그러므로 이 두 색깔을 구별하는 연습을 실행하면 가벼운 색맹은 낫는다.

(12) 안정 피로

보통 신경쇠약은 항분성(亢奮性)인데, 안정 피로에서 오는 신경 쇠약은 기민성(機敏性)이므로, 잠을 많이 자는 것이 특징이다.

따라서 책을 보거나 잔일을 하면 눈이 피로해져서 잠을 자야 하며, 조그마한 바느질을 해도 어깨가 뻐근하고, 또 두통이 나고 위가 나빠지기도 한다.

이것은 난시의 원인이 되며, 안경을 조절하면 낫기도 하는데, 눈 운동법(안면 마사지)을 20분 동안 실시하고 지압을 하며, 결명자를 복용하면 낫는다.

(13) 근시

근시는 안구의 앞뒤 축이 길어서 눈알이 안저부(망막이 있는 부분)와 검은 동자와의 거리가 너무 멀어서 생긴다.

따라서 물체의 상은 안저의 망막에 도달되기 전에 앞쪽에서 결상하므로 상이 희미하게 보인다.

근시는 매일 2회 5분간씩 지압을 실시하여 안구축을 줄이고, 세수하기 전에 번루염(蘩蔞鹽)으로 눈을 씻는 한편, 청즙을 2~3회 6개월 정도 복용하면 시력이 0.1인 사람이 1.0까지 된다는 사실이 실험으로 증명되었다.

번루는 새들이 좋아하는 별꽃풀이다.

별꽃 즙에 소금을 많이 섞어 햇빛에 말려 이를 닦고, 그 양치물로 눈을 씻으면 근시는 물론 백내장 등 모든 눈병이 잘 낫는다고 한다. 칼슘과 비타민의 결핍도 근시가 된다.

① 노안 · 근시 · 백내장을 예방하는 지압 요법

유전성이 많으므로 매일 2~3회의 지압법을 실행하면 어떠한 눈병에도 효과가 있으며, 안구를 심하게 지압해도 결코 상하는 일이 없다(〈지압편〉편 참조).

② 눈병에 특효가 있는 것

각막염 · 결막염 · 트라코마 · 야맹증 · 각종　내장 · 백반 · 안정　피로 등에도 뜸이 좋다.

내장이나 트라코마 같은 만성병은 오랜 시간이 필요하지만, 급성 눈병에는 내장이 상하지 않는 한 뜸으로 잘 낫는다. 7일 동안 실시하면 완치되고, 급성은 2~3일이면 완치된다(〈뜸 요법〉편 참조).

그리고 결명자는 눈병과 뇌병에 가장 좋은 약으로 알려져 있다. 4홉의 물에 결명자 20g을 달여 3홉으로 줄면 매일 복용한다.

급성 눈병에는 대황잎 4g 정도 섞어 복용한다. 또 무사마귀 · 트라코마 · 흰 얼룩점이 생긴 눈병에는 율무 20g을 가하여 함께 달여 먹으면 모두 다 없어진다.

매독성으로 실명한 사람, 시신경 위축, 그 밖의 각종 내장병으로 거의 실명이 된 사람은 즉시 단식을 실시한다. 단식을 실시한 후 결명차를 복용하고 뜸과 지압 · 영양 보충(비타민) 등을 실시하면 효력이 있다.

 민간 요법

(1) 가래나무

가래나무 씨 4~6g을 1회분 기준으로 달여서 1일 2회씩 10일 정도 복용한다.

(2) 감국

감국 온포기 또는 꽃 4~6g을 1회분 기준으로 달여서 1일 2~3회씩 1주일 정도 복용한다.

(3) 개암나무

껍질을 벗긴 개암나무 씨 20개 정도를 1회분 기준으로 달여서 1일 2~3회씩 10일 정도 생식한다.

(4) 고삼

고삼 씨 2~3g을 1회분 기준으로 달여서 1일 2~3회씩 1개월 정도 복용한다.

(5) 구기자나무

구기자나무 씨 3~5g을 1회분 기준으로 볶아서 가루내어 1일 2~3회씩 15일 정도 복용한다.

(6) 냉이

냉이 뿌리를 말려 가루내어 10~12g을 1회분 기준으로 달여서 1일 2~3회씩 1주일 정도 복용한다.

(7) 도꼬마리

도꼬마리 씨 4~5g을 1회분 기준으로 달여서 1일 2~3회씩 1주일 정도 복용한다.

(8) 둥굴레

둥굴레 뿌리줄기 8~10g을 1회분 기준으로 달여서 1일 2~3회씩 10일 정도 복용한다.

(9) 맥문동

맥문동 덩이뿌리 8~10g을 1회분 기준으로 달여서 1일 2~3회씩 1주일 정도 복용한다.

(10) 맨드라미

맨드라미 씨 5~7g을 1회분 기준으로 볶아서 가루 내어 1일 2~3회씩 1주일 정도 복용한다.

(11) 길짱구

줄기 또는 잎을 깨끗이 씻은 것 한 줌을 설탕 한 숟가락과 함께 물에 넣고 끓인 물로 눈을 자주 씻는다.

(12) 살구씨(행인)

짓찧어 즙을 짜서 멸균하여 자주 눈에 넣어준다. 그러면 가려움과 깔깔한 감이 없어진다.

(13) 하고초

하고초 한 줌을 물로 달여서 하루 2~3번 먹는다. 하고초 가루는 한 번에 6g씩 하루에 2~3번 먹는다.

(14) 차전초 · 설탕

차전초 줄기나 잎 한 줌을 깨끗이 씻어 설탕 한 숟가락을 넣고
물 200㎖로 달여서 거즈로 짜서 묻혀 눈을 씻는다.

(15) 지렁이

10~15마리를 물에 담가 내용물을 다 토하게 한 다음, 유리병에
1/10 분량의 깨끗한 소금과 함께 넣어둔다. 그러면 지렁이 몸에서
진물이 나오는데, 30분 지나서 지렁이를 건져 버리고 남은 액체를
걸러 이것을 60℃의 더운 물 위에서 한 번에 30분씩 3~4번 거듭
덥혔다가 식혀서 찬 곳 또는 냉장고에 보관해 두고 쓴다.
소독된 유리 막대기에 이 액을 묻혀 가볍게 결막을 비벼주면서
바른다. 한 번에 한 방울씩 하루 2~3번 눈에 넣어도 좋다.

(16) 가물치 쓸개

말려 보드랍게 갈아서 눈에 넣는다.

(17) 돼지 쓸개

신선한 것 1g을 생리 식염수 100㎖에 풀어서 병에 넣고 마개를
막아 멸균한 다음, 한 번에 한 방울씩 하루 2~3번에 눈에 넣는다.

(18) 곰 쓸개

증류수 또는 생리 식염수에 0.1%되게 풀어서 한 번에 1~2방울
씩 눈에 넣는다.

(19) 웅담

전초 50g을 물에 달인 다음 찌꺼기를 짜 버리고 무른 고약이 되도록 다시 졸여서 하루 2~3번 눈에 넣는다.

(20) 물푸레나무

껍질을 15g을 잘게 썰어 물에 달이면서 그 김을 눈에 쏘인 다음 달인 약물로 눈을 씻는다.

(21) 길짱구

잎을 짓찧어 즙을 짜서 멸균하여 하루 3~4번 눈에 넣는다.

(22) 결명자 · 용담 · 국화

결명자 15g, 용담 · 국화 각각 12g을 물에 달여 하루 2~3번에 나누어 먹는다.

(23) 꿀

0.5g을 증류수 10㎖에 풀어 눈에 1~2방울씩 떨어뜨린다.

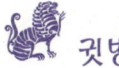

귓병

(1) 외이염의 증상과 간호법

고막 밖의 병을 외이염이라 하며, 속이 보이지 않을 정도로 귓속이 부어 잡음이 들리며, 통증이 심해 잠을 이루지 못한다. 통증이 심하고 많이 부어도 그리 걱정할 필요는 없다.

그러나 중이염이나 내이염은 그리 간단한 문제가 아니다. 이때는 초기에 피마자 기름으로 충분히 설사를 시킨 후 귀 뒤쪽에 얼음을 댄 다음 또 2~3방울의 피마자 기름을 떨어뜨려 솜으로 덮으면 대개는 곪지 않고 낫는다. 또 장뇌(樟腦)를 가루로 만들어 귓속에 넣어두면 통증이 멈춘다.

(2) 중이염과 증상과 간호법

중이염에는 급성과 만성이 있으며, 급성 중이염은 고열과 통증으로 잠을 이루지 못한다.

이때는 피마자 기름으로 2회 정도 설사를 시키면 열이 내리며 차차 가라앉는다. 또 얼음으로 환부를 식힌 다음 아스피린을 먹으면 잘 낫지만, 통증이 계속될 때는 중이염 고름이 생긴 것이므로 전문의의 진찰을 받아야 한다.

이 증상이 계속되면 대개 2~3일 만에 고막이 터져 다량의 농이 나오고 만성이 된다.

(3) 만성 귓병에 달걀기름

달걀기름(난유) 2~3방울을 귓속에 떨어뜨려 5분 정도 옆으로 비스듬히 누워 있으면 약이 귓속까지 스며들어가 농이 멎는다. 농은 대개 만성 중이염인 경우 고막에 구멍이 뚫려 나오며, 농이 그치면 고막이 자연적으로 닫힌다.

만성 중이염은 대개 선질병인 사람에게 나타나며, 일광욕이나 마사지를 실시하지 않으면 중병으로 발전하기 쉽다.

민간 요법으로는 다음과 같은 것들이 전해져 내려오고 있다.

(1) 박하

귓속이 아프고 고름이 날 때 박하를 찧어 귓속에 넣는다.

박하는 맵고 차가우며, 수태음과 궐음의 경락을 통한다. 바람을 통하게 하고 열을 흩어지게 하며, 어지러운 증상을 덜어주고, 해독하는 효능이 있다.

풍열이 위로 거슬러오르면 경기(經氣)가 막혀 고름이 생긴다. 귓속이 이따금씩 아프고 기침을 하며, 음식물을 넘기거나 재채기를 할 때 통증이 더욱 심해지다가 고름이 밖으로 흘러나오면 아픔이 줄어든다. 이럴 때 이 약은 바람을 통하게 하고 열을 내보낸다.

(2) 대황

귀울림이 들리고 고약한 냄새가 날 때 대황(大黃) 가루에 참기름을 섞어 귓구멍에 떨군다.

대황은 쓰고 차가우며, 간장·위·대장의 경락을 통한다. 열독을 없애고 엉킨 것을 풀어지게 하며 엉킨 피를 통하게 하는 효능이 있다.

간장·담·삼초(三焦)에 열이 숨어 외부의 병균에 감염되고, 풍열이 위로 거슬러오르면 귓속에서 고름이 흐른다. 귀에서 고약한 냄새가 나고 잘 듣지를 못하며, 귀울림이 들리고 귀가 아프다. 이럴 때 이 약은 정력을 왕성하게 하고 열을 내리게 한다.

(3) 호이초잎

귀가 이따금씩 아프다가 뛰면 아픔이 더 심해지며 열과 오한이 날 때 호이초잎(虎耳草葉)즙을 귓속에 떨구어 넣는다.

호이초잎은 쓰고 맵고 차가우며 독성이 있다. 바람을 쫓아버리고 열을 내리며, 피를 차게 하고 해독하는 효능이 있다. 풍진·습진·중이염·단독·기침·피로증 등을 치료한다.

(4) 패모

귀에 고름이 생기고 기침을 하면 더 아파질 때 패모(貝母) 가루를 귓속에 불어 넣는다.

패모는 달고 쓰고 차가우며, 폐의 경락을 통한다. 폐를 윤활하게 하고 막힌 것을 뚫어주며, 기침을 멎게 한다. 또 가래를 삭이고 오장을 편안하게 하며 골수에 유익한 효능이 있다.

풍열이 위로 거슬러오르면 경락과 기체가 막혀 고름이 생기는데, 이럴 때 이 약은 열을 흩어지게 하고 바람을 통하게 한다.

(5) 석류꽃

귀에 열이 있어 염증이 생겼다가 고름으로 변하고 밖으로 흐를 때 석류꽃 가루에 용뇌를 섞어 귓속에 불어 넣는다.

석류꽃은 시큼하고 떫고 평하다. 코피·중이염·상처에서 피가 흐르는 증상 등을 치료한다. 용뇌는 엉킨 것을 풀어주고 감각 구멍을 통하게 한다. 또 부은 것을 가라앉히고 아픔을 진정시키는 작용을 한다.

(6) 부추즙

귀가 붓고 아프며 고름과 피가 같이 나올 때 부추즙(韭菜汁)을 귓속에 떨구어 넣는다.

부추즙은 맵고 온화하며, 간장·위·신장의 경락을 통한다. 위를 따뜻하게 하고 기체를 통하게 하며, 피를 통하게 하고 해독하는 효능이 있다.

(7) 백반

귀에 외상을 입어 귓속이 아플 때 백반 가루에 사향을 넣어 귀속에 불어 넣은 다음 귓구멍을 막는다.

백반은 시큼하고 떫고 차며 독성이 있다. 폐·위·대장의 경락을 통한다. 가래를 삭이고 습기를 건조하게 하며, 설사와 피를 멎게 하고 해독·살충하는 효능이 있다.

 콧병(축농증)

축농증은 삼백초의 생잎 5장 정도를 가는 막대기에 겹쳐서 소금으로 버무려 약 30분 정도 즙이 나오도록 콧속에 끼워 놓고 코를 풀면 농 같은 콧물이 나와 치료된다. 비용(鼻茸)은 잘 듣지 않지만, 축농증은 나은 예가 많다.

 시력과 청력의 쇠퇴 예방법

나이를 먹어 가장 불편을 느끼는 것은 바로 눈과 귀이다. 그러나 눈에는 안경, 귀에는 보청기가 있어 많은 도움을 받는 것도 사실이다.

그렇지만 시력이나 청력은 유전이나 비타민에도 많은 영향력을 받고 있으므로 야채 청즙을 충분히 먹도록 한다.

37. 임신과 불임 및 난소 낭종

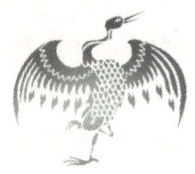

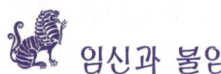 임신과 불임

호르몬 주사, 자궁 후굴의 수술, 소파 수술 등을 해서 아기를 가졌다는 사람은 하나도 없다. 오히려 수술 결과 여러 가지 부인병이 발생하며, 또 수술 후 운동 부족과 영양 관리 소홀로 체질이 약해진 나머지 어혈, 즉 혈액순환이 나빠져 갖가지 장애가 일어나기도 한다.

임신을 위한 민간 요법

불임의 원인은 여러 가지가 있지만, 단식 요법을 10일이나 2주간 실시한 다음, 뜸과 온몸 마사지를 하루에 1회씩 실시하고, 결명자와 이질풀을 달여 먹으면 대개는 임신한다.

흰꽃 이질풀에는 임신 비타민이 함유되어 있음을 모르고 수술이나 호르몬 주사를 맞는 등 많은 비용을 들이는 것은 어리석은 일이라 아니할 수 없다.

또한 불감증이나 우울증 등은 단식을 하면 변화를 가져온다. 불임증이나 신경과민으로 몸이 여위어 여러 가지 부인병을 앓는 사람에게 꼭 단식을 권유하고 싶다. 그러나 폐병을 앓지 않고 몸무게 45kg 이상인 사람만이 실시할 수 있다.

그리고 골반이 좁아지지 않도록 운동을 실시하고, 다리를 튼튼히 하기 위하여 될 수 있는 대로 많이 걷고, 번민이나 신경과민, 또는 식양생 때문에 혈액 아시도시스를 일으키지 않도록 유의해야 한다.

전해지는 민간 요법으로는 다음과 같은 것들이 있다.

(1) 황부자 · 차조기잎

향부자 8~10g, 차조기잎 20~30g을 물에 달여 하루 2번에 나누어 끼니 사이에 먹는다. 각각 같은 양을 보드랍게 가루내어 한 번에 4~8g씩 하루 3번 먹어도 된다. 배가 아픈 증상이 있을 때에 좋다.

(2) 진교 · 갖풀(볶은 것) · 약쑥

각각 같은 양을 가루 내어 한 번에 10~15g씩 넣고 쌀죽을 쑤어 먹는다.

(3) 잣

하루 50~100g을 새참으로 까 먹는다.

(4) 뽕나무겨우살이

하루 10~20g씩 물에 달여 2~3번에 나누어 식간에 먹는다.

(5) 당귀 · 궁궁이 · 익모초

당귀 28g, 궁궁이 20g, 익모초 12g을 물에 달여 하루 2번에 나누어 식간에 먹는다.

(6) 속단 · 밤나무겨우살이
각각 같은 양을 가루내어 한 번에 10~12g씩 넣고 쌀죽을 쑤어
먹는다.

(7) 속단(술에 담근 것) · 두충(생강즙을 묻혀 볶은 것)
각각 같은 양을 보드랍게 가루내어 졸인 꿀로 알약을 만들어 한
번에 6~8g씩 하루 3번 식후에 먹는다.

(8) 포도나무
잎 또는 덩굴 · 뿌리를 하루 10~20g씩 물에 달여 2번에 나누어
먹는다. 입덧에도 쓴다.

(9) 뽕나무겨우살이 · 속단 · 새삼씨
뽕나무겨우살이 · 속단 각각 100g, 새삼씨 200g을 보드랍게 가루
내어 갖풀을 녹인 것으로 반죽해서 알약을 만들어 한 번에 5~6g
씩 하루 2~3번 식후에 먹는다.

(10) 단너삼 · 궁궁이 흰쌀
단너삼 · 궁궁이 각각 5g을 가루내어 물에 달인 다음, 찌꺼기를
짜 버리고 그 물에 흰쌀을 넣고 죽을 쑤어 먹는다.

(11) 농어
국을 끓여 먹거나 회독 먹거나 지져 먹어도 된다.

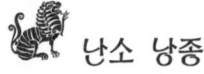 난소 낭종

속칭 장만(腸滿)이라는 병으로, 임신과 같이 배가 부어오르는 증세가 있다.

낭종(囊腫)의 내용물은 진득진득한 점액(粘液), 진득진득하지 않고 물과 같은 장액(腸液) 등의 두 종류가 있으며, 이 액체가 많이 괴면 뱃속이 부풀어오른다.

배가 부풀어오르면 위·창자·심장·폐·자궁 등을 압박하므로 호흡하기가 곤란하며, 대소변의 배설이 나빠지거나 다리가 마비되어 부종(浮腫)을 일으킨다. 또 위장이 나빠져서 몸이 쇠약해지고 여러 가지 전신 장애를 일으킨다.

이것은 혈액순환이 좋지 못하여 일어나며, 완치되는 방법은 오직 단식밖에 없다.

38. 장결핵

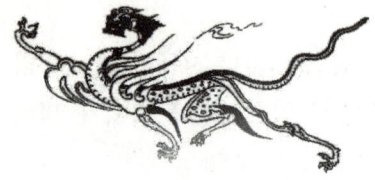

　이 병은 폐결핵 환자가 가래를 삼켜 창자에 결핵성의 궤양이 생기기도 하고, 신장이나 방광의 결핵이 창자에 확대하여 생기기도 한다. 그리고 속립 결핵이라고 해서 내장 전체의 결핵인 장결핵도 있다.

　이 모두 다 선병질에 관계되는데, 위장이 약해서 저항력이 없어졌기 때문에 걸린다. 장결핵은 과식이나 운동 부족, 그 밖의 전염병·염병·과로 등으로 유발된다.

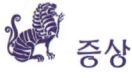 증상

　창자에 궤양이나 기타 병발증이 있으면 증세가 여러 가지로 흩어지므로 병을 꼬집어내기가 곤란한 경우가 많다.

　장결핵은 설사를 하고 잘 낫지 않는다. 설사는 하루에 2~3회 정도 일어난다.

　무엇이든지 먹고 싶어하고, 이로 인해 배를 움켜쥐고 고통스러워 한다. 차차 약해지면 구토를 하며, 배꼽 둘레를 눌러보면 몽우리가 있는 것을 느낄 수 있다.

경험이 없는 사람은 신장을 장결핵의 몽우리라고 오인하는 수가 있는데, 대변이 비결(秘結)할 때도 일시적으로 몽우리가 생기는 수가 있다.

이 병은 진행이 둔하므로 일시에 회복되거나 중병으로 발전하는 일은 절대로 없으며, 복막염을 일으켜 오래가기도 한다.

 ### 간호법과 민간 요법

폐결핵의 치료법을 그대로 실행하면 된다. 그리고 증상에 따라서는 이질풀과 율무 각각 20g을 4홉의 물에 2홉으로 달여 복용한다.

39. 장폐색증(일레우스)

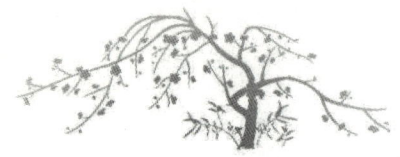

일레우스(ileus)는 창자가 막혀 대변이나 가스가 나오지 못하는 병이며, 그 원인도 여러 가지이다.

어린이에게는 창자가 뒤틀리는 일이 많다. 이 병은 때때로 배가 아프고 창자의 연동운동이 심해져서 발작성 통증을 수반하는 동시에 이곳 저곳으로 배가 틀어지면서 창자가 막히면 이것을 개통시키려는 움직임이 자연적으로 일어난다.

탈장의 감돈, 충수염의 유착(癒着)·첩적(疊積) 등 창자가 서로 엉켜붙어 장벽이 이중이 되거나, 음식물 때문에 창자가 막히거나 마비, 또는 가스가 많이 고여 배가 부어올라 심한 고통을 느낀다.

뒤틀린 것은 낫기 힘드나, 신경성 폐색은 대개 완쾌된다.

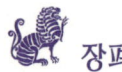 ## 장폐색의 수술

교착성이 아니면 내과에서 치료할 수 있는데, 신경성인 것 외에는 대개 수술을 해야 한다. 그러나 수술을 한다 해도 비교적 사망률이 높다. 외부만을 보고서는 그 내부 관계를 잘 알 수 없고, 개복해 보면 뜻밖의 일이 많이 나타나기 때문이다.

염전(뒤틀림)은 수술을 해보면 큰 다시마(해초)가 창자에 붙어 있거나, 많은 회충이 마치 국수가 엉킨 것처럼 있는 경우도 있고, 많은 가스가 고여 배가 풍선처럼 부풀어 있어서 수술할 때 창자가 튀어나오는 수도 있다.

따라서 창자의 곳곳에 구멍을 뚫어 가스를 빼는 동안 시간이 걸려 환자가 사망하는 경우도 있다.

 ### 장폐색증의 완쾌

경련성 장폐색을 일으켜 배에 가스가 고여 치료를 받았으나 별다른 효력을 보지 못한 사람이 생강과 겨자탕을 이용한 습포와 석총식 우약 습포를 한 다음, 결명자와 이질풀을 달여 먹고 가스가 없어지면서 마침내 식욕도 원기도 왕성하여 3일간의 고생 끝에 완쾌되었다는 사례가 있다.

40. 전간(간질)

전간은 누구나 쉽게 알 수 있는 일종의 뇌병인데, 여러 원인에 의해 일어난다. 흔히 소화기 장애, 신경의 흥분, 과로 등에 의해 발병하며, 온몸에 심한 경련을 일으키는 한편, 손발을 흔들면서 거품을 내고, 코고는 소리를 내면서 인사불성이 된다.

초기에는 단지 의식이 없어지고, 한때 현기증을 동반할 뿐이며, 단시간에 회복하게 되지만, 중증일 때는 심한 경련을 일으킨다. 그러나 일단 깨어나면 아무런 일이 없었다는 듯이 말짱한 태도를 취하는 것이 특징이다.

간호법

발작을 일으킬 때는 조용히 눕혀 혀를 깨물지 않도록 입 안에 천을 끼워놓고 기다리면, 시간이 경과된 뒤 자연히 깨어난다.

머리를 식혀서는 안 된다. 예방법으로는 평소에 과중한 노동을 피하고, 정신적인 충격을 받지 않도록 하며, 또 수영이나 높은 곳에 올라가는 일은 금지해야 한다. 과음을 금하며, 변비가 있을 때는 설사를 시키거나 관장을 하여 변통이 잘 되게 한다.

옛 사람들은 화장터 그을음을 팥알 정도의 환약으로 만들어 매일 10알 정도씩 복용했다.

그런데 오늘날에는 단식 요법을 여러 번 되풀이하여 실시하면 경과가 좋아져, 1~2회 계속 되풀이하는 동안 발작수가 차차 줄어들어 마침내 완치된다. 이 병에는 오로지 단식만이 효과를 볼 수 있다.

민간 요법으로는 다음과 같은 것들이 전해져 내려오고 있다.

(1) 미치광이풀

갑자기 정신이 이상해질 때 미치광이풀(莨菪)로 환을 지어 복용한다.

미치광이풀은 쓰고 맵고 온화하며 독성이 있으며, 신장·위·간장의 경락을 통한다. 간질병을 안정시키고 아픔을 덜어주며 정신 이상을 치료한다. 배갈주에 미치광이풀을 담그는 것은 독성을 감소시키기 위해서이다. 따라서 이 풀을 담갔던 술은 마시지 못한다.

갑자기 가래와 기체가 막히면 정신이 이상해지고 행동이 정상적이지 못하며 허튼 소리를 하는 등의 증상이 나타난다. 이럴 때 이 약은 기체를 순조롭게 통하게 하고 가래를 삭이며 정신을 맑게 한다.

(2) 두꺼비풀

허튼 소리를 할 때 두꺼비를 구워서 가루 내어 술로 복용한다.

두꺼비는 맵고 차가우며 독성이 있으며, 신장·간장·비장·폐의 경락을 통한다. 막힌 것을 통하게 하고 물과 눅눅한 기를 내려보내며 독을 풀어준다. 살충 작용을 하고 아픔을 진정시키며, 강심(强心) 작용과 이뇨작용이 있다. 두꺼비를 구우면 독성이 없어진다.

간질병으로 분별력이 없어져 허튼 소리를 하고, 웃고 울며 정신

이 정상적이지 못하며, 말하는 것이 혼란스러울 때 이 약은 기를
잘 통하게 하고 막힌 것을 풀어지게 하며 정신을 안정시킨다.

(3) 복룡간

간질병으로 허튼 소리를 할 때 복룡간(伏龍肝) 가루를 복용한다.

복룡간은 맵고 온화하며, 간장·비장·위의 경락을 통한다. 위를
따뜻하게 하고 습기와 건기를 잘 조절하며, 구토를 멈추게 하고
피를 멎게 하는 효능이 있다. 정신이상으로 가슴을 앓는 증상을
치료한다.

간질병으로 정신이 우울하고 허튼 소리를 할 때 이 약은 정신을
안정시키고 막힌 것을 풀어지게 한다.

(4) 여주·백반

울고 웃는 것이 이상하고 정신이상의 증세를 보일 때 여주 꼭지
가루를 복용한다.

여주 꼭지는 쓰고 차고 독성이 있으며, 신장·폐·위의 경락을
통한다. 더위를 풀어주고 열을 내리며 가래를 삭여준다. 또 막힌
것을 잘 통하게 하고 눈을 밝게 하며 해독하는 효능이 있다. 백반
은 가래를 삭이고 습기와 건기를 잘 조절하는 효능이 있다. 가래
와 침이 꽉 막힌 증상과 간질병 등을 치료한다.

두 가지 약이 모두 독성이 있으므로 3일에 한 번씩 복용하면 독
성으로 신체가 손상되는 것을 피할 수 있다.

가래가 막히면 사고력이 없어져 환자가 조용해지며, 묵묵히 혼자
말을 하거나, 울고 웃는 것이 비정상적이며, 정신 이상으로 멍하니
서 있다. 이럴 때 이 약은 가래를 삭이고 엉킨 것을 시원하게 풀

어지게 한다.

(5) 용담초

갑자기 발작하여 불안해하거나 기뻐 날뛸 때, 용담초(龍膽草)를 달여 복용한다.

용담초는 쓰고 차가우며 간장·담의 경락을 통한다. 간과 담의 실열을 없애고 하초(下焦 : 배꼽 아래 부분)의 눅눅한 기와 열을 내리는 효능이 있다. 간의 경락에 열이 많아 경련을 일으키는 병과 몹시 조급해하는 것을 치료한다.

간기가 거슬러올라와 막히면 갑자기 발작하고 성급해지며 불안해하거나, 황당한 말을 하며 기뻐서 날뛴다. 이럴 때 이 약은 정신을 안정시키고 막힌 것을 통하게 하며, 간장의 열을 내리고, 치밀어오르는 것을 내리누른다.

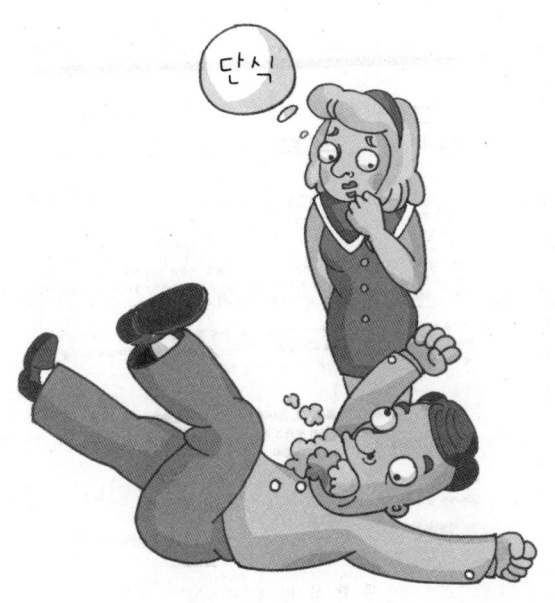

41. 목의 병

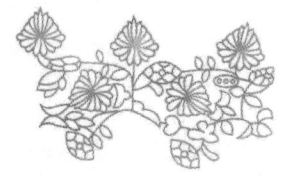

목구멍의 병은 디프테리아 외에도 급성 편도선염·인두 카타르·후두 카타르·아데노이드·편도선 비대 등 많은 병이 있다.

디프테리아는 목구멍에 흰막이 생기는 것이 특징이다. 어린이가 38도 이상의 열이 생길 때는 손가락으로 혀를 누르고 목구멍을 살펴 목구멍이 부어 있으면 그 주변 자체가 입 안의 색깔과는 다르게 짙은 붉은 색깔로 변해 있는 것을 볼 수 있다. 이것은 편도선염일 때나 디프테리아일 때나 같다.

만일 붉은 곳에 달걀 속 껍질 같은 것이 붙어 있으면 디프테리아일 우려가 있으므로 조기 간호를 하는 한편, 빨리 의사를 찾아야 한다.

그런데 급성 편도선염에 성화성·화농성 편도선염은 목구멍에 흰 점이 생기는 병이다. 이럴 땐 소독저에 솜을 감고 물에 적신 다음, 그 흰 점을 닦으면 화농은 잘 떼어지나 디프테리아의 흰 의막이라면 좀처럼 벗겨지지 않는다.

아데노이드나 편도성 비대는 만성병으로서 열이 나지 않으므로, 열이 나고 목구멍이 부어 아프게 되는 것은 디프테리아가 아니면 편도선염이라고 보고 그 간호를 하면 틀림이 없다.

이 병을 안기나(angina)라고 하며, 목구멍 둘레가 붉게 붓고 그 곳에 흰 점이 있을 수도 있으므로 디프테리아와 혼동하기 쉽다.

디프테리아가 아닌 급성 목구멍 병이면 우습포를 만들어 감고 붕산수나 식염수로 양치질을 하면 그 다음날부터 열이 내려 2~3일 동안에 깨끗이 낫는다.

어린이가 있는 가정에서는 피마자 기름·매실 엑기스 등 구급품을 필히 갖추어 놓아야 한다.

민간 요법으로 다음과 같은 것들이 효험이 있다.

(1) 쑥잎 생것을 2~3포기 찧어서 목에 붙이면 효과가 있다. 또한 쑥즙을 내어 1회 반 컵씩 마셔도 낫는다.

(2) 도라지 말린 것 2~3뿌리, 행인(살구씨의 알) 4개, 감초 2g을 물 1홉으로 달여서 1일 1회 1컵씩 3회로 나누어 마시면 특효가 있다.

(3) 버섯(식이버섯)을 가루를 내어 목구멍에 한 줌씩 삼키든지, 불에 넣으면 매우 효과가 있다.

(4) 우엉씨 반 홉, 감초 반 홉을 물 3~4홉으로 달여두고 소주잔 1잔씩 마시면 효과가 좋다.

(5) 미역 말린 것을 볶아서 가루를 만들어 놓고 매일 차 한 숟갈씩 물 한 잔으로 복용하면 효과가 좋다.

(6) 자두 알맹이를 쪄서 가끔씩 씹어 먹으면 낫는다.

(7) 알로에 잎사귀를 강판에 갈아서 목에 붙이고 붕대로 감아두는데, 3~4시간마다 갈아주면 특효가 있다.

(8) 사과를 믹서나 강판에 갈아 즙을 내어 반 컵씩 1일 2~3회 마시면 통증과 부기가 없어진다.

(9) 흰 파뿌리를 길이로 2등분하여 파 안쪽이 목에 닿도록 붙이고 붕대로 적당히 감아두면 통증이 멎는다.

(10) 석류 열매 1개에 물 1홉을 붓고 달인 물로 양치질하면 된다.

(11) 유동식 식사를 한다.

(12) 식염수나 중조수 2%, 백반수 0.5%를 섞은 물로 자주 양치질을 한다.

(13) 보신탕을 복용해도 특효하다.

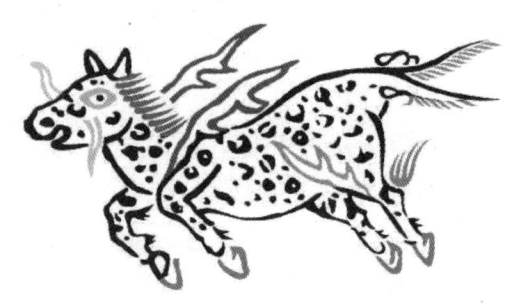

42. 척추 카리에스

　카리에스(avies)는 늑골이나 골반골 등에 생기기도 하지만, 척추골에 가장 많이 생기는데, 깁스(Gips)나 코르셋(Corset)을 하여 안정 있게 누워 있는 것만이 유일한 방법이다.
　그러나 다음의 가정 요법을 실시한 결과 2년이나 계속되었던 유주 농양의 고름이 멈추고 완쾌한 사람이 많으므로 결코 불치의 병이 아니다.

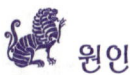 원인

　우리 몸에는 33개의 등골뼈가 있으며, 머리에서 허리까지 마치기왓장을 쌓아놓은 것처럼 겹쳐져 있는데, 이것을 척추라고 한다. 이 뼈 속에는 손가락 1개가 지날 정도의 관이 있고, 이 관 속에는 연필 굵기 정도의 줄이 뇌수(腦髓)에서 요골(腰骨)까지 이어져 있는데, 이것이 척수라는 신경중추이다.
　척추는 등뼈 전체, 추골(椎滑)은 그 뼈 1개의 이름이며, 척수는 이 뼈 속을 지나는 기다란 신경을 말한다.
　이 척추 중에 척골 1~2개가 썩어 연하게 되면 기왓장같이 쌓아진 상태가 허물어지며, 상하로 쌓인 부분의 압박 때문에 비뚤어지거나 관의 구멍이 좁아진다. 이 때문에 관 속의 척수가 압박되어 아랫부분이 아프거나 움직이지 못하게 되기도 한다. 즉, 척수신경의 바탕에 이상이 생기므로 그 지배하의 손발이 움직이지 못하게 된다. 이것이 척추 카리에스이며, 그 원인은 결핵균이 침입하여 뼈를 해치기 때문이다.

등뼈의 병인 카리에스와 척수염은 구별하기 어렵다. 척수염·척수로(脊髓爐)는 신경에 관한 병이며, 등뼈의 병은 아니다. 병이 악화되어 화농이 심해지면 그 부근의 조직에 농창이 생기는데, 이 농은 마치 판자 위를 흐르는 물처럼 한 곳에 괴어 있지 않고 아래쪽으로 흘러내려 음부 위나 허벅지·허리 또는 엉덩이에 괴어 농을 배설한다.

사람에 따라서는 5~6곳에 걸쳐 있고, 이 농창(膿瘡)은 한성이라 해서 염증이 붓지 않으므로 통증도 없는 것이 특징이다.

(1) 진단법

등뼈 위를 주먹으로 두드리거나 가운뎃손가락으로 두드릴 때, 통증을 느끼면 의심해 볼 필요가 있다. 신경통이라면 통증이 나타나지 않는다.

가장 확실한 진단 방법은 등뼈의 조금 높은 자상돌기라는 곳과 뼈의 가지가 나와 있는 곳의 뼈 한 개를 손가락으로 집고서 옆으로 흔들어 본다. 만약 카리에스면 심한 통증을 느끼고, 또 통증이 없으면 신경통이라 보아도 틀림없다.

(2) 산호수 치료

산호수(珊瑚樹) 알갱이를 쪄서 4g의 가루로 만들어 9개로 나누어 매 식후에 하나씩 3일간 복용한다.

또 위장을 튼튼히 하기 위해 복부 마사지를 실시하는 한편, 결명자 종자 15g을 짙게 달여 하루 동안 먹는다. 또한 매일 아침 피부가 빨갛도록 냉수 마찰을 하는 한편, 일광욕을 실시하여 몸을 검게 태운다. 그리고 청엽즙은 대단한 효력이 있으며, 간유도 복용하면 좋다.

4~5일 지난 다음 이 병에 특효가 있는 뜸을 뜬다.

(3) 카리에스는 단식 요법으로 근치

척추·늑골·골반 그 밖의 어떤 카리에스도 단식 요법을 1~2회 실시하고, 산호와 뜸과 일광 요법을 병행하면 농이 나오는 카리에스도 대개 낫는다.

폐결핵을 앓는 사람, 체중이 50kg 이하이면 단식을 하지 않는 것이 좋다.

본래 이 병은 폐결핵으로 전환되기 쉬우므로 수시로 엑스레이를 찍어보고 단식하는 것이 안전하다.

또 농이 괼 때에도 수술할 필요 없이 바늘을 이용하여 농을 빼내는 것이 좋다.

(4) 깁스 및 코르셋 고정법

몸을 굽히지 못하게 해놓고 등뼈의 병을 치료하는 요법이다. 그런데 이 요법을 충실히 수행해 깁스를 한 뒤 침대에 누워 있으면 식욕도 떨어지고 저항도 약해져 버린다. 그리고 영양 보급이 되지 않으므로 백혈구의 작용이 둔해져서 병이 악화되는 실례가 많다.

또 일광욕을 하루에 1~2시간 실시하기 시작하여 차차 아침 해가 뜰 때부터 해가 질 때까지 열심히 실시하면 반드시 효과를 본다.

(5) 척추카리에스 비전의 뜸을 뜨는 방법

마늘 조각 1개를 0.3cm 정도로 얇게 잘라 9개를 만들어서 뜸 자리에 붙여 놓고 그 위에 콩만한 뜸을 3회 뜬다. 이 뜸은 약간 뜨거울 정도로 하는 게 좋다.

너무 뜨거울 때는 뜸의 흔적이 생겨 상처가 나므로 다음날에는 뜰 수가 없다. 따라서 뜨거울 때는 이내 마늘 조각을 떼어내야 한다(〈뜸 요법〉편 참조).

(6) 생강탕 요법과 우약의 효과

척추나 골반 카리에스는 그 환부에 뜨거운 생강탕으로 20분 정도 데우고 석총식 우약을 바르면 효력이 나타난다.

생강탕은 생강 40g을 찧어 주머니에 넣은 다음 5홉의 물에 달인 것을 화롯불 위에 올려놓고 수건에 적셔서 환부를 습포한다. 수건이 식으면 다시 갈아 약 30분 동안 환부를 덮는다.

유주 농양으로 농이 나오는 구멍이 환주 가까이에 있을 때 상처에 거즈를 대고 탈지면으로 덮는다. 늑골 카리에스는 농이 나올 때 따뜻하게 하는 것이 좋으나, 초기에는 하지 않는다.

열이 있는 환자는 우약이 빨리 말라 자주 갈아줘야 한다. 즉, 하루에 3회 정도 바꿔주고, 그때마다 생강탕으로 따뜻하게 한다. 그리고 등푸른 생선, 즉 정어리·방어·다랑어·고등어 따위는 금식하고, 육식을 줄이는 한편, 채식을 많이 섭취하고 졸증 예방의 식양생을 실시한다.

소아 척추마비에 있어서도 등과 다리의 지압, 그리고 생강탕 요

법으로 어느 정도 낫는다. 압박성 척추염·늑골 카리에스도 이 방
법을 실시하면 대개 낫는다.

 ## 소아 척수마비(급성 전척수 회백질염)

6개월에서 3세까지의 소아에게 많은 병으로 전염성 병균에 의해
발생한다. 건강한 어린이가 갑자기 40도 이상의 고열을 내어 의식
혼탁·두통·요통·발한·경련 등을 일으키다가 7일이 지나면 모
든 증상이 사라지지만, 손발의 마비가 여전히 풀리지 않아 흔들거
린다. 그러나 차차 마비된 다리의 근육이 위축되어 몸이 여위고
영원히 마비 상태에 놓인다.

혹은 만성적 발열 등의 증상이 없이 손이나 발이 차차 마비되는
일이 있는데, 간혹 어른에게도 일어난다.

병의 근본은 척수의 회백질에 염증이 생긴 것으로, 그 신경 근간
에 이상이 생기거나 손발이 축 늘어지게 된다.

(1) 간호법

마사지는 근육의 위축을 막고 혈액순환을 촉진시키며, 차가워져
있는 환지(患肢)에 혈액을 유도시켜 주므로 이것을 매일 실행하면
좋은 효과를 가져온다.

다음의 지압법을 실시한 다음, 생강탕으로 따뜻하게 하는 것이
가장 좋은 방법이다.

발병한 뒤 8~9개월 동안 치료하여 낫지 않으면 힘들므로 조기
치료가 중요하다.

(2) 지압법

이 책에 씌어 있는 지압법 및 카이로프랙틱 요법은 척추골의 교정술이다.

추늑간(椎肋間)에서 나와 다리의 운동을 맡아보는 신경이 혈관을 자극하기 때문에 척추의 양쪽을 지압한다. 8세 이상의 어린이라면 10일간 단식을 시킨 다음, 걷는 연습을 하면 효력이 있다.

또 지압을 한 다음 허리에서 아래쪽을 데우는 요탕을 하는 것이 특효가 있다.

이 병은 오늘날의 의술로써는 나을 수 없고 약도 없으며, 전기 마사지를 해도 걷지 못한다. 그러나 단식을 한 다음, 앞에서 설명한 요법을 열심히 실행하면 반드시 낫는다.

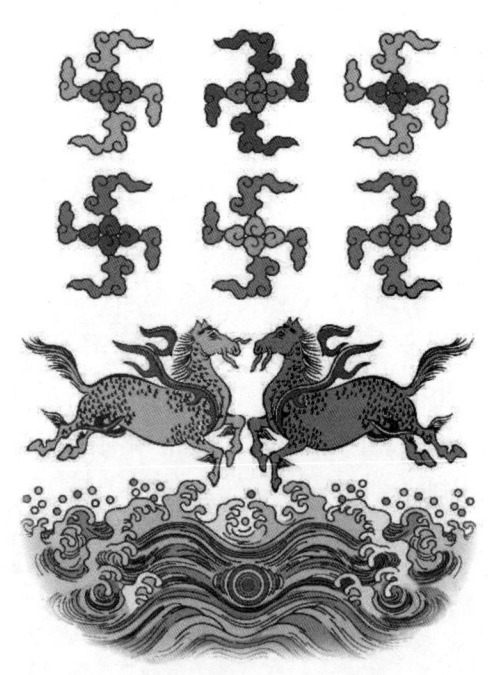

43. 천식

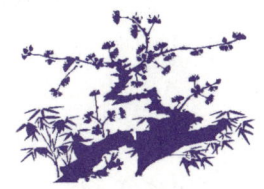

　이 병은 현대 의학으로서는 절대 고칠 수 없다. 따라서 아드레날린(adrenalin) 주사에 의해 약물 중독으로 차차 쇠약해져서 결국 생명을 잃는다.

　그러나 이 병은 1회 단식으로 근치될 수 있다. 이를 모르고 생명을 줄이고 있는 사람이 많음은 대단히 유감스런 일이라고 아니할 수 없다. 예를 들면 2세 때부터 천식으로 고생한 사람이 1회의 단식으로서 깨끗이 나았고, 또 20년 동안 고생했던 사람이 한 달 만에 나은 사례도 있다.

　체중이 빈약한 사람과 늙어서 여윈 사람은 단식을 할 수 없으므로, 최근 폐병에 응용되고 있는 냉동 식피술(冷凍植皮術)을 의사와 상의하여 실시하는 것이 좋다. 이 냉동 식피술은 자기의 피부를 잘라 냉동하여 이식하므로 조금도 위험하지 않다.

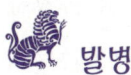 발병

　기관지 천식이 가장 많으며, 병의 원인에 대해서는 아직 확실치 않다.

허파나 기관지에 분포되어 있는 미주신경(迷走神經)의 자극에 의해 기관지의 괄약근에 경련이 일어나기 때문에 기관지의 구멍이 좁아져서 공기의 출입이 곤란하게 된다. 이 기관지 천식이 일어나면 숨을 쉴 때마다 가쁜 숨소리를 내며 때때로 참지 못할 심한 기침을 한다.

보통의 기관지 카타르는 기관의 내막이 부어 카타르를 일으켜 기침이나 가래가 나오지만, 천식은 신경성이므로 기관지 카타르는 그 병의 원인 자체가 다르다.

천식이 발작되면 숨을 들이쉴 때마다 기관이 움직여 기침이 연달아 나오고, 공기가 폐에 충분히 들어가지 못하여 심할 때는 얼굴색이 파래지고 식은땀이 나며 심한 고통을 겪는다.

천식은 코나 목구멍·자궁·위장·심장병이 원인이다. 심장성 천식은 돌연 발작하여 심한 기침을 하여 호흡 곤란을 일으키기도 한다. 이것은 심장 쇠약·관상동맥의 경화에 의해 일어나며 극히 위험하다.

한방에서는 증세로 본 천식을 다음과 같이 분류하고 있다.

(1) 풍한천 : 감기로 인하여 바람과 찬기운이 폐에 자극되어 천식을 일으킨 것으로, 바람을 맞아 천식이 더욱 심해지는 것을 풍천이라고도 한다.

(2) 담천 : 기관지가 종창하여 가래가 그 속에 끼여 있기 때문에 목구멍에서 색색거리는 소리가 나는 것을 말한다. 발작시에는 가래가 기관지 경련으로 폐색 불통하여 천식이 계속되다가, 그치려고 할 때 기관지 경련도 그치기 때문에 가래가 거슬러 올라오게 된다.

(3) 기천 : 호흡이 촉급하면서도 가래 소리가 없는 것으로, 이는 정서의 부조화로 기인된다.

(4) 화천 : 음식을 삼키면 천식이 잠시 멎었다가 조금 지나면 다시 천급하게 되고, 또 편안하게 안정하면 숨이 차지 않다가 일어나서 활동하면 다시 숨이 가빠지는 천식이다.

(5) 수천 : 반듯이 누우면 천급증이 더욱 심하고, 가슴이 두근거리며 그렁그렁한 가래 소리가 목에서 난다.

(6) 위허천 : 위가 심하게 허하면 기가 위로 거슬러올라 배가 땡기고 천식이 잠시도 그치지 않는다.

(7) 음허천 : 음혈이 허하여 비롯되는 천식이다.

(8) 구천 : 오랜 병으로 기가 약해져서 호흡이 고르지 못하여 천식 같기도 하고 아닌 것 같기도 한 것을 말한다.

(9) 효천 : 천식에 호흡이 급해지면서 목구멍에서 물오리 소리와 같은 소리가 나는 것을 말하는데, 후(吼)라고도 한다.

 간호법

콧병이 반드시 천식이 되는 것은 아니지만 관계되는 일이 많으므로, 만일 콧속에 병이 있을 때는 신속히 치료할 필요가 있다. 미주신경의 일부를 절단하여 치료하는 요법이 있으나, 효과는 바라기 힘들다.

전기 요법·자외선 요법 등도 잘 듣지 않으며, 아드레날린이라든가, 그 밖의 주사는 발작시에 일시적인 완화 효과뿐이다.

금연을 하는 한편, 일광욕·냉수 마찰·기후 요법 등의 전신적 저항에 중점을 둘 필요가 있다.

민간 요법

천식의 뜸(〈뜸 요법〉편 참조)은 20세 이하면 근치되는 일이 많지만, 나이를 먹어감에 따라 차차 어려워지며, 40~50세가 되면 듣지 않는다. 그리고 뜸이 전혀 듣지 않는 사람도 있다.

이때는 질경이 12g, 백남천 4g을 3홉의 물에 달여 2홉으로 줄면 하루에 3회 식후에 복용한다.

마행감석량 : 마항 9g, 행인 7g, 감초 7g, 석고 18g을 2홉 반의 물로 달여 1홉 반으로 줄면 식후 3회 복용한다.

그 밖의 민간 요법으로는 다음과 같은 것들이 있다.

(1) 기허천에 인삼 한 뿌리, 호두 2개를 속만 썰어서 생강 5쪽으로 넣고 달여 먹는다.

(2) 수천증, 특히 얼굴이 많이 부었을 경우에는 꽃다지 씨를 누른빛이 나도록 볶아 가루로 만든 후, 1회 7.5g씩 대추 달인 물로 복용한다.

(3) 효천에 모싯대 뿌리와 설탕을 넣고 달인 물을 때때로 삼킨다.

(4) 담천에 호두 3개를 생강 3쪽과 같이 잠잘 때 씹어서 더운물과 함께 먹는다.

(5) 천식에 호흡이 급하여 앉아서 견딜 수 없는 상태일 때에는 쥐방울 열매 75g을 껍질을 벗기고, 그 속을 아이들의 소변으로 질게 반죽하여 볶은 다음, 감초 37.5g을 구어 가루 내어서 섞어 7.5g씩 달여 먹는다.

(6) 천식 중에 토혈을 겸했을 때 뽕나무 껍질 150g을 3일간 쌀뜨물에 담가서 가늘게 썰고, 찹쌀 37.5g을 약간 볶아 함께 가루내어

4~18g씩 복용한다(다만 흙 속에 묻혔던 뽕나무 껍질은 독이 있으니 사용치 말 것).

(7) 효천에 살구씨 37.5g을 매일 한 번씩 아이들 소변에 바꾸어 15일 동안 담근 후, 건져서 가루내어 매번 5g씩 박하잎과 꿀물을 조금 넣어 달여 먹기를 20일 동안 계속한다.

또한 노인의 오랜 천식에는 살구씨와 호두를 각 등분하여 꿀을 넣고 탄자대(彈子大)로 빚어 생강물로 씹어 삼킨다.

(8) 천급에 차조기 종자를 물에 찧어 그 즙에 멥쌀을 넣고 죽을 끓여 먹는다.

(9) 기침과 천식과 토혈에는 돼지 허파 하나를 피를 씻어버리고, 큰 송곳으로 구멍을 뚫은 다음, 살구씨를 1개씩 넣어서 삼으로 동여매고, 중탕으로 달여 살구씨를 빼버리고 허파만 먹는다.

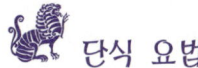 단식 요법

2~3회 되풀이하면 대부분 확실히 낫는다. 만성이 되면 현대의학으로서는 불치이므로, 유일한 치료법은 단식 요법밖에 없다. 단, 폐결핵인 사람은 단식을 하면 안 된다.

44. 충수염

맹장의 하부에 있는 충수의 염증을 충수염이라 하는데, 우리는 흔히 맹장염으로 잘못 알고 있다. 이 충수염이 심하면 배 전체가 아파서 충수염인지, 복통인지, 위경련인지 모르게 된다. 위경련이나 복통은 배를 따뜻하게 하면 낫지만, 충수염은 초기에 배를 데우면 위험하다.

이 병의 증세는 갑자기 하복부의 오른쪽에 통증이 일어난 다음, 배 전체로 번진다. 비교적 높은 열이 나면서 몸이 떨리는 한편, 구토나 변비, 식욕이 떨어지는 사람도 있다. 39도 내외의 열이 잘 내려가지 않으며, 통증이 계속되고 농양성으로 곪는데, 이럴 때는 빨리 의사를 찾아가는 것이 가장 좋다.

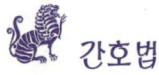 간호법

이 병이 곪아 터진 때는 복막염을 일으켜 사망하는 일이 많으므로 의사를 찾아가 정확한 진단 후 수술하는 것이 제일 안전하다.

하복부의 오른쪽을 눌러보아서 통증이 있거나 단단한 것이 만져지면 틀림없는 충수염이다. 얼음으로 식히는 것은 좋으나, 처음부터 따뜻하게 하면 심하게 곪으므로 좋지 않고, 복통이 있다고 해서 설사제를 복용하는 것도 좋지 않다.

이 병은 절대 안정이 필요하고, 열이 있을 때 움직이는 것은 치명적이므로 누워서 안정해야 하며, 의사의 지시를 받으면 4~5일 내지 7일이 지나면 열이 내린다. 체온이 내리면 안심이 되고, 열이 오르면 위험하다. 오랫동안 열이 있고 통증이 심해질 때는 빠른 시일 내에 수술을 받아야 한다.

수술에 대한 중요한 판단

충수염일 때 농창이 파괴되면 생명을 구하기 힘들다. 이 수치는 통계적으로 1할 정도이지만 위험을 면하기 위해서는 수술하는 길밖에 없다.

충수염 초기에는 대개 39도 이상의 고열이 나고 진통이 심해서 발도 제대로 펼 수 없다. 이 시기에는 염전성인지 농양성인지 구별할 수 없으므로 안정하는 한편, 얼음으로 식히고 그 경과 과정을 중시해야 한다.

그리고 다음의 증세가 있으면 지체없이 의사에게 진찰을 받아야 한다.

(1) 처음부터 열이 39도 이상 올라 5~6일 이상 계속될 때

(2) 열이 37도로 내린 다음 다시 39도 이상 오를 때

(3) 열이 37도 정도가 되어도 맥박수가 120 이상 오르고 맹장 부위의 통증이 가라앉지 않을 때

(4) 구토가 일어날 때

그 밖에 통증이 조금도 가라앉지 않고 안색이 창백할 때는 위험

하므로 빨리 의사에게 진찰을 받도록 한다.

충수염은 파괴성이 도달되지 않는 한 수술을 안 해도 되지만, 자꾸만 재발하는 경우는 수술을 해야 한다. 이 병은 한번 재발하면 또다시 재발하는 경우가 많으므로, 충수를 잘라 없애는 것이 가장 안전하다.

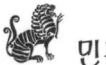 민간 요법

(1) 만성 충수염으로 통증이 심하고 많이 부었을 때 미꾸라지 요법이 매우 유효하다.

(2) 토란 껍질을 벗긴 석총식 우약 역시 효력을 본다.

(3) 결명자를 짙게 달여 먹으면 진통이 가라앉는다.

(4) 칡뿌리 가루 7~8g을 1홉의 물에 섞어서 그대로 먹고 1일 1회, 중증은 1일 2잔씩 복용하면 4~5일 동안에 완쾌된다.

(5) 질경이 즙을 1일 2잔씩 복용한다. 질경이 생잎에 간을 하여 먹으면 급성이나 만성이나 다 효력이 있다.

(6) 별꽃잎이나 줄기를 달여서 복용하면 통증이 멎는다.

(7) 토란 껍질을 벗긴 다음 강판에 갈은 것에 같은 양의 밀가루와 소량의 생강을 섞어 맹장 부분에 두껍게 바르는데, 하루 2번씩 갈아준다.

(8) 무즙에 소량의 생강을 섞어 천에 발라 맹장 부분을 식히면 효력이 있다.

(9) 초결명 열매를 짙게 달여 복용하면 중환자도 효험을 보게 된다.

45. 치 질

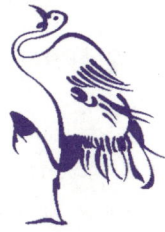

치질에는 항문 주위염 · 치루 · 치핵 · 열항(열치) 등 여러 가지 종류가 있다.

 ## 항문 주위염

항문 둘레에 종기가 생겨 농을 가진 다음 치루로 발전하는 일이 많다. 이 병은 피부층에 산재되어 뿌리가 얕게 나 있어서, 비교적 쉽게 낫는다.

지압을 하거나 탈지면에 난유 등을 적셔 대어놓으면 대개는 낫는다.

 ## 열치 또는 열항

항문 안 여러 곳에 세로로 열창이 생겨서 피가 나오는 일이 있는데, 대변을 본 다음에 심한 통증을 느낀다.

상습 변비로 인해 굳은 대변 덩어리가 나올 때 항문이 찢어져서 생기는 일이 많고, 매독이 있는 사람에게 많이 일어난다.

이 병의 치료법은 아래와 같다.

(1) 상습 변비를 가진 사람에게 열창이 생기기 쉬우므로 변비를 먼저 치료해야 하며, 변통 후에 피가 나오면 항문 안에 난유를 넣는 것이 좋다.

(2) 항문에 좌약을 끼워 넣으면 종기가 낫고 출혈이 없어진다. 틴니산 좌약을 사용한다.

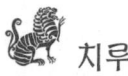 치루

항문 주위에 몽우리가 생기고 곪아 그 곳에 작은 구멍이 뚫려진다. 그 구멍이 직장에 통해 있는 것을 전치루(全痔瘻)라 하고, 그 반대의 것을 부전치루라 한다.

결핵성인 것도 있지만, 증세는 거의 비슷하다.

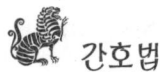 간호법

몽우리를 수술하면 큰 상처가 남고 2~3개월 내 치료된다고 해도 구멍이 남아 다시 수술하는 등, 항문에 많은 흔적이 생겨 좋지 못하므로 수술을 권하지 않는다. 그러나 결핵성의 치루는 결핵약으로 치료하면서 수술한다.

대개 의사는 데워서 떼는 요법, 주사 요법 · 결핵 요법 등 정합 요법을 실시한다.

잘 낫지 않을 때는 다음의 가정 요법을 실시한다. 전문가의 요법은 치질이 난 곳의 국소 요법이지만, 이 책에서 말하는 요법은 온 몸의 저항을 강화시켜 치료하므로 시간을 요하긴 하지만 틀림없이 낫는 요법이다.

(1) 지압은 연조직의 혈액순환을 좋게 하고, 몽우리를 누른다. 이 때문에 염증을 일으켜 화농하는 일이 있으나 화농할수록 좋다.

(2) 생강을 찧어 주머니에 넣고 조그마한 잔 1개 정도에 3홉의 물을 부어 달인 다음, 이 즙을 탈지면에 적셔 항문에 20분씩 찜질한다.

다음은 난유를 탈지면에 적셔 항문에 대고, 항문 안에는 난유의 교낭(膠囊)을 밀어넣는다.

그리고 삼백초의 요탕을 실시하면 효력이 매우 높다.

주사기를 이용하여 난유를 항문에 계속 주입시켜 치료한 예도 있다.

(3) 결명자 20g, 삼백초 15g, 인삼 2g, 당귀 4g, 시호 4g을 2홉의 물에 달여 1.5홉으로 만들어 하루에 여러 번 먹으면 효력이 있다. 이 약은 어떤 치질에도 효력이 나타나는데, 적어도 5~6개월 동안 계속해야 한다.

(4) 쑥을 달여 즙을 짜서 난유 대용으로 사용하면 좋다.

(5) 온몸 일광욕을 하는 한편, 항문만을 검게 태운다.

(6) 냉수나 건포 마사지가 좋다. 매일 1회 정도 실시하여 혈액순환을 좋게 하고 백혈구의 살균력을 높이며 폐병 예방도 된다.

(7) 하루에 30분 이상 정좌하여 복식 호흡을 실시하면 항문 부근

의 혈액순환이 매우 좋아진다. 3시간 이상 정좌해도 다리에 결림이 생기지 않는 것을 보아 이 정좌법이 대단한 효과가 있음을 알 수 있다.

(8) 곪기 전에는 심한 통증이 일어나는데, 이때는 생강탕이나 더운물 습포로 데우면 농이 나오게 되어 동통이 그친다.

(9) 산머루 나무 잎, 줄기, 뿌리 등을 깨끗이 씻어 항아리에 넣고 푹 달여서 그 위에 수건을 적당량 덮고 앉아서 뜨거움을 참을 수 있을 정도로 한다.

대개 3~4회로 완치되나 심한 경우 낳을 때까지 계속한다.

🐅 치핵

사마귀 같은 것이 항문 내부에 생기면 내치핵이라 한다. 이것은 항문의 혈액순환이 나빠져서 피가 정체되기 때문에 생긴다. 이 병에 걸리기 쉬운 사람은 상습 변비가 있는 사람과 앉아서 일하는 사람들 중에 많다. 그 밖에 임신부 중에도 많은데, 이것은 임신시에 자궁이 부풀어 있으므로 항문의 혈액순환이 나빠져서 마침내 치핵이 되는 것이다.

치핵의 덩어리는 살이 아니며, 정맥 혈관이 뭉친 것이다. 만일 이것이 심해져서 붓거나, 통증이 있어 치핵 감돈(嵌頓)을 일으킬 때는 빨리 내부로 환납시키지 않으면 안 된다.

이 병이 생기면 생강탕으로 자꾸 데우고 항문 부근에 지압을 실시한다. 무엇보다 상습 변비를 먼저 치료하고, 혈액순환을 좋게 해야 한다.

매일 요탕을 실시하면 출혈이나 진통이 멎는다. 만일 통증이 심하면서 피가 날 때는 요탕을 실시하고, 난유를 주입시키면 통증이나 출혈이 멈춘다. 그리고 매실 엑기스에 소금을 조금씩 섞어 매일 치핵에 바르면 좋다. 이 방법으로써 실제로 효과를 거둔 사람들이 많다.

만일 치루의 단단한 몽우리가 있다면 매일 지압을 실시한다. 종기가 아프거나 부어도 걱정할 필요는 없으며, 이런 증세는 쉽게 없어지지 않는다.

수술을 거듭해도 낫지 않는 치루, 매년 5~6회 큰 출혈이 있는 치핵, 수십 년 동안 고생한 탈항 따위도 그 근본 치료는 혈액순환을 잘 되게 하는 것이 선결문제이다.

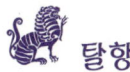 탈항

상습 변비로 인해 대변이 굳어지면 내치핵이 생기고, 또 설사를 오랫동안 계속하면 항문이 튀어나오게 되는데, 이 현상을 탈항이라 한다.

가벼운 탈항은 손가락에 기름을 칠하여 천천히 밀어넣으면 금방 들어간다. 그러나 노인의 탈항은 이완성(弛緩性)을 가지므로 탄력이 없어서 잘 들어가지 않는다.

억지로 넣어도 다시 나오거나 통증 때문에 잘 들어가지 않을 때는, 활유(민달팽이)에 설탕을 뿌리고 거즈 3장에 싸서 찧은 다음, 손가락에 묻혀 넣으면 잘 들어가며, 나오지도 않는다.

또 난유를 솜에 묻혀 항문에 대고 그 위에서 온습포를 한 다음,

누워 있으면 밤새 들어간다. 완고한 탈항이 아니라면, 지압법과 요탕을 열심히 하면 노인 이외는 완쾌된다.

다시마를 물에 불려 탈항에 대고 넣은 다음, 난유를 발라 놓으면 좋다.

치질의 출혈이 멎는 한방 요법

내치질로 인해 항문 안쪽의 혈관이 파괴될 때는 변통시에 다량의 출혈을 하게 되며, 동맥 출혈의 경우에는 더욱 많은 출혈이 일어나, 마침내 빈혈을 일으킨다.

이때 식염수를 주사해도 잘 멎지만, 엄지손가락 정도의 생강을 하루에 1회씩 먹으면 출혈은 멎는다.

현대의학에서는 치질에 생강이나 겨자 등의 자극적인 음식은 금하고 있으나, 한방에서는 이와는 정반대로 치질이나 위장병에 생강을 사용하는 일이 많다. 이에 환자들이 어리둥절하는 일이 많지만, 절대 안심하고 사용하기를 바란다.

식양생으로는 매일 해초류·구약·유부·깨·매실·연뿌리 등을 먹고, 육류·생선 등은 줄이며, 채식을 위주로 한다. 또 술이나 자극성 음식물은 금한다(〈요탕 및 각 요법〉편 참조).

민간 요법으로는 다음과 같은 것들이 효험이 있다.

(1) 삼백초(三白草) 날 것을 잘 으깨어 오브라이트 종이에 싸서 복용한다. 1회의 분량은 1돈 이하로 하고, 하루에 3회에 복용하는 일을 20일 이상 계속하면 효험이 나타난다.

그늘에 말린 것은 20돈에 물 5홉을 넣어 달여서 3홉으로 줄여 1회에 1홉 정도씩 하루에 3회 복용한다.

또 삼백초 잎을 불에 그슬어 주무른 다음, 환부에 바르면 효험이 있다. 단, 때때로 출혈하는 일이 있으므로 주의가 필요하다.

(2) 무화과(無花果) 잎줄기를 꺾을 때 나오는 흰 즙을 탈지면에 적셔 환부에 대어주면 효험이 있다. 또 열매를 먹는 것도 좋고, 잎을 말려서 달여 요탕(腰湯)으로 이용해도 효험이 있다.

(3) 연뿌리 날것을 잘 으깬 즙 1잔에 매초(梅醋) 3방울 정도 넣어서 하루에 3회 복용하면 효험이 있다.

(4) 마늘을 잘게 자른 것을 약한 불에 그슬어 환부에 바르면 효험이 있다.

(5) 만년청(萬年靑)의 붉은 열매를 검게 구워서 참기름에 으깬 것을 탈지면에 적셔 환부에 바르면 효험이 있다.

(6) 괭이밥을 달인 즙으로 환부를 씻으면 특효가 있다. 또 날것을 으깨어 그 즙을 발라도 효험이 있다.

(7) 맨드라미 줄기와 잎을 그늘에 말린 다음 달여서 복용하면 효험이 있다.

(8) 부처꽃(千屈菜)을 그늘에 말린 것을 달여 그 즙을 복용하면 출혈치(出血痔)에 특효가 있다.

(9) 질경이(車前草)를 물에 젖은 창호지로 잘 싸서 불에 넣어 증소(蒸燒)를 한 것을 참기름으로 으깨어 환부에 바르면 효험이 있다.

(10) 소루쟁이(羊歸) 풀 전체를 말린 것을 달여 복용하면 효험이 있다.

(11) 뱀딸기 열매를 따서 병에 담아 놓으면 갈색의 즙이 생긴다. 이 즙을 바르면 통증이 낫게 된다.

(12) 꽈리(酸漿) 잎줄기와 뿌리를 함께 달여서 그 즙으로 씻으면

효험이 있다.

(13) 식나무 날잎을 불에 데워서 환부에 대어 놓으면 통증이 없어진다.

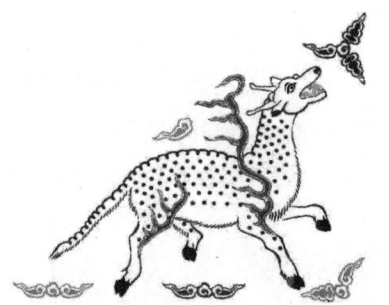

46. 치통·치조 농루의 근치법

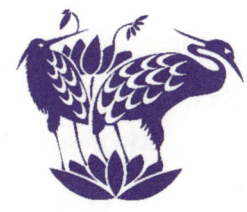

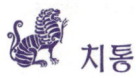 치통

치통을 일으키는 원인은 치근막염(齒根膜炎)·치수염(齒髓炎)·
충치·치육염(齒肉炎) 등 여러 가지가 있다.

대개 치통은 어떤 병이라도 관계 없이 치근부(齒根部)의 지압을
5분 정도 실시하면 통증이 말끔히 가라앉는다.

 치조농루(齒槽膿漏)의 근치법

이 병은 비타민이나 혈액 관계의 점진병(漸進病)으로서, 앞에서
말한 산독화가 최대 원인이 된다고 한다.

이가 들떠서 음식물을 씹지 못하고, 때때로 치통을 일으키며, 치
근막염이나 치수염·치육염 등 여러 가지 이뿌리의 염증으로 곪아
농이 나오면서 치아 전체가 들떠 움직인다. 치료가 늦어지면 이가
빠진다.

치근부의 지압을 열심히 5~6분간 하루에 2~3회 실시하고, 그
후에 소금물로 양치질을 하면 통증이 없어질 뿐만 아니라, 농이

그치면서 이가 가라앉기 때문에 음식물을 씹을 수 있다.

(1) 지압법

무지와 인지에 깨끗한 손수건을 덮고 이뿌리의 아래위, 오른쪽에서 왼쪽으로 압박하여 이뿌리를 남김없이 지압한다. 1분 동안 세게 누르고 있으면 치간(齒艮)의 모세관 혈액이나 농·분비물이 밀려 나가고, 새로운 혈액이 많이 들어온다.

이때 생기는 백혈구 때문에 독기가 없어지므로 염증이나 통증과 농이 없어진다. 그뿐 아니라 움직이던 이도 고정되어 치근부의 염증도 없어지므로 이뿌리 병은 모두 낫고, 이를 뽑지 않아도 된다.

이가 움직일 때도 위의 지압을 실시하면 달라붙어 낫는다. 이는 치약에 소금을 섞어 이를 닦거나, 소금만으로 이를 닦아도 80세 이상 이가 빠지는 일이 없고, 일체의 치아 병도 없다.

야채나 해초 또는 단 음식물이나 단백질을 제한하는 한편, 청엽즙을 먹으면 더욱 효력이 있다.

(2) 민간 요법

① 충치로 인하여 잇몸 사이에서 노육(努肉)이 점점 길어나는 것을 치옹이라고 한다. 이때에는 생지황즙을 한 종지 정도 만든 후, 조각자 몇 개를 불에 구워 생지황즙에 담근다. 그 생지황즙이 모두 없어지도록 반복한 다음, 그 조각자를 다시 구워 말린 후 가루를 내어 치옹에 붙이면 곧 가라앉는다.

② 박초를 가루로 만든 후 붙여도 효과가 있으며, 겨자 줄기를 태워서 가루를 내어 이에 자주 뿌려도 곧 낫는다.

③ 오래 묵은 가지를 태워 재를 내어 자주 문지른다. 또 호박 꼭

지를 소금물에 담가두었다가 건져내어 말린 다음, 통증이 있을 때
마다 꼭지를 조금씩 삶아 이 사이에 끼여둔다.

④ 수세미 1개를 소금을 뿌려 볶은 후, 가루를 내어 이에 자주
문지르면 효과가 있다.

⑤ 통증이 있을 때에는 구기자 3.75g 가량을 돼지 살코기와 함께
끓여 먹고, 또 구기자 뿌리를 달여서 마신다.

⑥ 오매(매실)를 삶아 씨를 버리고 으깨어 환부 위에 붙이면 효
과가 있다.

⑦ 염소 등뼈를 태워 가루를 내어 소금을 섞어 매일 양치질하여
도 효과가 있다.

⑧ 벌집을 말려 가루를 내어 헝겊에 둥굴게 싸서 참기름에 담가
두었다가 아픈 이에 물고 있으면 통증이 사라진다. 또 벌집 가루
를 내어 이를 닦을 때 사용하거나 가루를 1돈씩 복용하여도 된다.

만약 풍치를 겸하였을 때에는 벌집을 물에 담가 자주 양치질하
여도 효과가 있다.

⑨ 충치로 이 사이에서 구멍이 나고 심한 통증이 있을 때에는
고백반과 석웅황 가루를 등분하여 구멍에 넣으면 통증이 멎는다.
또 가지 꼭지를 태워서 구멍이 난 이에 넣어도 좋다.

⑩ 이가 시큰거리며 아플 때에는 호두를 먹어도 효과를 보며, 잇
몸이 부었을 때에는 쇠고기를 소금에 절여 불에 뜨겁게 쪼인 후에
아픈 부위에 붙이면 효과가 있다.

⑪ 잇몸이 부패하여 고름이 나올 때에는 끓인 개기름을 부위에
바르면 신속히 효과를 볼 수 있다.

⑫ 누런 이를 희게 하는 방법으로는 찹쌀겨를 태워 재를 낸 후
에 칫솔에 묻혀 이를 닦으면 희어진다.

47. 폐렴·기관지염

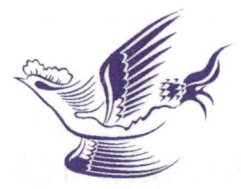

폐렴은 현대 의학의 발전으로 그 사망률이 놀랄 정도로 줄었다.

그러나 이 새로운 약으로 열이 내리자 완쾌했다고 속단한 나머지 성급히 활동했다가 재발하여 사망한 사람도 있다.

이때 열이 내린 것은 병균의 활동을 잠시 멈추게 한 것뿐, 독소가 몸 밖으로 나온 것도 아니며, 폐의 염증이나 파괴된 조직이 나은 것도 아니다. 그러므로 열이 내린 뒤에도 4~5일 동안은 조용히 누워 있어야 하고, 기관지 폐렴이나 어린이의 폐렴은 4~5일 동안 가슴의 습포를 계속하는 것이 좋으며, 약 보름 동안은 외출이나 목욕을 삼가야 한다.

폐렴이라고 느껴질 때는 발병 후 2일 내에는 외출해도 상관 없으나 그 후에는 위험하다.

설파민제는 가정에서도 사용할 수 있다. 급성 폐렴은 체격이 크고 겉보기에는 튼튼하지만 운동 부족인 사람이 잘 걸리고, 기관지 폐렴은 선병질(결핵성 전신병이 있는 약한 체질)이면서 목이 자주 붓고 감기에 잘 걸리는 사람이 일어나기 쉽다.

이 모두가 피부와 기관·폐의 저항이 약하기 때문에 걸리므로 평소 냉수 마찰이나 심호흡 등 감기 예방법을 실시하면 폐렴에는 절대 걸리지 않는다.

 폐렴과 기관지염의 구별

공기가 출입하는 기도, 즉 기관지는 처음에는 한길이지만 아래로 내려가면서 2가지로, 또 더 내려가서 4가지로 계속 뻗어 있다. 마치 나뭇가지가 벌어진 모양이다. 그 끝은 해면과 같은데, 이것을 허파꽈리(肺氣泡)라고 한다.

이 나뭇가지 같은 곳이 추위나 병균에 의해 붉게 붓는 것을 기관지염이라 하고, 허파꽈리가 부어오른 것을 폐렴이라 한다. 또 기관지 끝의 극히 가는 모세기관지에서 허파꽈리 쪽으로 붓는 것을 기관지 폐렴, 카타르성 폐렴, 소엽성(小葉性) 폐렴이라 한다.

폐렴은 호흡이 매우 빠르며, 어린이는 1분 동안 쉬기도 한다. 기관지염은 기침이 심하고 폐렴은 기침이 적다. 기관지염에서 누런 가래가 나오게 되면 낫지만, 증상이 오래 가면 만성으로 변한다.

 갓난아이의 폐렴

머리카락이 검은 어린이는 선병질이기 때문에 감기에 걸리기 쉽고, 또 백일해·홍역 등을 앓은 뒤에는 폐렴에 걸리는 일이 많다.

열이 39도 이상이고 호흡이 1분 동안에 40회 이상이 되고, 코끝이 호흡에 따라 움직이면 일단 폐렴으로 인정하여 병원에 가야 한다.

그러나 추운 날 어린이를 업고 병원에 가는 것은 매우 위험하다. 의사가 도착할 때까지 가슴에 겨자 습포를 한 다음, 더운물로 습포를 하는 것이 좋다. 항생물질을 쓰기 전에 이 습포를 해놓는 것이 안전하다.

 ## 폐렴과 중기관지염에 특효가 있는 습포

폐렴이나 중기관지염·늑막염은 습포만으로도 유효한 간호법이
된다.

그러나 병균을 제압하여 열이 내린 경우에도 대부분의 병균은
그대로 남아 있으므로 완치시키기 위해서는 그 후의 습포 요법이
중요하다. 폐렴이면 제일 먼저 습포를 한 다음, 약으로 치료하는
것이 안전하다.

습포에는 겨자탕의 습포·우습포·쇠고기 습포·두부 습포 등
여러 가지가 있다. 심한 폐렴도 이 습포 요법으로 낫는다.

 ## 겨자 습포 방법

이 겨자 습포는 폐렴 초기에 1회만 실시한 다음, 더운물 습포나
우습포를 한다.

겨자 한 스푼을 5홉의 더운물에 잘 섞은 다음, 수건을 적셔 가슴
에 대고 그 위에 기름종이를 깐 다음 마른 수건을 덮는다. 이렇게
20~30분 지나면 피부가 빨갛고 통증을 느끼면 벗긴 다음, 더운물
습포나 우습포를 한다.

겨자 습포를 할 때 통증을 느끼는 정도나 겨자의 분량은 체질에
따라 다르며, 통증이 나타날 때까지는 벗기지 않는 것이 좋다.

만일 1시간이 지나도록 통증이 나타나지 않는 것은 겨자의 효능
이 나쁘거나 분량이 부족하기 때문이다.

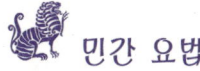 민간 요법

폐렴의 대표적인 민간 요법은 잉어의 생혈이다. 즉, 살아 있는 검은 잉어를 소금으로 씻은 다음, 머리 쪽을 잘라 피를(취하지 않을 정도) 받아 먹는다.

잉어의 생혈은 시간이 지날수록 효력이 떨어지며, 반드시 검은 잉어라야 한다. 쇠약한 환자에게는 신기할 정도로 효력이 있다.

기관지의 기침에는 마행감석탕을 달여 복용한다.(<천식>편 참조) 천식에 많이 이용하지만 기관지의 기침, 특히 어린이나 노인의 기침에도 유효하다.

늑막염이나 복막염은 우슙포만으로 깨끗이 낫는다.

그 밖의 민간 요법으로는 다음과 같은 것들이 있다.

(1) 무즙에 생강즙을 조금 섞어서 복용하면 좋다.

(2) 쥐엄나무가시 2g, 무 말린 것 3개를 함께 달여서 마시면 효과가 좋다.

(3) 가래 · 기침에는 엽란을 썰어 불에 볶은 후 가루로 만들고, 율무 가루를 혼합하여 1g씩 1일 3회 복용한다.

(4) 기침이 너무 심할 때는 백남천 3개, 또는 5g을 하루분으로 하는데, 이것을 으깨어 잘게 하여 물 200g을 넣고 달여 절반쯤 되면 2~3회에 나누어 복용한다. 이것은 기관지염뿐만 아니라 폐렴에도 좋다.

(5) 껍질이 있는 달팽이를 볶아서 가루로 만들어 여기에 메밀 가루를 조금 섞어서 한 번에 콩알 크기만큼씩 복용한다.

(6) 며느리풀(배꼽사광이풀)을 달여서 나누어 복용한다.

(7) 냉이를 달여 나누어 복용한다.

(8) 노관주나무 열매를 달여서 나누어 복용한다.

(9) 석류 껍질과 감초를 함께 달여서 복용한다.

(10) 꽈리 껍질을 5g씩을 달여서 먹거나, 꽈리 5개씩 달여서 복용한다.

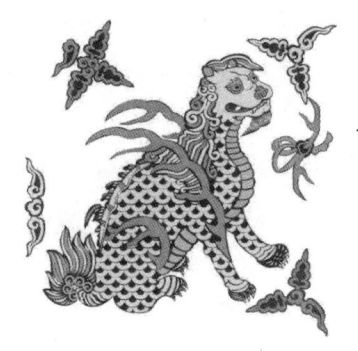

48. 피부병

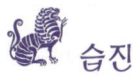 습진

습진(부스럼, 태독, 헐은 피부)은 부스럼이 헐어 농이 되는데, 그것이 다른 곳으로 번지면 잘 낫지 않는다.

봉산수를 거즈에 적셔 봉대를 감거나 봉산 연고를 거즈에 발라 환부에 댄다.

(1) 어린이의 얼굴과 머리의 부스럼에 좋은 민간 요법

① 하나의 부스럼이 얼굴 전체에 번져 딱지가 되어 오랫동안 낫지 않는 경우도 있다. 이것을 그대로 방치해 두면 전염성 병균이 침입하여 큰 종기가 된다.

이 피부병에는 벌꿀 10g에 아연화 가루 1g을 섞어 하루에 2~3회씩 바르면 깨끗이 낫는다.

② 참깨를 찧어 벼룩약에 섞어서 발라도 잘 낫는다.

③ 철랭광천도 이 병의 딱지나 무좀 · 여드름 등의 피부병에 특효약이다. 병에 따라서는 아연화 벌꿀보다 잘 듣는다.

④ 황토지장수를 발라 줘도 특효하다.

(2) 성인에게 좋은 민간 요법

① 복숭아 잎을 주물러 즙을 낸 것으로 약탕(藥湯)으로 사용하거나 꽃이나 씨를 달여서 바르면 효력이 있다.

② 대황(大黃) 뿌리부분을 무채와 같은 모양으로 만든 것에 식초를 조금 쳐서 국부에 바르면 효험이 있다.

③ 가려울 때 무를 바퀴 모양으로 잘라 마찰하면 효험이 있다.

④ 나팔꽃 잎과 종자를 한 번 삶은 다음 이것을 잘 으깨어 환부에 바르면 효과가 있다.

⑤ 벌꿀에 아연화말을 조금 넣어 잘 으깬 것을 환부에 바르면 효험이 있다. 붕대는 할 필요 없고, 하루에 2회씩 바르는 일을 3~4일 계속하면 대개는 낫게 된다.

⑥ 범의귀 날잎을 짠 즙에 아연화말을 넣어 진득진득하게 만든 것을 바르면 하루 이틀 동안에 낫게 된다.

⑦ 접골목(接骨木) 어린 잎을 달인 물을 이용하여 자주 씻어주면 효험이 있다.

⑧ 삼나무 잎을 달여 그 즙을 이용하여 자주 씻어주면 효력이 있다.

⑨ 까마중(龍葵) 열매를 으깨어 부은 곳에 발라 두면 효험이 있다.

⑩ 식나무(넓적나무) 잎을 말려서 가루로 낸 것을 참깨 기름으로 으깨어 환부에 바르면 잘 낫게 된다. 그리고 잎을 불로 살짝 태워서 발라 놓으면 효력이 있으며 통증도 낫게 된다.

(3) 단식으로 피부병 치료

피부병은 표면에 나타나므로 환부에 약을 바를 수 있지만 때로는 내과의 병보다 치료하기 어려운 것도 있다.

특히 독두병(대머리)이나 완고한 습진·두드러기·모반(선천적인 점, 주근깨, 사마귀)·백전풍(피부에 흰 어루러기가 생겨 퍼지는 난치병) 등은 어떤 약도 소용이 없다. 이 모든 피부병은 단식 요법으로 효과를 본다.

 버짐·어루러기·무좀의 간호법

(1) 버짐(백선)·어루러기(전풍)는 일종의 기생충이다. 전풍에는 텔바스터를 바르면 잘 낫는다. 텔바스터는 목텔·유황화·아연화 등 각각 20g에 돼지기름 55g을 섞어 찧은 것이다.

(2) 살리실산과 알코올을 1 : 20의 비율로 섞어 하루에 여러 번 바르면 백선·전풍·윤선(輪癬) 등은 7일 정도 후에 낫는다.

민간 요법으로는 다음과 같은 것들이 있다.

① 살아 있는 미꾸라지를 문질러 주면 효험이 있다.
② 제비꽃을 소금에 절여서 주무르면 즙이 나오는데, 이것을 바르면 효험이 있다.
③ 할미꽃의 잎을 주물러 즙을 내어서 바른다.
④ 중대가리풀(땅꽈리) 잎을 달여서 씻으면 버짐이 낫는다.
⑤ 박락회(博落廻) 잎·줄기에서 나오는 액즙을 바른다.
⑥ 소루쟁이(羊歸) 뿌리의 액즙을 바르면 버짐·옴·종기 등이 잘 낫는다.
⑦ 쇠비름 줄기나 잎의 생즙을 바른다.

⑧ 누린내풀(구렁내풀)의 잎·줄기·뿌리를 달여 그 물을 이용하여 씻으면 효험이 있다.

⑨ 피막이풀의 줄기나 잎을 짜서 나온 즙으로 씻는다.

⑩ 고삼(苦蔘)의 줄기·잎·뿌리를 달인 즙으로 씻으면 잘 낫는다.

⑪ 말곰취(갯머위) 잎을 날것째로 으깨어 바르면 효험이 있다.

⑫ 명아주의 날잎을 짜서 그 즙을 발라도 유효하다.

⑬ 소루쟁이 뿌리를 으깬 것에 식초를 섞어서 하루에 3~4회씩 5일 동안 계속 문질러 바르면 대개는 낫게 된다.

(3) 흰 전풍에 걸리면 머리카락이 빠지고, 머리카락이 난 가장자리 피부가 하얗게 되어 차차 번져서 목둘레나 심지어 온몸까지 하얗게 변하기도 한다.

이런 증세는 여름에 강렬한 태양광선을 오랫동안 쬐는 것이 가장 효과적이다. 물 젖은 창호지를 주변에 바르고, 피부가 하얗게 변한 부분만 노출시켜 햇빛을 쬔다. 이렇게 2~3일이 지나면 붉어지고, 1개월이 지나면 검게 되어 마침내 치료된다.

전풍에는 들 대황(野大黃)의 뿌리를 찧어 식초와 함께 1일 3~4회 정도 바르면 5일이 지나서 낫는다.

(4) 무좀에는 철랭광천을 솜에 적셔 습포하면 대개 낫는다.

다음 요법은 독약이기 때문에 사용하기는 어려우나 참고로 설명한다. 승홍수(염화 제이수은의 수용액)를 500배의 물에 섞어 탈지면에 적셔 발가락 사이에 끼워놓으면 깨끗이 나으며, 승홍수를 천 배의 물과 섞어 거즈에 적셔 붕대를 해 7일 정도 지나면 완선(頑癬)이 근치되고 재발하지 않는다.

무좀에 물집이 있을 때는 바늘로 떠뜨린 다음 약을 바른다.

(5) 민간 요법은 다음과 같은 것들이 있다.

① 왕겨기름 : 왕겨기름을 바르면 잘 낫는다.

② 석류나무 : 껍질을 벗겨 잘게 썰어 즙을 낸 것으로 바르면 신기할 정도로 잘 낫는다.

③ 초결명(草決明) : 종자를 빻아 진득진득하게 으깬 것으로 환부에 자주 바르면 효험이 있다.

④ 광대수염 : 꽃·잎·줄기를 알코올 속에 10일 동안 담가두었다가 그 즙에 유채 기름을 반반 섞어서 환부에 바르면 효험이 있다.

 완선, 습진, 옴의 간호법

(1) 완선과 습진의 간호법

습진은 주로 음부에 많이 생기며 매우 가렵다. 얼굴이나 손발의 완선은 살리실산 알코올을 매일 문질러 바르면 낫고, 손톱으로 긁은 후에 바르면 매우 잘 듣는다.

고환이나 허벅지에 생기는 습진은 클리잘리펀(호아)이라는 가루를 식초에 섞어 바른다. 그러나 이 약은 자극이 심하여 피부가 상하기 쉬우므로 식초에 물을 조금 타서 묽게 하는 것도 좋다.

완선이나 습진은 들 대황이 좋고, 오래된 완선은 뱀을 구워 먹으면 낫는다.

흰 전선은 백선과 달리 붉은 전선이라고 해서 모반과 같고, 어떤 약도 효력이 없다. 그러나 태양 광선기(태양 광선을 수축하여 쬐는 기구)를 쬐거나 단식으로 낫는 예가 많다.

(2) 옴의 간호법

옴벌레가 피부 표면에서 교미한 뒤 다시 속으로 기어들어가기 때문에 매우 가렵다. 이 벌레가 피부 표면에 나왔을 때 전염되는데, 텔바스터를 매일 바르면 대개는 낫는다.

그리고 유황으로 정제한 유황화를 밥알갱이와 찧어 고약으로 만들어서 목욕한 후 가려운 곳에 문질러 바른다. 하루에 2~3회 5~6일 동안 계속하면 된다.

유황욕은 일반적으로 애용할 수 있는 매우 간편한 방법이다. 욕탕에 황화칼륨 2000g 정도를 풀고, 몸을 담가 가려운 곳을 긁는다.

약탕은 3일 정도 그대로 쓸 수 있으며, 유황욕을 한 다음 텔파스터나 유황 고약을 바르면 더욱 효력이 있다.

(3) 민간 요법

① 시금치의 뿌리에 식초를 넣어 함께 찧어 목욕 후 가려운 곳에 문질러 바른다. 하루에 3~4회 되풀이하면 2일 정도로 낫는다.

② 애기똥풀(白屈菜)의 줄기로부터 나오는 누런 즙을 바르면 효험이 있다.

③ 괭이밥의 잎·줄기를 주물러 즙을 내어서 바르면 유효하다.

④ 백량금의 잎을 주물러 바르면 대개의 옴은 다 낫게 된다.

⑤ 지란(芝蘭)의 뿌리를 가루로 내어 참기름에 으깨어 바르면 효험이 있다.

⑥ 분꽃의 날잎을 짜서 나온 즙을 자주 바르거나 씻으면 효험이 있다.

⑦ 벼를 베고 남은 포기에 끼여 있는 누른 색깔을 한 물때를 바르면 효험이 있다.

피부 건강법(꾀꼬리 똥의 신비한 효력)

얼굴에 마사지를 실시하면 주름이 없어지고, 피부가 윤택해지는 것은 말할 나위가 없다. 그러나 다음 요법도 효염이 있다.

① 과산화수소는 무독이면서도 자극성이 없을 뿐만 아니라, 소독과 표백의 이중 효과를 나타내므로 이 약을 10배의 물과 섞어 매일 1회씩 바르면 여드름이나 습진, 그 밖의 눈에 보이지 않는 피부병이 없어지며, 나쁜 병적 색소가 제거되어 피부가 매우 건강해 보인다.

그러나 눈썹 부분에 바르면 탈색되거나 빠지는 경우가 있으므로 조심해야 한다.

② 천에 검은 글자를 쓰고 그 위에 꾀꼬리 똥을 물에 녹여 바르면 하룻밤 사이에 먹물이 모두 흡수하여 하얗게 변한다. 오늘날의 과학에서도 이 꾀꼬리 똥처럼 간단히 표백하는 힘을 가진 약품은 아직 발명하지 못하고 있다.

③ 쌀겨에는 규산염·오리자닌·지방분·비타민 등이 함유되어 있을 뿐만 아니라, 비누처럼 각질이 용해되어 있지 않으므로 자극이 없으므로, 이것을 사용하면 피부가 보드라워지고 윤택해진다. 그러나 모래나 흙이 들어 있지 않은 것을 이용해야만 한다.

동상에 걸렸을 때 피부가 허물어지지 않는 동안 목욕을 한 뒤 이 쌀겨를 문질러 놓으면 낫는 것을 보아도 쌀겨의 효력을 짐작할 수 있다. 즉, 피부의 자연미를 보호하고 생리적 작용을 도와준다는 사실을 알 수 있다.

편지봉투 크기 분량의 쌀겨 속에 꾀꼬리 똥을 한 스푼 정도 부드럽게 갈아 섞은 다음 피부에 마사지하면 놀랄 정도로 피부가 윤택해진다. 꾀꼬리 똥이 없을 때는 벌꿀을 대용해도 좋다.

쌀겨와 꾀꼬리 똥은 어떤 의약도 이에 미치지 못할 뿐만 아니라, 피부를 보드랍게 하고 주름살을 막아서 얼굴의 자연미를 돋구어 준다.

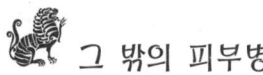 그 밖의 피부병

(1) 두부 백선

속칭 머리버짐이다. 백선균의 감염에 의해 생기는 병으로 보통 7~8세 정도의 소아에 많이 발병하나, 남녀 어른들에게도 많이 나타나는 피부병이다.

두발부에 둥근 회백색의 반점이 생겨서 점점 커지는데, 마른 버짐을 병발하여 겨와 같은 것이 부착하게 되는 일이 많다. 또한 모발이 빠지기도 하고, 환부 주위가 수북히 부어오르고, 그 위에 구진·농포·가피 등이 생겨 가려움증이 심해진다.

〈민간 요법〉

① 누에 똥을 어린아이의 소변에 넣어 끓인 후 환부에 바른다.

② 솥 밑 검정을 칼로 긁어 나온 재와 검은 설탕과 소금을 같은 분량으로 섞어 찧어서 가루로 만든 후, 물을 조금 섞으면 일종의 고약처럼 된다. 이것을 잠잘 때 바르고 다음날 아침에 떼어내면 좋다.

③ 복숭아·무의 생껍질을 짓찧어서 식초에 개어 바르면 효과가 있다.

④ 화사(꽃뱀)를 불에 태워 가루로 만든 후 마신다.

(2) 액취(腋臭)

겨드랑이 밑이나 배꼽·음부 등에 이형의 한선인 아포그린선이 있는데, 이 한선이 사춘기에 기능이 항진하여 휘발성 지방산을 발생시켜 냄새를 풍기는 병으로서, 속칭 암내라고도 부른다.

겨드랑이에서 노린내가 심하여 심지어는 부부가 이혼할 정도로 악취가 난다. 특히 20세 전후의 남녀에게 많고, 장년기가 되면 희박해지고, 노년기에는 없어진다.

〈민간 요법〉

① 백반을 불에 태워 목욕을 한 다음에 가루로 만든 후, 물 약간을 넣고 반죽을 한다. 수시로 겨드랑이에 붙이면 효과가 좋다.

② 호두를 찧어서 수시로 겨드랑이에 비빈다.

③ 생강즙을 내어 겨드랑이에 바른다.

④ 자두나 무 뿌리 껍질을 백반에 달여서 그 물로 씻으면 잘 치료된다.

(3) 기미

암·결핵·선병질·노인성 위축·알코올 중독·말라리아 등으로 오는 경우, 머큐로크롬이나 발포고를 붙인 뒤에 생기는 경우, 직사광선으로 생기는 경우가 있다. 또한 외상이나 의복의 압박·마찰 등으로 오는 경우도 있으며, 특히 교감신경의 자극이나 내분비 장애로부터 생기는 경우가 많다.

증세는 황백색이나 암갈색의 불규칙한 모양을 한 동전 크기로부터 손바닥 크기의 색소반으로 경계가 명료한 때도 있고 불투명할 때도 있다. 때로는 비듬이나 가려움이 생기기도 한다. 여름이 되면 더욱 악화되고, 임신 3~4개월이 지나면서 나타나기도 한다.

〈민간 요법〉

① 복숭아 흰꽃과 동과씨를 짓찧어 붙인다.

② 푸른 유성 크림을 바른 후, 얼굴에 강한 햇볕을 쪼이지 말며, 귤·토마토·야채 등을 많이 먹는다.

③ 황토지장수를 발라줘도 특효하다. 여드름엔 황토지장수가 좋으니 실시하기 바란다.

(4) 원형탈모증

지나친 신경 과로·고민 등도 하나의 원인이 될 수 있고, 단백질·지방질·비타민 등의 부족과 편식도 원인이 된다.

초기에 머리의 1군데 또는 여러 군데에 조개 껍데기나 동전 크기의 원형이나 타원형의 경계가 분명한 탈모부가 나타나다가, 대개는 커지고 새로운 병소를 만들기도 한다. 결국에 가서는 온 머리에 번지고 눈썹·수염·액모·치모에까지, 또는 온몸의 솜털까지 빠지기도 한다. 일단 나았다가도 또다시 재발된다.

〈민간 요법〉

① 삼씨를 잘 볶아 가루로 만들어 참기름을 한 방울씩 떨어뜨리면서 잘 반죽을 하여 환부에 바르면 좋다.

② 수세미 한쪽을 칼로 자르고 황을 붙여서 환부를 한 번에 2~3분씩 하루에 2~3회 계속 문지르면 효과가 있다.

(5) 계안(鷄眼)

속칭 티눈을 말한다. 압박이나 충격 등의 기계적인 자극이 인체의 같은 장소에 국한될 때 각질증식으로 생기는 질병이다.

비교적 경계가 뚜렷하고 표면이 평활한 황백색이나 또는 회백색의 못이 생긴다.

〈민간 요법〉

① 껍질이 붙은 의이인(율무) 15~20g을 갈아서 물 200cc을 붓고 절반이 되게 달인 후, 하루 동안 계속 마시면 낫는다.

② 파뿌리를 숯불에 뜨끈뜨끈하게 데워서 환부에 몇 번이고 되풀이해서 붙이면 점점 소멸된다.

(6) 다한증(多汗症)

땀의 분비 기능이 과도로 항진하여 일어나는 것으로, 범발성(汎發性)과 구소성으로 구별된다.

범발성 다한증은 체질 유전이 많고, 열성병이나 신경병, 특히 교감신경 질환에 수반하여 발생한다. 극소성 다한증은 여름철 운동시에 현저하게 나타나는 손바닥·겨드랑이 및 음부 등에 잘 생긴다.

손의 다한증은 손바닥이 냉하고 충혈 때문에 흔히 청적색으로 변하는 수가 있다.

발의 다한증은 발바닥이 항상 축축하고 피부는 종종 백색이 되며, 그 주위는 홍반 모양을 띤다.

중추신경과 교감신경의 이상으로 반신(半身)에 발한하는 일이 있다.

〈민간 요법〉

① 닭 1마리에 황기 1근을 넣어 달여서 그 물을 수시로 장기간 먹는다.

② 편식을 피하고 콩 종류의 음식물을 많이 섭취하면 체내에 신진대사를 원활하게 하므로 좋다.

③ 부추국을 고추를 넣고 끓여서 먹으면 효과가 있다.

(7) 두드러기

두드러기는 특이성 체질이나 과민성 체질의 사람에게 많이 발생한다. 외인으로 발생하는 개미·벼룩·이·모기 등에 물리지 않도록 유희하고, 어떤 종류의 식물의 접촉이나 한랭과 온열, 그리고 발한이 심한 환경을 피한다.

의복에 있어서도 피부에 자극을 주는 섬유를 가려서 입도록 한다. 내인으로 올 수 있는 음식물의 섭취(닭고기·돼지고기·버섯·우유·생선·게·냉면·부패된 음식 등)를 삼가고, 내장 질환으로 발생하는 위장 장애·변비·설사·회충·요충·십이지장충·간장 장애·황달·만성 신장염·고혈압·임신·생리 불순·자궁내막염·갱년기 장애·천식·신경쇠약·히스테리 등의 질환을 치료해야 한다.

그리고 무엇보다도 소화가 잘 되는 음식물을 섭취하고, 술·담배나 자극성이 강한 매운 음식·커피·홍차·설탕 등도 삼간다.

몸이 너무 따뜻하면 가려울 때가 있으므로, 모직물보다 면직물로 가볍게 입고, 너무 두꺼운 이불도 덮지 않는 것이 좋다.

〈민간 요법〉

① 음식물을 잘못 먹고 몸에 두드러기가 났을 때는 피마자 기름

10g을 먹고 설사를 한다. 초기이고, 증세가 가벼울 때는 금세 효과가 나타난다.

② 생선을 먹은 후 두드러기가 났을 때는 소엽 5g을 달여서 먹고, 육식을 먹은 후 두드러기가 났을 때도 산사육을 달여서 먹는다. 그리고 쇠고기에는 배가 좋고, 돼지고기에는 새우가 좋고, 게에는 연뿌리가 좋고, 개고기에는 살구씨가 좋고, 복어·오징어에는 가지를 먹는 것이 좋다.

③ 변비가 있을 때는 까맣게 잘 볶은 초결명차(하부차)를 끓여서 음료수로 마시고, 반대로 설사를 할 때는 현지초를 달여서 복용하면 위나 장질환이 좋아지면서 두드러기도 자연히 치유된다.

④ 간장염이 있을 때는 감초 7g, 치자 3g, 인진 10g을 달여서 마시고, 황달이 있을 때는 가막조개나 물고동 달인 물을 수시로 마시고, 담석증이나 위경련이 있을 때는 무즙(파란 부위의 생무를 껍질을 벗기지 않고 그대로 즙을 낸다)을 만들어 1일분으로 1홉을 3회에 나누어 복용한다.

⑤ 초결명차 물을 수시로 많이 마신다.

⑥ 자궁내막염일 때는 율무를 장기적으로 먹으면 좋다. 밥을 해서 먹든지 죽을 끓여서 먹는다. 또는 미숫가루처럼 가루로 만들어 먹어도 좋다.

(8) 농가진

몸을 항상 깨끗이 해야 하나, 그렇다고 목욕을 너무 자주 하면 전신에 번질 염려가 있다. 또한 목욕을 할 때도 비누 등을 사용치 말 것이며, 식이 요법(〈습진〉편 참조)을 잘 이행하는 것이 좋다.

〈민간 요법〉

① 잘 말린 가지꼭지를 불에 태워서 가루로 만들어 이것을 쌀풀에 개어 고약처럼 만든다. 환부를 쌀겨주머니로 잘 닦은 다음(비누로 씻지 말 것), 고약을 하루 한두 번 갈아 바른다.

② 감자를 잘 씻은 다음 껍질째 즙을 내어 환부에 바른다. 마르면 다시 바르고, 하루 2~3회 반복하면 차차 좋아진다.

(9) 생인손

보통 손가락이나 발가락에 생긴 작은 상처가 감염이 되면 표저증이 생긴다. 그러므로 아무리 작은 상처라도 생긴 즉시 소독·치료하여 감염이 되지 않도록 주의해야 한다. 또한 손톱이나 발톱을 깎을 때도 상처가 나지 않도록 조심한다.

〈민간 요법〉

① 발병 초기 환부가 화끈거리면서 통증이 있을 때는 안정을 취하면서 찬물 습포를 해서 열을 빼고, 시일이 지나 열이 없을 때는 더운물로 습포를 한다.

발병 초기에 생계란을 잘 씻어서 손가락이 들어갈 만큼의 구멍을 뚫어 그 속에다 아픈 손가락을 넣고 있으면 염증이 가라앉으면서 통증도 없어진다. 하루 2~3회, 매회 생계란으로 한다.

② 미꾸라지 뼈를 골라내고, 미끈미끈한 껍질 쪽을 아픈 손가락에 대고 붕대로 감아둔다. 마르기 전에 다른 것으로 갈아 붙인다. 초기에 하루 2~3회 계속하면 통증이 없어지고, 만일 곪았으면 고름이 터져나온다.

③ 삼나무잎 삶은 물에 손을 담그면 좋아진다.

(10) 여드름

지방이 많은 음식이나 자극이 심한 음식은 피하고, 과로를 삼가는 것이 좋다. 수면을 충분히 취하고 변비가 없도록 한다.

여드름은 손톱으로 짜내지 말고 하루 2~3회 따뜻한 물로 닦아준다. 세안한 후 유성 크림은 사용하지 말고, 특히 설탕·커피·코코아·초콜릿류는 금한다. 간혹 위장 장애나 소화 불량·간장 장애·생리 불순 등을 치료하고 나면 좋아지기도 한다.

음식은 채식 위주로 싱겁게 먹는 편이 좋다. 그리고 세숫물은 경수보다 연수를 쓰면 좋다.

〈민간 요법〉

① 율무로 죽을 쑤든지, 가루로 만들어 꿀이나 설탕에 타서 먹는다. 죽을 쑤어 먹을 때는 하루에 반 홉 정도, 가루로 만들어 먹을 때는 1일분 20g 정도가 알맞다(하루 2~3회 나누어 먹는다). 여드름이 없어질 때까지 계속 먹는다.

율무는 여드름이나 기미에만 좋은 것이 아니라 부인들의 냉(대하)에도 좋으며, 사마귀 없애는 데도 좋고, 가벼운 종양이나 부스럼도 함께 없어진다. 그리고 허약한 사람이나 폐결핵 환자에게도 좋은 효과를 나타낸다.

② 오이를 잘라 그 즙으로 아침저녁으로 매일 얼굴을 문지른다. 여드름뿐 아니라 기미에도 좋다.

③ 수세미물을 탈지면에 묻혀 얼굴에 가볍게 칠하고 문지른다. 아침저녁으로 정성껏 장시간 계속하면 좋아진다.

④ 살구씨 3~5개를 잘 이겨 가루를 달걀 흰자위 1개와 잘 혼합해서 자기 전에 얼굴에 바르는데, 바르기 전에 세수를 하고 화장

크림 바르듯이 정성껏 바른다. 다음날 아침에 미지근한 물로 깨끗이 씻은 후, 일반 화장을 한다. 여드름이나 기미가 없어질 때까지 계속한다.

⑤ 쌀을 씻을 때, 처음의 탁한 물은 버리고 두 번째 쌀뜨물을 받아두었다가 하루 여러 차례 세수를 한다.

여드름이 많은 곳에는 좀 진하게 쌀뜨물을 묻혀 그대로 말린다. 몇 시간 후에 씻어내고, 다시 쌀뜨물을 솜에 묻혀 얼굴에 바른다. 이때 거친 비누는 사용하지 않는다.

(11) 붉은코

이 병은 보통 중년에 주로 생기는 만성 질환이므로 평소에 소화기 장애를 없애고 음주를 삼간다. 또 머리의 비듬을 없애고 추위에 조심하며, 빈혈이나 자궁병을 다스린다.

자극성 음식이나 술·담배·지방성 음식·과로 등을 피하는 것이 좋다.

〈민간 요법〉

생유황 18g, 행인 10g, 경분 3g을 혼합해서 잘 빻아 고운 가루로 만들어 술로 개어서 잠자리에 들 때 환부에 문질러 바르고 잔 후 다음날 아침 물로 씻는다.

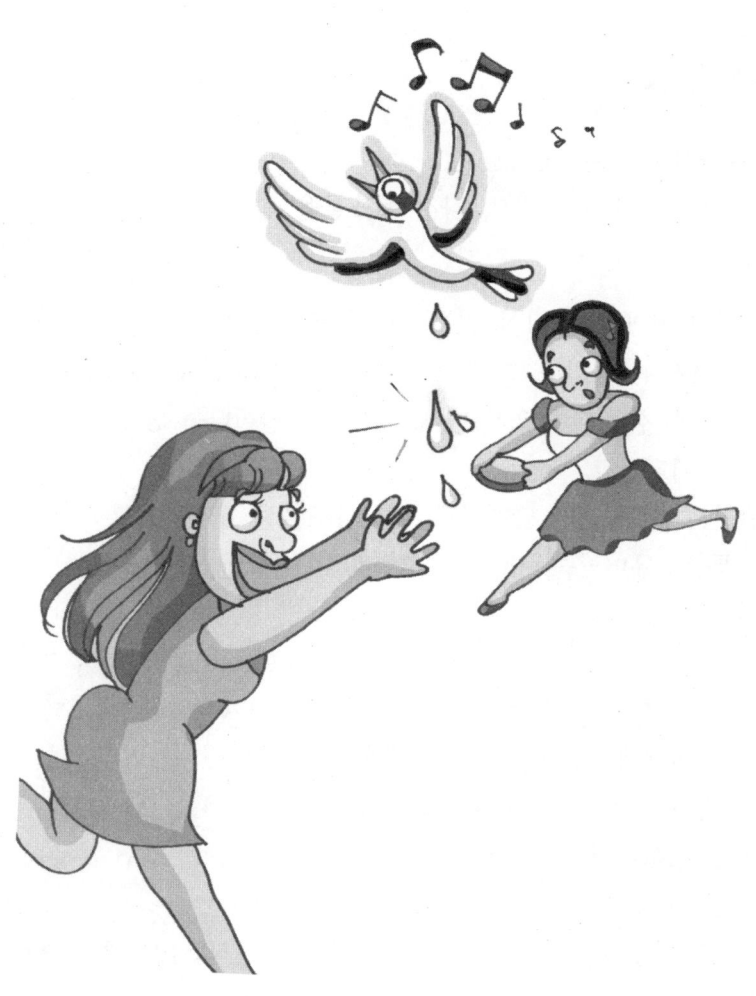

49. 협심증

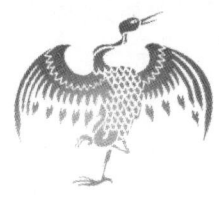

심장 자체에 분포되어 있는 관상동맥이 경화되어 그 구멍이 좁아져 있거나, 석회나 지방이 부착되어 혈액순환에 장애를 일으키면 심장에 경련을 일으켜 때때로 격통이 일어나는 등 소위 협심증 발작이 나타난다.

원인은 매독, 술, 담배의 남용, 과도한성 생활, 과로·운동 부족·통풍·류머티즘·당뇨병으로, 40대 이상인 사람에게 쉽게 발병한다.

발작이 일어나면 왼쪽 가슴부분에 견디기 어려울 정도의 격통을 느낀다. 격통이 심할 때에는 왼쪽 어깨에서 손까지 힘이 빠지고, 숨길이 막히며, 심장성 천식이 발작하기도 한다.

이 협심증 발작은 1~2분 동안 일어나기도 하고, 20~30분 동안 길게도 일어난다. 또 걸음을 걷다가도 일어나는데, 쉬면 통증이 그치기도 한다.

1주일에 1회 정도 일어날 때도 있고, 수개월에 1회 정도 일어나기도 한다.

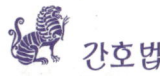

간호법

한의학에서는 협심증을 '진심통(眞心痛)'이라고 하는데, 옛 의서에서는 아침에 발병하면 저녁에 사망하고, 저녁에 발병하면 아침에 사망한다고 표현을 했을 만큼 무서운 병으로, 신속히 손을 써야 한다.

우선 환자를 안정시키고 더운물로 손발을 씻어주며, 심장부(왼쪽 젖꼭지 밑)를 더운 수건으로 찜질을 한다. 침이나 바늘 혹은 주사바늘을 알코올 또는 촛불에 소독을 한 후, 엄지발가락 발톱 근부 내측과 엄지손가락 손톱 근부 내측에서 출혈을 약간 시켜 주는 것이 시급하다.

수세미 한 개를 달여서 조금씩 마시거나, 달래와 부추를 달여서 먹거나 생즙을 내서 마셔도 좋다. 이때 사향과 주사를 함께 갈아 먹으면 더욱 좋다.

또한 계피가루 한 숟가락을 넣고 끓인 물에 소금을 약간 타서 마셔도 좋다. 장기 복용으로는 태(병이 없는 부인의 첫 애기 태)를 잘 씻어 말린 후 분말로 해서, 꿀로 오미자만하게 환을 지어 하루 15~20알씩 2~3회 온수로 복용한다.

매독이 원인이면 병원에 가서 의사의 진단 아래 치료하고, 술이나 담배 중독이라면 이를 중지하며, 과로 등이 유발되지 않도록 조심하면서 그 원인을 제거해야 한다.

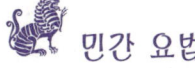

민간 요법

이 병에 있어서 신기할 정도로 발작을 정지시키는 민간 요법이 있다.

삼백초 23g, 결명자 20g을 3홉의 물에 달여 2홉으로 만든 것을 하루에 3회씩 복용하면 어떠한 중증에도 발작하지 않으며, 한 달에 10일 정도 복용하면 발작을 막을 수 있다.

이 병은 발작이 심하면 생명을 잃는데, 이와 같은 간단한 약으로 근치됨은 반가운 일이 아닐 수 없다.

그러나 약초가 오래된 것은 효과가 없으므로 새것을 복용해야 한다.

50. 홍역(마진)

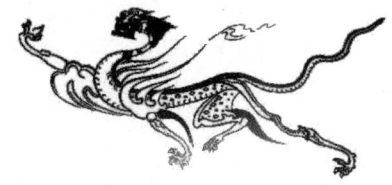

홍역은 유행성 접촉 전염병으로서, 병원체는 아직 밝혀지지 않았다. 한번 걸리면 면역성이 생겨 다시 걸리지는 않지만, 곧 다른 어린이에게 전염된다.

2~8세 어린이들이 걸리며, 어른은 좀처럼 발병되지 않는다.

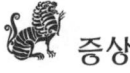 증상

잠복기는 약 10일 정도이며, 별다른 변화가 없다. 그러나 전구기가 되면 열이 조금 나며, 목구멍이 아프거나 콧물·기침·재채기 및 눈이 빨개져 눈물이 나기도 한다.

초기에 입 안의 점막이 충혈하며, 발진기가 되면 39도 이상의 고열이 생긴다. 얼굴·목·가슴·배에 걸쳐 온몸에 알갱이 모양의 두드러기가 생기며, 입 안이나 목구멍에도 가려운 종기가 생기고 기침은 더욱 심하게 되는데, 대개 감기로 취급하여 치료를 받지 않기 때문에 심한 병으로 발전하기도 한다.

종기가 생긴 후 7~8일이 지나면 두드러기가 들어가고 동시에 열도 내린다. 이때가 가장 중요한 시기로서 순조롭게 진행되면 아무런 지장이 없으나, 두드러기가 들어가고 열이 내린 후 2일쯤 지나 다시 열이 생길 때는 병이 상당히 진척된 증거이다. 이때 폐렴이나 중이염 같은 병이 생기면 잘 낫지 않는다.

또는 심한 눈병이나 결핵·위장병·악성 티브성 마진, 두드러기가 생기지 않는 가벼운 마진, 또 흔하지는 않으나 수포가 생기는 수포성 마진이 생기는 수도 있다.

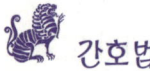

간호법

(1) 외부의 공기를 쐬거나 얼음으로 머리를 차게 하는 등 몸을 절대 차게 해서는 안 된다.

(2) 설사나 열을 내리는 약을 복용해서는 안 된다. 약을 복용하면 소위 홍역의 내공(內攻)이라고 해서 발진이 밖으로 내뿜지 못하므로 병이 오래 간다.

열이 40도 이상 올라갈 때는 얼음으로 식히는 것이 좋다고 생각하거나, 때로는 그런 처방을 하는 의사도 있어 당황하는 경우도 생기는데, 절대 몸을 식혀서는 안 된다.

발육이 좋은 어린이가 고열로 경기를 일으킬 때는 하는 수 없이 머리를 식히기도 하지만, 그 밖에는 절대 좋지 못한 결과를 낳는다. 이때는 가습기를 사용하면 좋다.

그리고 열이 내린 2~3일 동안이 중요하므로 몸을 따뜻하게 하고 외부의 공기를 마시지 않도록 주의해야 하며, 식사도 단단한 것으로 바꾸어 나가고, 양도 늘려 간다.

얼굴이나 몸 전체에 발진하는 것처럼 내부의 기관·식도·위·창자·코·눈 등의 점막이 헐어서 설사를 시키면 위장 카타르를 일으키므로 주의하고, 변비가 생길 때는 관장시킨다.

발진이 사그러진 다음에 머리를 식히는 일은 상관 없다. 만일 폐렴의 징조가 있을 때는 이 책의 〈폐렴〉편을 참조하여 주의하기 바란다.

눈병에는 약간 따뜻한 붕산수를 탈지면에 적셔 하루에 3~4회씩 씻어내면 된다. 열이 내린 다음 신장염을 일으키는 일이 종종 있으므로 소변의 배설이 좋지 못할 때는 진단을 받는다.

홍역에는 특효약이 없으므로 다만 몸을 따뜻하게 보호하는 것이 가장 좋다.

 민간 요법

(1) 발진이 잘 나지 않을 때는 찹쌀 죽을 먹는다. 또 산 가재나 토끼를 삶아 그 즙을 먹어도 효과가 있다.

(2) 발진 때문에 목이 부어 아파서 물도 제대로 마시지 못하는 경우에는 가지 즙을 복용시키면 음식물이 잘 통한다.

(3) 금귤 열매를 달인 즙을 먹이면 효력이 있고, 또 설탕으로 절여 삶아 먹어도 좋다.

(4) 무즙과 생강즙을 1 : 3의 비율로 섞은 것에 설탕을 조금 넣은 다음, 더운물 4의 비율로 넣어 하루 4회로 나누어 먹으면 효력이 있다.

(5) 기침이 심할 때는 연뿌리와 귤껍질을 달여 그 즙을 현미 수프에 섞어 먹으면 효력이 있다.

51. 황달

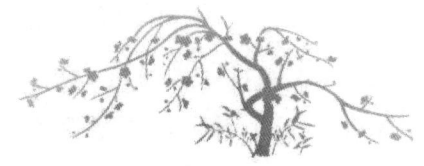

🐯 카타르성 황달

이 병은 평소 건강한 어른에게 잘 걸린다. 원인은 간장에서 나오는 담즙 소화액이 지나는 관이나 그 출구가 부어서 막히므로 황색 담즙이 온몸으로 퍼져 나오기 때문에 생긴다.

회충이 이 담관에 기어올라가 막기 때문에 일어나기도 하고, 또 전염병을 앓은 뒤 그 독소 때문에 간장에 이변이 일어나 황달을 일으키는 경우도 있다.

보통의 황달은 과식과 과음(술), 또는 감기에 의해 일어나는 카타르성 황달을 말한다.

(1) 증세

온몸의 피부 색깔이나 눈과 입이 흰색으로 변하고, 심하면 온몸이 누렇게 된다.

이 병의 특징은 피부나 점막 안구결막 등이 황색으로 변할 뿐만 아니라, 피부가 매우 가렵고 맥박수도 떨어지며 두통이나 불면증·식욕 감퇴 등이 일어난다.

담즙은 음식물 속의 지방을 유화시켜 소화흡수를 돕는 일을 하므로, 황달이 되어 담즙이 나오지 않으면 지방분이 소화되지 않으므로 대변이 회색의 점토처럼 되고, 또 소변도 황갈색이 되어 거품이 인다.

(2) 간호법

지방분이 소화되지 않으므로 우유나 지방성 음식물은 금하고 연한 음식물을 먹어야 한다. 술은 물론 좋지 않으며 생강, 기타 매운 것도 금해야 한다.

하루에 2~3회씩 통변을 해야 하므로 설사제를 먹고, 또 냉수를 1홉 5작 정도 먹고서 관장하는 것이 좋다. 그러나 이 병에 한해서는 피마자(아주까리) 기름 등 설사제를 먹어서는 안 된다.

(3) 민간 요법

① 갱조개(민물조개의 하나)와 물 각각 한 되를 1시간 정도 삶아 3홉 정도로 만들어서 간을 맞추어 1일 3회로 나누어 먹는다. 이 갱조개를 설사제와 함께 복용하면 더욱 효력이 있다.

② 사철쑥(茵陳)을 봉우리가 맺는 시기에 뜯어 그늘에서 말리고 줄기·잎·꽃·열매와 함께 4~5cm로 잘라 약 20g에 감초 소량과 물 3홉에 삶아 2홉이 되도록 달여 차 대신 복용하면 좋다.

③ 카를스천염 약 10g을 적당한 물에 섞어 매일 아침 1회씩 복용하면 변통이 잘 되고 병에 특효를 나타낸다.

카를스천염은 약국에 있으며, 의사도 이 약을 많이 사용한다.

④ 피부가 가려운 경우에 갱조개를 달인 물을 바르거나 목욕한다. 그리고 결명자 종자를 달여 먹고 황달이 완치된 일도 있는데,

여러 가지 민간 요법 중 가장 유효하다.

⑤ 오이꼭지를 햇볕에 말려 불에 누렇게 될 때까지 볶아서 가루로 만든 다음, 이것을 콧구멍에 조금씩 하루에 3~4번 불어 넣는다. 황달치료 때 다른 내복약을 먹이면서 같이 쓰면 더욱 효과가 빠르다.

⑥ 민들레의 잎과 줄기를 짓찧어 즙을 내어 마시거나 나물처럼 무쳐서 자주 먹는다. 또는 민들레 뿌리를 진하게 달여 차숟가락으로 하나씩 하루에 5~6회 먹는다.

⑦ 사철쑥의 줄기·잎·씨를 함께 잘게 썬 것 15g에 대황 4g을 섞어서 500ml의 물로 300ml 되게 달여서 먹는다.

⑧ 다슬기 10여 마리를 짓찧어 물 한 대접에 넣어 잘 저어 하룻밤 밖에 놔두었다가 다음날 아침 위에 뜬 맑은 물을 마신다.

⑨ 갱조개의 껍질을 절구에 짓찧어 가루를 내어 한 번에 4g씩 하루 3번 먹는다. 또 이 가루를 무명주머니에 넣어 목욕물에 담가 목욕을 해도 좋다.

⑩ 달걀 노른자위 3개에 레몬즙과 설탕을 차숟가락으로 하나씩 섞어 300번 이상 휘저어 아침마다 3일간 먹고 3일간 쉰다. 몇 번 계속하면 된다.

⑪ 표고버섯을 많이 먹으면 황달 치료제로 좋은 효과를 볼 수 있다. 표고버섯이 함유하고 있는 비타민 B_1·B_2·B_6·B_{12} 등이 보간(補肝) 치료의 약효가 있기 때문이다.

⑫ 칡뿌리를 가루로 하여 매회 4g씩 1일 3회 복용하든가 달여서 복용하면 간염·황달에 좋은 효과를 볼 수 있다.

⑬ 민물조개나 우렁이를 달여서 복용하거나 결명자를 달여서 복용하면 좋다.

⑭ 참외꼭지를 가루로 만들어 복용하거나 콧속에 불어 넣으면 재채기를 심하게 하는데, 이때 콧물로 황달기가 빠진다.

⑮ 미나리즙을 먹거나 질경이 뿌리즙이나 씨를 달여서 복용한다.

 초생아 황달

생후 2~3일 되는 초생아에게 황달이 생기는 일이 있다. 이 황달은 어른의 카타르성 황달과는 성질이 다르며, 원인도 아직 발견되지 않았다.

그대로 두어도 1~2주일 지나면 나으므로, 젖이나 목욕은 보통 아이와 같이 해도 무방하다.

 가족성 황달

용혈성 황달(溶血性 黃疸)이라고도 하며, 유전적으로 일어나는 황달이다.

이것은 비장과 혈액 관계에서 일어나는 것인데, 전문의사에게 치료를 받아야 한다.

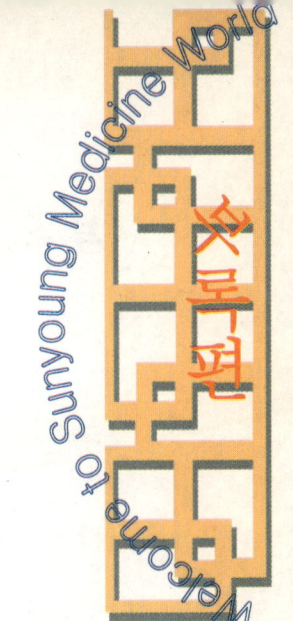

文로편

지문으로 본 운명 감정법

　인간의 지문이란, 전 인류를 통틀어 단 한 사람도 똑같은 것이 없다. 그러기 때문에 세계 각국에서는 범인을 찾거나 실종자 등을 찾는 데 없어서는 전혀 안 될 필요성을 느끼고 있으며, 형사 피고인의 관리에도 적극 이용되고 있다. 또한 인간의 지문에는 성격과 운명·건강 등이 숨겨져 있어 누구나 쉽게 구별할 수 있다. 따라서 지문은 사람마다 제각기 다르지만, 이것을 둘로 나누어 '음'과 '양'으로 구분하였다. 이렇게 흘러 버린 지문은 '류문'이라 하고, 둥근 원형은 '원문'이라 한다. 여기에 필자는 음과 양의 조화를 찾아 미래의 운명을 간략하게 설명하였다. 이는 근래 지문학이 급속히 발전함에 따라 일반인들의 관심과 욕구를 다소나마 충족시켜 주기 위해서이다.

※지문 다섯 개를 종이에 찍어 그 모양대로 본다.
※왼손은 30세 이전이고, 오른손은 30세 이후로 본다.
※류문　　　　　원문

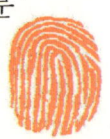

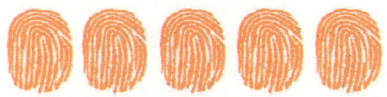

성격1 모든 일에 실험적이고 경험을 중히 하는 본성이 있으며, 요령을 잘
포착한다. 성격은 급하고 솔직하며, 정의와 신념이 강하다. 그러나 의
지력과 결단력이 약하다.

운명1 널리 인간을 구제하는 덕이 있으며, 수명이 길고 복록이 무궁할 것
이다. 좌·우가 다 흘러 버린 지문이면 양친 부모를 사별한다. 위장·
심장 주의.

성격1 인격을 존중하고 신념이 매우 강하며, 맹진성이 있다. 이론적·철학
적·신앙적이다. 매사에 세밀하지 못하나, 정직하고 솔직하며, 타인의
잘못을 용서치 않는 강한 성격자이다

운명1 투기적이고 모험심이 강하여 외면상으로는 길상이나 내적으로는 우
환이 따른다. 신념에 따라 활동하면 성공한다. 군인·학자에 성공운.

성격1 적극성이 있고 활동적이며, 능변적이고 말솜씨가 매우 능하다. 급한
성격에 한번 결정하면 용맹 과감하고 열성적인데, 단 인내력과 결단
이 약하고 매우 조급하며, 폭발적이다.

운명1 성공운이 많으나, 기초가 튼튼하지 못하고 경솔한 처사를 잘 한다.
꾸준한 인내와 노력으로 열심히 노력하면 성공운이 많다. 변호사·경
찰에 적합.

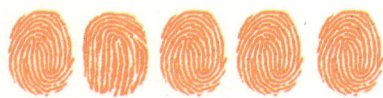

성격1 허영이 많고 책임감이 약하며, 남의 간섭을 싫어한다. 그리고 이상
　　　과 상상력이 발달되어, 이상에서 인생을 즐기려는 욕망과 상상 이상
　　　의 세계를 좋아하니 생활이 불안하다.

운명1 성격상 포부가 지나쳐서 허황된 꿈을 세우고 자기 멋대로 하는 관
　　　계로 상사에 미움을 받는다. 학자나 법관직이 적합. 뇌병에 주의.

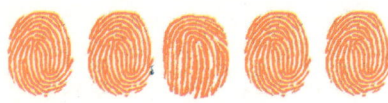

성격1 의지가 굳고 지성이 발달되어 있으며, 감정이 풍부하고 성격이 원만
　　　하다. 문학・역사・미학에 천부성이 있고, 포용력과 애교가 풍부하다.
　　　특히 지능이 뛰어나 크게 성공한다.

운명1 재능과 도량이 큰 사람은 대업을 완수해서 만인의 신망을 일신에 받
　　　아 뭇사람을 영도하는 지도자 위치에 적합하다. 열병이나 눈병에 주의.

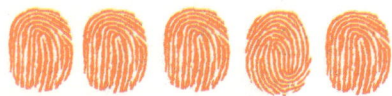

성격1 용단성이 강하고 활동적이며 현실적이다. 또한 요령이 좋고, 급한
　　　일에도 기회를 포착하면 놓치지 않으며, 과감하게 용단을 내려 뜻을
　　　이룬다. 특히 통솔력이 능하고 말이 적다.

운명1 태양이 동쪽 하늘에 빛나게 솟아오르니 지나간 어둠과 고초는 점차
　　　사라지고 행운의 기회를 잡는다. 정치가나 군인에 적합.

성격1 타고난 재질과 기능·기술이 능하고, 재략과 지모가 뛰어나 담력이
　　　 크며, 모든 일에 충실하고 덕망이 크다. 애착과 이해로 전진하는 본성
　　　 이 있어 노력하면 대업을 이룬다.

운명1 공업 기술 방면에 진출하여 연구 노력하면 성공한다. 공업 기능을
　　　 떠나면 실패하기 쉽다. 환경과 천부적인 소질을 살려 노력하면 행운
　　　 이 온다.

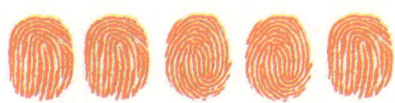

성격1 중심이 튼튼하고 덕망이 높으며, 그리고 매우 인정적이여서 만인에
　　　 게 은덕을 베푸는 성격이며, 한번 시작한 일은 변경하지 않고 끝까지
　　　 집착하는 성품 때문에 액을 당할 수 있다.

운명1 청년 시절에는 액이 많이 따른다. 그러나 모든 고초와 불운은 중년
　　　 이후부터 노력하면 점차 사라지고, 난관을 돌파한다. 초년은 불길하다.

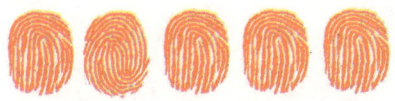

성격1 총명하고 연구력이 강하지만, 교만한 경향이 있어 한번 믿으면 깊이
　　　 계속하는 성품이며, 일에 적극적인 편이다. 특히 창의력과 발명적인
　　　 소질이 있어 이 방면에는 대성한다.

운명1 사물에 대한 궁리가 밝아 독립하여 활동하는 경향이 있다.
　　　　 외부적으로는 훌륭해 보이나 경제적으로 곤경을 받는다. 독립심과
　　　 교만에 주의하면 성공한다.

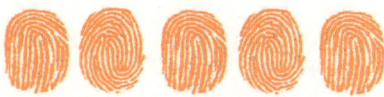

성격1 총명하고 권모술에 능하며, 공부에도 천성적이다. 인정과 애착성이 있으나 주색에 빠지기 쉽다. 또한 일을 즉시 처리하지 못하고 뒤로 미루며 연장하는 버릇이 있다. 그리고 소극적이고 추진력이 부족한 면도 있다.

운명1 마음과 뜻은 있으나 이루어지지 않으며, 매사에 머리만 있고 꼬리가 없으니 재앙과 고난이 많다. 신앙에 들어가 성직자나 학자 방면으로 노력하면 성공한다.

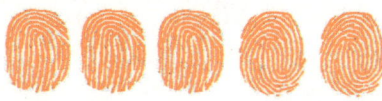

성격1 총명하고 재력이 있다. 능변의 솜씨로 만전을 기하고, 배움도 풍부하다. 어려운 궁지에 처해도 능히 처리하는 성격을 갖추고 있다. 산보다 넓은 바다를 좋아하고, 권세를 택하여 큰 뜻을 이룬다.

운명1 사물에 밝고 계획에 치밀하니 큰 공을 세워서 입신 양면한다. 특히 지도자적인 인격을 구비하여 군인 · 정치 · 철학 · 학자 등이 적합.

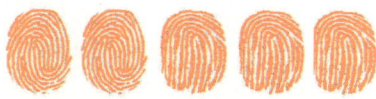

성격1 박력과 위험이 없이 평범 그대로이다. 문예나 기술 방면에는 특이한 소질이 있다. 약간 보수적이고 소극적이나 개척하는 힘이 크다. 종교를 믿어 만인에 존경받는 성품이 된다.

운명1 운이 평탄하여 대체로 안정된 생활을 누린다. 직업은 교육자 · 종교 · 지도자 방면에 나가 노력하면 가장 성공이 빠르다. 그리고 덕망이 있다. 여자에게는 좋은 운이다.

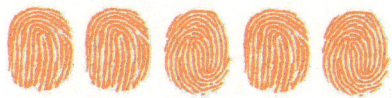

성격1 기묘한 재간과 권모 술책으로 일시적인 성과를 거둔다. 그러나 수입 보다 지출이 많아 어려움을 면치 못한다. 유순한 성격 때문에 성공이 늦다. 수양과 믿음을 가져라.

운명1 꾸준한 노력으로 어려운 시기를 풀어 진출하면 성공도 어렵지 않다. 성격대로 마구 행하면 항상 어려운 궁지에 처한다. 정신 수양이 좋다.

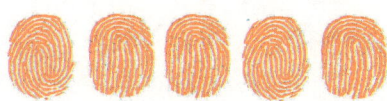

성격1 특유한 재질에 매우 노력적이다. 방향적이면서 결백하고 검약적이며, 한번 감정을 해치면 용납하지 않는 고집과 성격을 갖고 있다. 하지만 끝맺음이 좀 약하다. 진행 중인 일을 중단하지 말라. 매사에 인내력이 필요.

운명1 사물에 대한 궁리가 밝고 연구심이 강하여 창의력에 발명적인 소질 이 겸하여 대성을 기약한다. 문학·법관·의사 등을 택하면 성공한다.

성격1 포부는 원대하나 지략과 역량이 부족하다. 시력과 인내력이 부족하 므로 사업은 이루기 어려우나 운세의 혜택을 받고 있으므로 순조로운 생애를 누린다.

운명1 착잡한 운명에 주색을 삼가는 것이 좋다. 남자는 혈압에 주의하고, 여자는 혈도와 질환을 조심해야 좋다.

성격1 맹진적인 반면, 투기와 모험을 좋아하고, 선견지명으로 세상의 냉혹함과 무정에 밝다. 그리고 남녀가 모두 호색적이며, 넓은 마음에 정열이 강하고 색정적이다.

운명1 투기적이고 모험이 강하여 때로는 과격함이 너무 지나쳐서 실패를 초래하는 수가 많으니 안전을 기해 역량을 발휘하는 것이 좋다.

성격1 성격이 강하고 용맹스러우며, 방항심이 강한 고질적인 성격에 독립심이 강하나 동화력이 결핍되어 인화를 못 하고, 여자는 남성적이어서 유화한 맛이 없다.

운명1 기초가 견실하여 일시적으로 성공 발전을 하지만, 곧 방심과 자만심으로 인해 실패한다. 그리고 지나친 욕망과 욕심으로 분수에 넘치는 일을 하다가 실패하는 수가 있다.

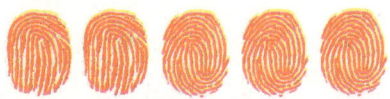

성격1 활발하고 박력이 있어 계획과 관리에 능하고, 일가 창설에 만전을 기하나 성격상 반항심이 강하여 대인 관계에는 큰 차질이 있어 생활 환경에 변화가 심하다.

운명1 지나치게 독단성을 부리면 고립 무원의 처지에 놓여 실패하기 쉬우니, 윗사람이나 기타의 충언을 잘 받아들이면 대업을 무난히 성취한다.

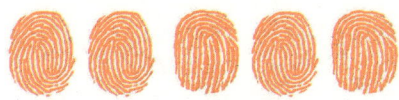

성격1 지능적이고 활동성은 강하나 때로는 소극적이다. 건전해 보이면서도 마음 변화의 차가 심하여 중도에 장애와 이변이 생겨 좌절과 실패가 따르니 노력과 인내가 필요하다.

운명1 운세가 약하므로 일신상 큰 변화가 있다. 하지만 정열과 계획에 필요한 직업을 택하면 일시적인 난간이 있어도 능히 장애를 물리치고 성공한다.

성격1 지혜와 재질이 있고 총명하다. 혹 빈천한 가정에서 출생하였더라도 신념과 굳은 의지와 노력으로 재간과 역량을 마음껏 발휘해서 큰 업적과 큰 공을 세운다.

운명1 어려움과 고통 속에서 윗사람의 도움과 신망을 얻어 대업을 성취하고, 가정을 부흥시키며, 재물운이 높다. 종교나 학자 등의 길로 가면 성공이 있다.

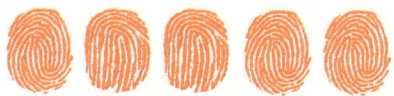

성격1 총명 부족으로 지모와 계획성 없다. 세상 물정에 밝지 못하고 진취성이 없다. 신용에 대해 주의하고, 기초를 건실히 닦아 인화에 노력하면 평온할 것이다.

운명1 사업이나 상인의 길은 실패가 많지만, 남을 위하여 노력하는 직업을 가지면 많은 이득을 보면서 생활이 윤택하여 재물과 자손이 창성한다.

성격1 지능이 발달하고 추진력이 매우 강하다. 특수하고 건전한 정신적 진
　　　 취로 대성할 수 있는 운세이다. 또한 대중을 지배하고 통솔력이 완고
　　　 한 성격에 지능 지수가 매우 높다.

운명1 지능과 재능이 너무 높고 지나쳐서 때로는 실패하는 경향이 있다.
　　　 기능직에 연구 노력하면 좋다. 관록 방면에도 노력하면 뜻을 이룬다.

성격1 계획성이 없고 매사에 마음이 항상 불안정하며, 진퇴에 과감하지 못
　　　 하고 이상적인 망상에 헤매는 성격이다. 매사에 인내와 노력으로 유
　　　 를 창조하면 성공한다.

운명1 앞일을 멀리 내다볼 줄 아는 선견지명으로 기회를 포착하여 행동하
　　　 면서 종교 또는 영의 세계와 정신 세계에 노력하는 것이 좋다.

성격1 포부는 원대하나 지략과 역량이 부족하다. 실력과 인내력의 부족으
　　　 로 큰 사업은 이루기 어려우나 운세의 혜택을 받고 있으므로 순조롭
　　　 게 생애를 누린다.

운명1 외면은 길상이나 내면은 흉화가 있다. 학자나 승려 등과 같은 야심
　　　 을 떠난 직업이 적당하고, 물질에 눈을 뜨면 불행하게 된다.

성격1 자신이 타고난 조리적 재능을 만분 발휘하여 노력하면 전도가 양양하다. 단, 투쟁적인 급격한 성격을 억제하는 수양이 필요하다. 그리고 노력과 인내가 부족하다.

운명1 청년 시절에는 액이 많다. 그러나 자기의 결점을 알아서 매사에 분수에 맞는 한계 내에서 행하면 순조롭다. 성실히 신앙심을 갈고 닦아라.

성격1 과감한 용단으로 활동적이며 현실적이다. 또는 야심가이며, 말이 적고 불평이 매우 심해 매사에 순조롭지 못하다. 그리고 노력만 하고 공로가 없다. 야심을 버려야만 성공한다.

운명1 포부가 높고 아량이 넓으나 실천성이 없고 망상을 잘 한다. 무리한 야심을 버리고 성실하게 노력하면 중도에 변동 없이 성공한다.

성격1 임의적인 자기의 성격과 방랑심이 강하다. 모든 생각과 일을 처리할 방법이나 계획이 불안정하고 급변한 전략의 재앙으로 고난과 어려움이 많다. 하지만 주색을 삼가면 성공한다.

운명1 성격이 낭만적이고 낭비력이 심하다. 운세가 약하므로 도중에 장애와 이변이 심하다. 방탕적인 성격을 버리고 신앙심을 가져라.

성격1 감정이 예민하고 재능이 특출하며, 윗사람에 대해 봉사와 순종을 잘
　　　하나 때로는 변심하기 쉬우니 행복에 변화가 심하다. 재주를 가지고
　　　도 성공이 늦으니 목표를 잘 세워 노력하라.

운명1 많은 사람에 신망과 협조를 얻어내어 난관을 극복하고 희망을 가져
　　　라. 위인에 순종한 사람은 출세하나 자기의 재주를 부리면 실패한다.

성격1 자부심이 강하고 완고한 반면, 도량이 좁아 남달리 화목을 지키기
　　　어렵다. 이익에 집중하지 말고 항상 남의 의견을 참작하라. 강한 자존
　　　심을 버리면 성공한다.

운명1 처음은 순조롭게 성공해서 목적을 달성한다. 그러나 매사에 너무
　　　이기적인 면이 있어 불안정하다. 권력과 도전적인 욕심을 버리면 성
　　　공한다.

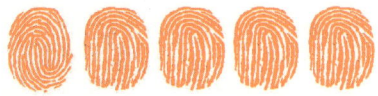

성격1 솔직하고 정직하나 고집이 좀 세다. 윗사람에게 굽히기 싫어하고 풍
　　　자적인 기질이 있다. 항시 언행을 주의하고 공손하지 않으면 뜻밖의
　　　불상사가 생긴다.

운명1 정직하게 밀고 나가는 추진력이 강하여 군인·지도자·교사 등에
　　　진출하면 크게 성공한다. 단, 세심한 인내력이 부족하다.

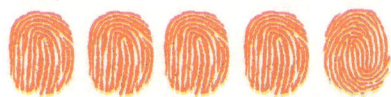

성격1 중심이 굳세지 못하다. 문학 방면의 예술적 기질이 농후하고, 용모가 아름다우니 색정에 빠지기 쉽다. 목적을 그치지 말고 성실히 노력 전진하면 좋다.

운명1 매사에 너무 급하게 서두르면 실패를 초래하기 쉬우니 매사에 심혈을 기하여 노력하라. 그리고 상대와 서로 의견을 존중하면서 사귀도록 하고, 특히 깊은 신앙심을 가져라.

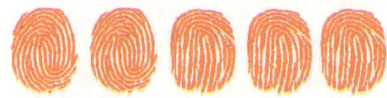

성격1 국량이 넓고 덕망이 높다. 그러나 너무 이익에만 급급하니 도리어 재난을 당하기 쉽고, 오만해지면 불의의 변을 당한다. 특히 낭만적인 성격에 말려들기 쉽다.

운명1 부귀 영화를 노리나 주색 등의 욕구로 색정에 빠져 명예를 손상시킬 우려가 있으며, 원한을 불러오기 쉬운 일을 삼가고, 매사에 성실하라.

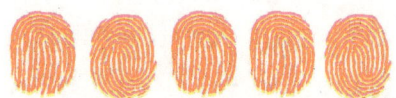

성격1 총명하고 급한 성격에 독립심이 매우 강하다. 지혜와 재질이 있어 많은 사람의 존경을 받는다. 때로는 인정에 너무 치우치다 실패할 수 있다. 특히 인내가 필요하다.

운명1 항상 어려움과 고통 속에서 윗사람의 도움과 믿음의 신망을 얻어 노력하면 대업을 성취하고 크게 성공한다. 지도자나 학자가 적합하다.

성격1 재질 있고 총명하나 계획성이 약하다. 약간 낭만적이고 낭비벽이 심하다. 너무 경솔한 성격을 버리고, 한 가지 일에 뜻을 두고 노력으로 닦으면 길한 성공의 운세이다.

운명1 정직하게 갈고 닦아 튼튼한 기초를 세워 밀고 나가면 변동 없이 성공한다. 직업은 군인 또는 정치가가 적합하다. 특히 주색은 삼가라.